S3-Leitlinie

Demenzen

DGPPN – DGN
(Hrsg.)

S3-Leitlinie

Demenzen

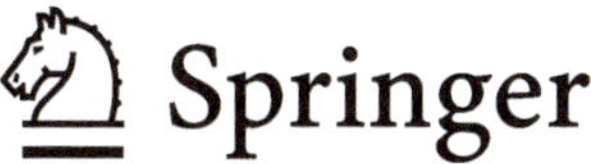

Redaktion:
Prof. Dr. med. Frank Jessen, Klinik und Poliklinik für Psychiatrie und Psychotherapie, Uniklinik Köln, Kerpener Straße 62, 50924 Köln, und Klinik und Poliklinik fur Psychiatrie und Psychotherapie, Universitatsklinikum Bonn, Sigmund-Freud-Strase 25, 53127 Bonn
Dr. med. Annika Spottke, Klinik und Poliklinik für Neurologie, Universitätsklinikum Bonn (AöR), Leitung Neurologisches Schlaflabor, Sigmund-Freud-Straße 25, 53127 Bonn
Prof. Dr. med. Dr. h.c. Günther Deuschl, Klinik für Neurologie UKSH, Campus Kiel, Arnold-Heller-Straße 3, Haus 41, 24105 Kiel
Sabine Jansen, Deutsche Alzheimer Gesellschaft e. V. Selbsthilfe Demenz, Friedrichstraße 236, 10969 Berlin
Prof. Dr. med. Wolfgang Maier, Klinik und Poliklinik für Psychiatrie und Psychotherapie, Universitätsklinikum Bonn AöR, Sigmund-Freud-Straße 25, 53127 Bonn

ISBN 978-3-662-53874-6 978-3-662-53875-3 (eBook)
https://doi.org/10.1007/978-3-662-53875-3

Die Deutsche Nationalbibliothek verzeichnet diese Publikation in der Deutschen Nationalbibliografie; detaillierte bibliografische Daten sind im Internet über http://dnb.d-nb.de abrufbar.

Springer

Umschlaggestaltung: deblik Berlin

Gedruckt auf säurefreiem und chlorfrei gebleichtem Papier

Springer ist Teil von Springer Nature
Die eingetragene Gesellschaft ist Springer-Verlag GmbH, DE
Die Anschrift der Gesellschaft ist: Heidelberger Platz 3, 14197 Berlin, Germany

Impressum

Herausgebende Fachgesellschaften
Deutsche Gesellschaft für Psychiatrie und Psychotherapie, Psychosomatik und Nervenheilkunde e.V. (DGPPN)
Deutsche Gesellschaft für Neurologie e.V. (DGN)
in Zusammenarbeit mit der Deutschen Alzheimer Gesellschaft e.V. Selbsthilfe Demenz

Am Konsensusprozess beteiligte medizinisch-wissenschaftliche Fachgesellschaften, Berufsverbände und Organisationen

Deutsche Gesellschaft für Gerontopsychiatrie und Gerontopsychotherapie (DGGPP)
Deutsche Gesellschaft für Geriatrie (DGG)
Deutsche Gesellschaft für Gerontologie und Geriatrie (DGGG)
Deutsche Gesellschaft für Neuroradiologie (DGNR)
Deutsche Gesellschaft für Nuklearmedizin (DGN)
Deutsche Gesellschaft für Humangenetik (GfH)
Deutsche Gesellschaft für klinische Neurophysiologie (DGKN)
Deutsche Gesellschaft für Psychologie (DGPs)
Gesellschaft für Neuropsychologie (GNP)
Berufsverband deutscher Nervenärzte (BVDN)
Berufsverband deutscher Neurologen (BDN)
Berufsverband deutscher Psychiater (BVDP)
Bundesverband Geriatrie e.V. (BVG)
Berufsverband Deutscher Humangenetiker e.V. (BVDH)
Deutscher Verband der Ergotherapeuten (DVE)
Deutscher Bundesverband für Logopädie (DBL e.V.)
Deutsche musiktherapeutische Gesellschaft e.V. (DMtG)
Deutscher Fachverband für Kunst- und Gestaltungstherapie (DFKGT)
Deutscher Berufsverband für soziale Arbeit (DBSH)
Deutsche Vereinigung für Soziale Arbeit im Gesundheitswesen e.V. (DVSG)
Bundesfachvereinigung Leitender Krankenpflegepersonen der Psychiatrie e.V. (BFLK)
Deutscher Berufsverband für Pflegeberufe e.V. (DBfK)
Deutscher Verband für Physiotherapie – Zentralverband der Physiotherapeuten /Krankengymnasten e. V (ZVK)

Beteiligung durch Einfügung eines eigenen Kapitels
Deutsche Gesellschaft für Allgemeinmedizin und Familienmedizin (DEGAM)

Sprecher der Steuerungsgruppe
Prof. Dr. Wolfgang Maier, Deutsche Gesellschaft für Psychiatrie und Psychotherapie, Psychosomatik und Nervenheilkunde e.V. (DGPPN)
Prof. Dr. Günther Deuschl, Deutsche Gesellschaft für Neurologie e.V. (DGN)

Version
Vollständig überarbeitet: 24. Januar 2016
Online auf www.dgn.org und www.dgppn.de seit: 25. Januar 2016
Gültig bis: 23. Januar 2021
Kapitel: Degenerative Erkrankungen
lt. Leitlinien für Diagnostik und Therapie in der Neurologie
Zitierhinweis
Jessen F, Spottke A, Deuschl G, Jansen S, Maier W (2017) S3-Leitlinie Demenzen. Springer Berlin Heidelberg
Online: www.dgn.org/leitlinien
www.dgppn.de

KORRESPONDENZ
frank.jessen@uk-koeln.de

Im Internet
www.dgn.org
www.dgppn.de
www.awmf.de

Vorwort

Vier Jahre nach Fertigstellung der ersten S3-Behandlungsleitlinien »Demenzen« (2009) wurde eine erneute Überarbeitung der vorhandenen Evidenzlage und der Empfehlungen zur Diagnostik, Therapie und Prävention notwendig. Die klinisch relevante Forschung in dieser Gruppe von häufigen Erkrankungen wird mit großer Intensität und Breite betrieben, sodass sich die verfügbaren Evidenzen für die Diagnostik, Therapie und Prävention deutlich erweitert haben. Aufgrund der entstandenen Erkenntnislage sind auch die vor vier Jahren getroffenen Behandlungsempfehlungen teilweise zu verändern.

Am deutlichsten sind die Modifikationen auf dem Feld der Therapie (▶ Kap. 4) ausgefallen. Bei den sogenannten nicht-pharmakologischen Verfahren (auch psychosoziale Interventionen genannt) ergab sich aufgrund von Evaluationsstudien aus den letzten Jahren eine wesentlich reichere Evidenzlage im Vergleich zur Verabschiedung der 1.Version dieser Leitlinie. Dieser neue Sachstand führte zu einer höheren Bewertung einiger psychosozialer Interventionen (Empfehlungsgrad B). Damit erhalten diese jetzt höher bewerteten Therapien die gleiche Empfehlungsstärke wie die pharmakologischen Behandlungen mit Antidementiva. Diese, nun stärker empfohlenen nicht-pharmakologischen Verfahren setzen vor allem spezifische Kompetenzen eines entsprechend ausgebildeten Personals voraus. Aufgrund dieser neuen Behandlungsleitlinie sollten also Therapeuten in allen Behandlungs- und Betreuungseinrichtungen geschult werden, damit sie regelmäßig diese empfohlenen Verfahren zur Verbesserung bzw. zum Erhalt von Lebensqualität und Selbstständigkeit an Demenz erkrankter Menschen einsetzen können. Der Behandlungsalltag kann damit für an Demenz Erkrankte in der medizinischen wie in der pflegerischen Versorgung substanziell verbessert werden. Diese Optimierung ist angesichts der sehr begrenzten weiteren Therapieoptionen dringend geboten. Die Umsetzung dieser Empfehlung in den Alltag von Praxen, häuslicher Pflege, Krankenhäusern und Pflegeeinrichtungen wird jedoch Geld kosten und die offiziellen Lippenbekenntnisse für an Demenz erkrankte Menschen damit auf eine Probe gestellt werden!

Eine weitere Neuerung in der Überarbeitung der Behandlungsleitlinie stellt das Kapitel für die hausärztliche Versorgung (▶ Kap. 5) dar. Hierbei zeigen sich Unterschiede in den Behandlungskulturen im fachärztlichen und im hausärztlichen/allgemeinärztlichen Bereich. Gleichwohl haben die jetzigen Behandlungsleitlinien erreicht, dass *kein* grundsätzlicher Dissens zwischen hausärztlicher und fachärztlicher Versorgung besteht. Es gibt lediglich unterschiedliche Akzentuierungen: Im fachärztlichen Bereich werden umfängliche Diagnostik und Therapie routinemäßig empfohlen, um auch den weniger häufigen medizinischen Konstellationen im Sinne des Patientenwohls gerecht zu werden; im hausärztlichen Bereich wird stärker auf die individuelle Situation des Patienten abgehoben. Mit dieser Harmonisierung liegt eine hochrangige, evidenzbasierte Behandlungsleitlinie vor, die mit allen in das Behandlungsgeschehen involvierten ärztlichen Berufsgruppen (Neurologen, Psychiatern und Psychotherapeuten, Geriatern, Haus-/Allgemeinärzten) abgestimmt ist. Alle anderen beteiligten nicht-ärztlichen Berufsgruppen sowie die Angehörigen und die Patienten vertretende Alzheimer Gesellschaft haben den vorliegenden Empfehlungen im Konsensprozess zugestimmt. Damit ist die Grundlage für die Entwicklung nationaler Versorgungsleitlinien Demenzerkrankungen gelegt. Angesichts der zunehmenden Bedeutung dieser Krankheitsgruppe im Rahmen des demographischen Wandels in unsere Gesellschaft ist diese anstehende Neuentwicklung dringend geboten.

Behandlungsleitlinien dienen der Optimierung der Patientenversorgung, sie geben dem behandelnden Arzt Maßstäbe vor, an denen er sich zum Wohle seiner Patienten orientieren kann. Bei Erscheinen der ersten Version der Behandlungsleitlinien (2009) wurde gezeigt, dass ein substanzieller Verbesserungsbedarf auch in der fachärztlichen Versorgung von an Demenz erkrankten Menschen besteht, um die in diesen Leitlinien empfohlenen Prozeduren vollständig in die Praxis zu implementieren (www.versorgungsatlas.de)! Auch die jetzige Version der Behandlungsleitlinie wird nicht sofort in der Behandlungspraxis umgesetzt werden können – insbesondere wegen des zusätzlichen Bedarfs an trainiertem Personal für die nicht-pharmakologischen Behandlungsverfahren. Wenn das Wohl der Patienten im Mittelpunkt der ärztlichen und pflegerischen Bemühungen steht, darf die aktuelle Evidenzlage nicht ignoriert werden: Die getroffenen Empfehlungen sollten in den folgenden Jahren zur Behandlungsroutine werden und damit zu einer Optimierung in der Versorgung an Demenz erkrankter Menschen führen. Hier sind vor allem auch die Kostenträger gefragt.

Der Arbeitsgemeinschaft Wissenschaftliche Medizinische Fachverbände (AWMF) und ihrer Leitlinienbeauftragten (Frau Prof. Kopp, Universitätsklinikum Marburg) danken wir für die außerordentlich hilfreiche Unterstützung dieses Leitlinienprozesses.

F. Jessen, A. Spottke, S. Jansen, G. Deuschl, W. Maier

Inhaltsverzeichnis

1 Methodik der Leitlinienentwicklung

Springer-Verlag GmbH Deutschland 2017
DGPPN, DGN (Hrsg.), *S3-Leitlinien Demenzen*
DOI 10.1007/978-3-662-53875-3_1

1.1 Zielsetzung, Anwendungsbereich und Adressaten der Leitlinie

Inhalt dieser evidenz- und konsensusbasierten Leitlinie sind Aussagen zu Prävention, Diagnostik und Therapie von Demenzerkrankungen sowie zur leichten kognitiven Störung.

Die Leitlinie bezieht sich auf die Alzheimer-Demenz, die vaskuläre Demenz, die gemischte Demenz, die frontotemporale Demenz, die Demenz bei Morbus Parkinson und die Lewy-Körperchen-Demenz. Seltene Formen der Demenz bei anderen Erkrankungen des Gehirns und Demenzsyndrome, z. B. bei internistischen Erkrankungen, sind nicht Thema dieser Leitlinie. Die Leitlinie umfasst Aussagen zu Kernsymptomen der Demenz inklusive psychischen und Verhaltenssymptomen. Sie umfasst keine Aussagen zu anderen Symptombereichen, die bei o. g. Erkrankungen relevant sein können (z. B. Behandlung der Bewegungsstörungen bei Morbus Parkinson, Behandlung und Prävention der zerebralen Ischämie bei der vaskulären Demenz). Hierzu wird auf die entsprechende jeweilige Leitlinie verwiesen.

Ziel ist es, den mit der Behandlung und Betreuung von Demenzkranken befassten Personen eine systematisch entwickelte Hilfe zur Entscheidungsfindung in den Bereichen der Diagnostik, Therapie, Betreuung und Beratung zu bieten. Dazu gehören Ärzte, Psychologen, Ergotherapeuten, Physiotherapeuten, Musik-, Kunst- und Tanztherapeuten, Logopäden, Pflegekräfte und Sozialarbeiter. Der Schwerpunkt der Leitlinie liegt im medizinischen Bereich. Sie stellt keine vollständige Leitlinie aller Bereiche der Betreuung von Demenzkranken dar.

Darüber hinaus bietet die Leitlinie Informationen für Erkrankte und Angehörige und für alle anderen Personen, die mit Demenzkranken umgehen, sowie für Entscheidungsträger im Gesundheitswesen.

Grundlage der Leitlinie ist die vorhandene wissenschaftliche Evidenz sowie ein strukturierter Konsensusprozess aller beteiligten Gruppen. Sie soll somit den aktuellen konsentierten Standard zu Diagnostik, Therapie, Betreuung und Beratung von Demenzkranken und Angehörigen darstellen.

Durch die Empfehlungen soll die Qualität der Behandlung und Betreuung von Erkrankten und Angehörigen verbessert werden (Qualitätssicherung). Die Anwendung wirksamer und hilfreicher Verfahren soll gestärkt werden. Gleichzeitig werden bei einzelnen Verfahren bei Hinweisen auf fehlende Wirksamkeit Empfehlungen gegen eine Anwendung gegeben.

Wissenschaftlich basierte Evidenz fußt auf vergleichenden Untersuchungen von Gruppen in kontrollierten Studien mit statistischer Bewertung von Unterschieden und Effektgrößen. Aussagen, die auf solchen Studien basieren, sind individueller subjektiver Behandlungserfahrung und Expertenmeinungen überlegen in der Identifizierung verlässlicher Effekte. Gleichzeitig treffen aber die in Gruppenuntersuchungen gezeigten Effekte einzelner Verfahren nicht immer auf jeden individuell Betroffenen bzw. Patienten zu, sodass z. B. trotz hoher Evidenz für die Wirksamkeit eines Verfahrens bei einzelnen Patienten möglicherweise keine Wirkung erzielt wird. Anzumerken ist auch, dass die verfügbare Evidenz hoher Qualität für verschiedene Kernbereiche der Diagnostik und Therapie variabel ist und somit Empfehlungen zu verschiedenen Bereichen bzw. Verfahren mit unterschiedlichem Evidenzgrad unterlegt sind. Hierbei wird auch der noch erhebliche Forschungsbedarf zu vielen Themen dieser Leitlinie deutlich.

Die S3-Leitlinie »Demenzen« ist, wie alle anderen Leitlinien auch, keine Richtlinie und entbindet Personen, die in der Behandlung und Betreuung von Demenzkranken tätig sind, nicht davon, Entscheidungen unter Berücksichtigung der Umstände des individuell Betroffenen zu treffen. Umstände, die die Anwendung oder Nicht-Anwendung von Verfahren bedingen können, sind u. a. Nutzen-Risiko-Abwägungen im Einzelfall, die Verfügbarkeit von Verfahren und Kosten-Nutzen-Abwägungen. Auch garantiert die Anwendung der vorliegenden Leitlinienempfehlungen nicht die erfolgreiche Betreuung und Behandlung von Demenzkranken im Einzelfall.

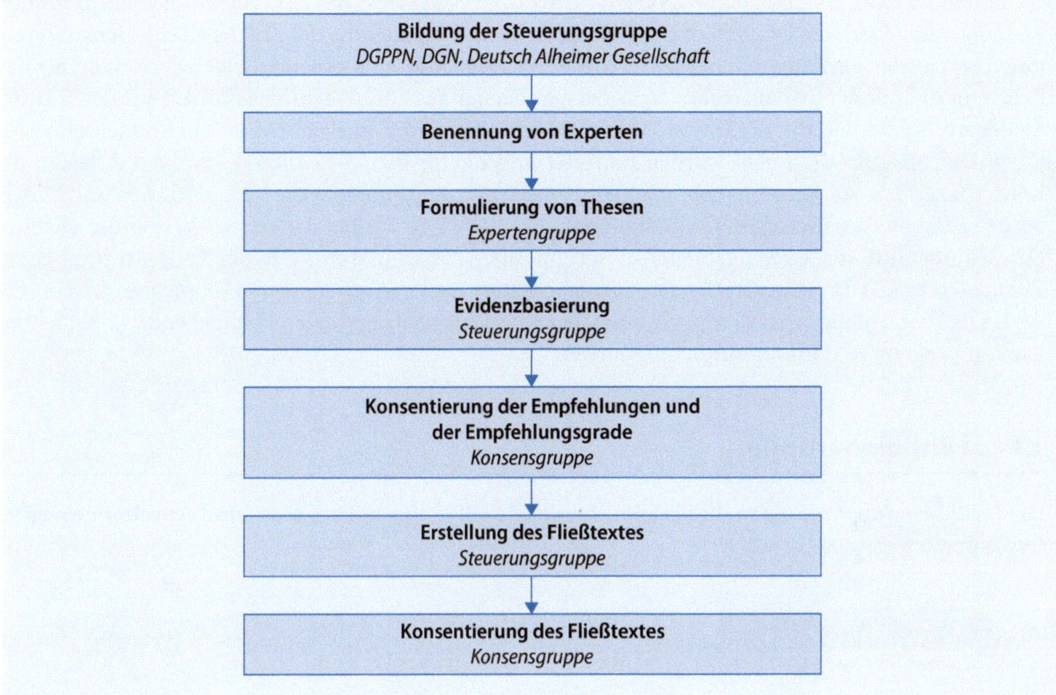

Abb. 1.1 Ablauf des Leitlinienentwicklungsprozesses

1.2 Entwicklungsprozess der Leitlinie

Die Leitlinie wurde unter Federführung der Deutschen Gesellschaft für Psychiatrie und Psychotherapie, Psychosomatik und Nervenheilkunde (DGPPN) und der Deutschen Gesellschaft für Neurologie (DGN) mit zentraler Einbindung der Deutschen Alzheimer Gesellschaft e. V. Selbsthilfe Demenz erstellt. Das Verfahren folgte den Vorgaben der Arbeitsgemeinschaft Wissenschaftlicher Fachgesellschaften (AWMF) zur Entwicklung einer S3-Leitlinie und den Anforderungen des Deutschen Instruments zur methodischen Leitlinien-Bewertung DELBI (www.delbi.de).

Durch die DGPPN und DGN wurde mit Einbindung der Deutschen Alzheimer Gesellschaft zunächst eine Steuerungsgruppe benannt. Diese Steuerungsgruppe strukturierte den gesamten Entwicklungsprozess. Durch die Steuerungsgruppe wurden Experten benannt, die einzelne Thesen zu Teilbereichen formulierten. Die Steuerungsgruppe überprüfte die Evidenz für die jeweiligen Thesen und erarbeitete daraus Vorschläge für die Leitlinienempfehlungen. In insgesamt vier Treffen wurden in einem formalisierten Konsensusverfahren (Nominaler Gruppenprozess) unter der Moderation der AWMF (Frau Prof. Dr. Ina Kopp) die Empfehlungen, inklusive der Empfehlungsgrade, durch alle am Konsensusprozess Beteiligten diskutiert und konsentiert. Im formalisierten Konsensusverfahren waren alle unter der Konsensusgruppe genannten Fachgesellschaften, Verbände und Organisationen mit jeweils einer Stimme abstimmungsberechtigt. Abschließend wurde der Fließtext von allen Teilnehmern des Konsensusprozesses in einem schriftlichen Verfahren konsentiert und durch die Vorstände der beteiligten Fachgesellschaften, Verbände und Organisationen verabschiedet. Abb. 1.1 zeigt schematisch den Ablauf des Entwicklungsprozesses. Die Details der einzelnen Schritte sind im Leitlinien-Methodenreport dargelegt.

In den Jahren 2014 und 2015 wurde ein Aktualisierungsprozess der Leitlinie durchgeführt. Initiiert und finanziert durch die DGPPN und DGN wurde unter Beibehaltung der gleichen Leitlinienkoordinatoren und Steuerungsgruppe innerhalb der Steuerungsgruppe eine erneute Evidenzrecherche für den Zeitraum ab Ende der Evidenzrecherche der ersten Version bis Juli 2014 durchgeführt. Die Details zu der Evidenzrecherche und die Ergebnisse sind im Methodenreport dargelegt. Die neuen Studien und Leitlinien anderer Organisationen wurden bewertet und die für die S3-Leitlinie relevanten Arbeiten der Konsensusgruppe zur Kenntnis gebracht. Die Konsensusgruppe umfasst die Vertreterinnen und Vertreter der gleichen Gesellschaften, Organisationen und Verbände wie bei der ersten Version der Leitlinie. Der Leitlinientext wurde von der Steuerungsgruppe überarbeitet und ebenfalls der Konsensusgruppe zur Kenntnis gebracht. In einem Treffen im November 2014 wurden Änderungen in Empfehlungen konsentiert. Die Empfehlungen zu den psychosozialen Interventionen und der entsprechende Leitlinientext wurden in einem E-Mail-Verfahren konsentiert.

1.3 Leitliniengruppe

Die Leitliniengruppe wurde multidisziplinär unter Beteiligung von Patienten- und Angehörigenvertretern zusammengesetzt (Tab. 1.1).

Tab. 1.1 Zusammensetzung der Leitliniengruppe

Vorsitzende/Koordinatoren	
Prof. Dr. Günther Deuschl	Deutsche Gesellschaft für Neurologie (DGN)
Prof. Dr. Wolfgang Maier	Deutsche Gesellschaft für Psychiatrie und Psychotherapie, Psychosomatik und Nervenheilkunde (DGPPN)
Mitglieder der Steuergruppe	
Prof. Dr. Richard Dodel	Deutsche Gesellschaft für Neurologie (DGN)
Prof. Dr. Klaus Fassbender	Deutsche Gesellschaft für Neurologie (DGN)
Prof. Dr. Lutz Frölich	Deutsche Gesellschaft für Psychiatrie und Psychotherapie, Psychosomatik und Nervenheilkunde (DGPPN)
Prof. Dr. Michael Hüll	Deutsche Gesellschaft für Psychiatrie und Psychotherapie, Psychosomatik und Nervenheilkunde (DGPPN)
Sabine Jansen	Deutsche Alzheimer Gesellschaft e. V. - Selbsthilfe Demenz
Prof. Dr. Frank Jessen	Deutsche Gesellschaft für Psychiatrie und Psychotherapie, Psychosomatik und Nervenheilkunde (DGPPN)
Prof. Dr. Klaus Schmidtke	Deutsche Gesellschaft für Neurologie (DGN)
Leitlinienkoordination und Projektmanagement	
Prof. Dr. Frank Jessen	Deutsche Gesellschaft für Psychiatrie und Psychotherapie, Psychosomatik und Nervenheilkunde (DGPPN)
Dr. Annika Spottke	Deutsche Gesellschaft für Neurologie (DGN)
M.Sc. Psych. Christian Kloß	Wissenschaftlicher Mitarbeiter

Tab. 1.1 (Fortsetzung)

Methodische Beratung/Moderation des Konsensusprozesses	
Prof. Dr. Ina Kopp	Arbeitsgemeinschaft der Wissenschaftlichen Medizinischen Fachgesellschaften e. V. (AWMF)
Expertengruppe (mit für den Konsens relevanter Affiliation)	
Prof. Dr. Hans-Christoph Diener	Berufsverband deutscher Neurologen (BDN)
Prof. Dr. Jürgen Fritze	Deutsche Gesellschaft für Psychiatrie und Psychotherapie, Psychosomatik und Nervenheilkunde (DGPPN)
Prof. Dr. Hermann-Josef Gertz	Deutsche Gesellschaft für Psychiatrie und Psychotherapie, Psychosomatik und Nervenheilkunde (DGPPN)
Prof. Dr. Michael Heneka	Deutsche Gesellschaft für Neurologie (DGN)
Prof. Dr. Isabella Heuser	Deutsche Gesellschaft für Psychiatrie und Psychotherapie, Nervenheilkunde (DGPPN)
Prof. Dr. Ralf Ihl	Deutsche Gesellschaft für Psychiatrie und Psychotherapie, Psychosomatik und Nervenheilkunde (DGPPN)
Prof. Dr. Alexander Kurz	Deutsche Gesellschaft für Psychiatrie und Psychotherapie, Psychosomatik und Nervenheilkunde (DGPPN)
Prof. Dr. Andreas Maercker	Deutsche Gesellschaft für Psychologie (DGPs)
Prof. Dr. Rüdiger Mielke	Deutsche Gesellschaft für Neurologie (DGN)
Prof. Dr. Dr. Wolfgang Oertel	Deutsche Gesellschaft für Neurologie (DGN)
Prof. Dr. Markus Otto	Deutsche Gesellschaft für Neurologie (DGN)
Prof. Dr. Johannes Pantel	Deutsche Gesellschaft für Psychiatrie und Psychotherapie, Psychosomatik und Nervenheilkunde (DGPPN)
Prof. Dr. Martin Scherer	Deutsche Gesellschaft für Allgemeinmedizin und Familienmedizin (DEGAM)
Prof. Dr. Jörg Schulz	Deutsche Gesellschaft für Neurologie (DGN)
Erweiterte Konsensusgruppe	
Prof. Dr. Christine A.F. von Arnim	Deutsche Gesellschaft für Neurologie (DGN)
Dr. Jens Bohlken	Berufsverband deutscher Nervenärzte (BVDN)
Dr. Lutz Michael Drach	Deutsche Gesellschaft für Gerontopsychiatrie und Gerontopsychotherapie (DGGPP)
Beatrix Evers-Grewe	Deutsche musiktherapeutische Gesellschaft e. V. (DMtG)
PD Dr. Ulrich Finckh	Deutsche Gesellschaft für Humangenetik (GfH)
Prof. Dr. Simon Forstmeier	Deutsche Gesellschaft für Psychologie (DGPs)
Dr. Manfred Gogol	Deutsche Gesellschaft für Gerontologie und Geriatrie (DGGG)
Carola Gospodarek	Deutscher Verband für Physiotherapie – Zentralverband der Physiotherapeuten/ Krankengymnasten e. V. (ZVK)
Thomas Greune	Deutscher Berufsverband für soziale Arbeit (DBSH)
Prof. Dr. Hans Gutzmann	Deutsche Gesellschaft für Gerontopsychiatrie und Gerontopsychotherapie (DGGPP)
Prof. Dr. Gerhard Hamann	Deutsche Gesellschaft für Neurologie (DGN)
PD Dr. Werner Hofmann	Deutsche Gesellschaft für Geriatrie (DGG)

Tab. 1.1 (Fortsetzung)

Prof. Dr. Thomas Jahn	Gesellschaft für Neuropsychologie (GNP)
Sabine Jansen	Deutsche Alzheimer Gesellschaft e. V. Selbsthilfe Demenz
Claudia Keller	Deutscher Berufsverband für Pflegeberufe e. V. (DBfK)
Jutta Leismann	Deutsche Vereinigung für Soziale Arbeit im Gesundheitswesen e. V. (DVSG)
Silke Ludowisy-Dehl	Bundesfachvereinigung Leitender Krankenpflegepersonen der Psychiatrie e. V. (BFLK)
Prof. Dr. Andreas Märcker	Deutsche Gesellschaft für Psychologie (DGPs)
PD Dr. Moritz Meins	Berufsverband deutscher Humangenetiker (BVDH)
PD Dr. Berit Mollenhauer	Deutsche Gesellschaft für klinische Neurophysiologie (DGKN)
Dr. Dorothea Muthesius	Deutsche musiktherapeutische Gesellschaft e. V. (DMtG)
Prof. Dr. Gereon Nelles	Berufsverband deutscher Neurologen (BDN)
Helga Ney-Wildenhahn	Deutscher Verband der Ergotherapeuten (DVE)
PD Dr. Oliver Peters	Deutsche Gesellschaft für Psychiatrie und Psychotherapie, Psychosomatik und Nervenheilkunde (DGPPN)
Prof. Dr. Oliver Pogarell	Deutsche Gesellschaft für klinische Neurophysilogie (DGKN)
Prof. Dr. med. Dipl-Phys. Matthias Riepe	Deutsche Gesellschaft für Psychiatrie, Psychotherapie und Nervenheilkunde (DGPPN)
Dr. Barbara Romero	GeSET e. V. (nicht abstimmungsberechtigt)
Prof. Dr. Osama Sabri	Deutsche Gesellschaft für Nuklearmedizin (DGN)
Prof. Dr. Johannes Schröder	Deutsche Gesellschaft für Psychiatrie und Psychotherapie, Psychosomatik und Nervenheilkunde (DGPPN)
Dr. Kathrin Seifert	Deutscher Fachverband für Kunst- und Gestaltungstherapie (DFKGT)
Dr. med. Ludger Springob	Berufsverband Geriatrie e. V. (BVG)
Prof. Dr. Horst Urbach	Deutsche Gesellschaft für Neuroradiologie e. V. (DGNR)
Dr. Roland Urban	Berufsverband deutscher Psychiater (BVDP)
Vertreter der DGN der Expertengruppe	Deutsche Gesellschaft für Neurologie (DGN)
Vertreter der DGPPN der Expertengruppe	Deutsche Gesellschaft für Psychiatrie und Psychotherapie, Psychosomatik und Nervenheilkunde (DGPPN)
Vertreter der DGN der Expertengruppe	Berufsverband deutscher Neurologen (BDN)
Prof. Dr. Katja Werheid	Gesellschaft für Neuropsychologie (GNP)
Prof. Dr. Jens Wiltfang	Deutsche Gesellschaft für Psychiatrie und Psychotherapie, Psychosomatik und Nervenheilkunde (DGPPN)
Cordula Winterholler	Deutscher Bundesverband für Logopädie (DBL)

1.4 Methoden der Leitlinienerstellung

1.4.1 Recherche, Auswahl und Bewertung von Quellen (Evidenzbasierung)

1.4.1.1 Leitlinienadaptation

Es liegen zahlreiche internationale Leitlinien zum Thema »Demenz« vor. Die vorhandenen Leitlinien wurden systematisch mit dem »Deutschen Instrument zur methodischen Leitlinien-Bewertung« (DELBI, Fassung 2005/2006, AWMF, AZQ, 2005) bewertet. Aktuelle Leitlinien, die einen hohen methodischen Standard haben, wurden als primäre Evidenzgrundlage verwendet. Dazu wurde bei Erstpublikation der Leitlinie zu den initial von der Expertengruppe formulierten Thesen eine Leitliniensynopse erstellt. Die Leitliniensynopse beinhaltet die vergleichende Gegenüberstellung der Empfehlungen aus den einzelnen Leitlinien, verknüpft mit der zugrunde liegenden wissenschaftlichen Literatur und deren Bewertung (Evidenzstärke). Empfehlungen, die auf diesen Quellen beruhen, sind mit dem Begriff »Leitlinienadaptation« gekennzeichnet.

Die Leitlinie des »National Institute for Health and Clinical Excellence« und des »Social Care Institute for Excellence« (NICE-SCIE) [1] sowie die Leitlinien des »Scottish Intercollegiate Guidelines Network« (SIGN) [2] erreichten die höchsten DELBI-Bewertungen und wurden daher als primäre Quell-Leitlinien ausgewählt.

Die in der ersten Veröffentlichung der S3-Leitlinie »Demenzen« herangezogenen und als Evidenzgrundlage verwendeten Leitlinien wurden für das vorliegende Update auf Aktualität überprüft. Sofern die herausgebenden Organisationen bereits aktualisierte Versionen ihrer Leitlinien publiziert haben, wurden diese in die Leitlinien-Bewertung aufgenommen, um auch hier alle neuen Forschungsbefunde und Empfehlungsinhalte der weltweit veröffentlichen Leitlinien zur Behandlung demenzieller Erkrankungen erfassen zu können und für die Zielgruppe vorliegender Leitlinie zugänglich zu machen.

1.4.1.2 Primäre Literaturrecherche

Für Empfehlungen, die nicht ausreichend in existierenden Leitlinien behandelt sind, wurden eigene systematische Evidenzrecherchen durchgeführt. Diese erfolgten in der Medline (Pubmed) und der Cochrane Library (zuletzt 07/2014). Es wurden nur RCTs oder systematische Reviews, inklusive Meta-Analysen, berücksichtigt. Zur Bewertung der Evidenz wurden die Checklisten des »Scottish Intercollegiate Guidelines Network« (SIGN) verwendet [3]. Die Recherchestrategie inklusive Suchergebnissen, die Vorgehensweise bei der Bewertung der Literatur und Darstellung der Ergebnisse in Form von Evidenztabellen finden sich im Leitlinien-Methodenreport (www.DGPPN.de).

1.4.2 Graduierung der Evidenz

Grundlage zur Evidenzdarlegung ist die Klassifikation der britischen NICE-SCIE Leitlinie, die in der Quell-Leitlinie verwendet wurde [1] (▫ Tab. 1.2 und ▫ Tab. 1.3).

▪ Sensitivität, Spezifität

Zu Diagnostikastudien werden, falls möglich, Sensitivität und Spezifität angegeben. Positive und negative prädiktive Wertigkeit werden im Regelfall nicht angegeben, da diese Kennwerte von der Prävalenz der Erkrankung im jeweiligen Setting abhängen und sich diese Leitlinie nicht auf ein spezifisches Setting bezieht.

Tab. 1.2 Evidenzgraduierung: Studien zu *diagnostischen* Interventionen

Ia	Evidenz aus einem systematischen Review guter Diagnosestudien vom Typ Ib
Ib	Evidenz aus mindestens einer Studie an einer Stichprobe der Zielpopulation, bei der bei allen Patienten der Referenztest unabhängig, blind und objektiv eingesetzt wurde
II	Evidenz aus einem systematischen Review von Diagnosestudien vom Typ II oder mindestens eine, bei der an einer selektierten Stichprobe der Zielpopulation der Referenztest blind und unabhängig eingesetzt wurde
III	Evidenz aus einem systematischen Review von Diagnosestudien vom Typ III oder mindestens eine, bei der der Referenztest nicht bei allen Personen eingesetzt wurde
IV	Evidenz aus Berichten von Expertenkomitees oder Expertenmeinung und/oder klinische Erfahrung anerkannter Autoritäten

Tab. 1.3 Evidenzgraduierung: Studien zu *therapeutischen* Interventionen

Ia	Evidenz aus einer Metaanalyse von mindestens drei randomisierten kontrollierten Studien (randomized controlled trials, RCTs)
Ib	Evidenz aus mindestens einer randomisiert kontrollierten Studie oder einer Metaanalyse von weniger als drei RCTs
IIa	Evidenz aus zumindest einer methodisch guten, kontrollierten Studie ohne Randomisierung
IIb	Evidenz aus zumindest einer methodisch guten, quasi-experimentellen deskriptiven Studie
III	Evidenz aus methodisch guten, nichtexperimentellen Beobachtungsstudien, wie z. B. Vergleichsstudien, Korrelationsstudien und Fallstudien
IV	Evidenz aus Berichten von Expertenkomitees oder Expertenmeinung und/oder klinische Erfahrung anerkannter Autoritäten

Wirksamkeit, Wirkung, Effektstärke, Nutzen

Der Begriff der Wirksamkeit bezieht sich auf den quantifizierten Effekt einer Intervention in einer definierten Patientengruppe [4].

Wirkung bezieht sich auf einen postulierten oder nachgewiesenen Wirkmechanismus mit Beeinflussung physikalischer, chemischer oder biologischer Parameter [4].

Die Effektstärken werden in der Leitlinie angegeben, wenn sie aus Metaanalysen oder Originalarbeiten genommen werden können oder zu berechnen sind. Sie werden in Cohen's d ausgedrückt. Dieses Maß ist die normierte Differenz der Mittelwerte einer Zielgröße zwischen Gruppen, die jeweils eine unterschiedliche Behandlung oder Intervention erhalten; dabei erfolgt die Normierung der Differenzen durch die Standardabweichungen der untersuchten Gruppen. Cohen's d drückt damit die erreichte standardisierte Mittelwertdifferenz einer Intervention im Vergleich zu einer Kontrollbedingung aus. Die Beurteilung eines Effektes in dieser Art eignet sich zur Beschreibung von Effekten, die auf kontinuierlichen Skalen abgebildet werden (z. B. kognitive Leistung, Alltagsfunktionen). Nach Konvention gelten folgende Bewertungen von Effekten:

d = 0,2: kleiner Effekt; d = 0,5: mittlerer Effekt; d = 0,8: großer Effekt

Durch die Berechnung von Cohen's d werden Effektgrößen über Studien hinweg vergleichbar, auch wenn in einzelnen Studien verschiedene Skalen angewendet werden.

Viele Metaanalysen des Cochrane-Instituts, u. a. zu Antidementiva, werden über Studien durchgeführt, die die identischen Skalen als Zielkriterium verwenden. In diesem Fall wird die Effektstärke als gewichtete Mittelwertdifferenz (»weighted mean difference«) der spezifischen Skala ausgedrückt. Die Wichtung einzelner Studien der Metaanalyse bezieht sich auf die Größe der jeweiligen Fallzahl der einzelnen Studien. Eine Standardisierung durch Division durch die Standardabweichung findet nicht statt.

Die »Number Needed to Treat« (NNT) ist ebenfalls ein Effektstärkemaß, das sich allerdings auf dichotome Ereignisse bezieht (z. B. zerebrovaskuläres Ereignis ja/nein). Die NNT kann in diesem Fall beschreiben, wie viele Personen behandelt werden müssen, um ein unerwünschtes Ereignis zu verhindern. Da als wesentliche Zielgrößen in Studien zur Demenz kontinuierliche Skalen und nicht ja/nein-Ergebnisse verwendet werden, werden in dieser Leitlinie zu Antidementiva keine NNT-Angaben gemacht.

Der Nutzen eines Verfahrens, wie er z. B. vom Institut für Qualität und Wirtschaftlichkeit im Gesundheitswesen (IQWiG) bewertet wird, beschreibt die patientenbezogene Relevanz zusätzlich zu dem statistischen Effekt. Hierbei ist insbesondere die Größe des Effektes maßgeblich, wobei es keinen allgemeinen Konsensus über die Größe eines Effektes gibt, die Relevanz definiert.

1.4.3 Kosten-Nutzen-Analysen

Für das deutsche Gesundheitswesen liegen bisher kaum Kosten-Nutzen-Analysen der verfügbaren diagnostischen und therapeutischen Verfahren bei Demenz vor. Bis heute sind in Deutschland Kosten-Nutzen-Relationen auch kein Kriterium für z. B. Erstattungsfähigkeit. Im internationalen Kontext sind verschiedene Modelle vorgelegt worden, die die Therapieoptionen aus gesundheitsökonomischer Perspektive evaluiert haben. Fast ausschließlich sind mathematisch-statistische Entscheidungsmodelle publiziert worden, die Daten aus klinischen, epidemiologischen und gesundheitsökonomischen Studien verwenden. In einer systematischen Recherche der weltweit publizierten Arbeiten konnten 13 verschiedene Modellansätze in 27 unterschiedlichen Publikationen identifiziert werden [33].

Bisher ist die Kosteneffektivität des Einsatzes von Cholinesterase-Inhibitoren oder von Memantin sowie von diagnostischen Ansätzen (z. B. Bildgebung) und Unterstützungsprogrammen für Pflegepersonen untersucht worden. Beispielhaft kommt das National Institute of Clinical Excellence (NICE-SCIE) in England zu dem Schluss, dass die Pharmakotherapie der Alzheimer-Demenz kosteneffektiv ist [1].

Zur Kritik der eingesetzten Methoden, Daten, Ergebnisse und Vergleichbarkeit der verschiedenen Ansätze wird auf die Spezialliteratur verwiesen [33–35].

1.4.4 Graduierung der Empfehlungen

Bei den Empfehlungen wird zwischen drei Empfehlungsgraden unterschieden, deren unterschiedliche Stärke durch die Formulierung (»soll«, »sollte«, »kann«) und Symbole (A, B, 0) ausgedrückt wird.

Zusätzlich werden Behandlungsempfehlungen ausgesprochen, die der guten klinischen Praxis entsprechen und im Expertenkonsens ohne formalisierte Evidenzbasierung konsentiert wurden. Solche Empfehlungen sind als »Good Clinical Practice« (GCP) gekennzeichnet.

Die Empfehlungsgrade stehen zu den Evidenzgraden in Beziehung (▫ Tab. 1.4).

Tab. 1.4 Empfehlungsgrade: mindestens verfügbare Evidenz

A	»Soll«-Empfehlung: zumindest eine randomisierte kontrollierte Studie von insgesamt guter Qualität und Konsistenz, die sich direkt auf die jeweilige Empfehlung bezieht und nicht extrapoliert wurde (Evidenzebenen Ia und Ib)
B	»Sollte«-Empfehlung: gut durchgeführte klinische Studien, aber keine randomisierten klinischen Studien, mit direktem Bezug zur Empfehlung (Evidenzebenen II oder III) oder Extrapolation von Evidenzebene I, falls der Bezug zur spezifischen Fragestellung fehlt
0	»Kann«-Empfehlung: Berichte von Expertenkreisen oder Expertenmeinung und/oder klinische Erfahrung anerkannter Autoritäten (Evidenzkategorie IV) oder Extrapolation von Evidenzebene IIa, IIb oder III. Diese Einstufung zeigt an, dass direkt anwendbare klinische Studien von guter Qualität nicht vorhanden oder nicht verfügbar waren
GCP	»Good Clinical Practice«: empfohlen als gute klinische Praxis (»Good Clinical Practice«) im Konsens und aufgrund der klinischen Erfahrung der Mitglieder der Leitliniengruppe als ein Standard in der Behandlung, bei dem keine experimentelle wissenschaftliche Evidenz vorliegt

Grundlage der Empfehlungsgrade ist aber nicht nur die vorhandene Evidenz für den Effekt eines Verfahrens. Zusätzlich werden bei der Vergabe der Empfehlungsgrade neben der Evidenz auch klinische Aspekte berücksichtigt, insbesondere:

- Klinische Relevanz des Wirksamkeitsmaßes in einer Studie
- Relevanz der Größe des Effektes
- Anwendbarkeit der Studienergebnisse auf die Patientenzielgruppe in der Versorgung
- Einschätzung der Relevanz des Effekts in der Versorgung
- Risiken, Kosten und Verfügbarkeit des Verfahrens

Alle Empfehlungen und Empfehlungsgrade dieser Leitlinie wurden entsprechend der vorhandenen Evidenz und der Bewertung des jeweiligen Verfahrens in einem formalisierten Konsensusprozess (Nominaler Gruppenprozess) festgelegt und verabschiedet. Verfahren und Abstimmungsergebnisse des Konsensusverfahrens sind im Leitlinien-Methodenreport ausführlich dargelegt (www.DGPPN.de).

1.5 Interessenkonflikte

Alle Mitarbeiter und Experten, die an der Leitliniengestaltung beteiligt waren, mussten mögliche Interessenskonflikte (Conflict of Interest, CoI) darlegen. Entgegen der ersten Version der Leitlinie wurde eine aktualisierte Fassung Formulars der AWMF verwendet (▶ Anhang). Im Gegensatz zur Publikation aus 2009 werden, den neueren Empfehlungen der AWMF folgend, die Angaben zu möglichen Interessenskonflikten zusammen mit der Leitlinie publiziert (www.dgppn.de). Die Unterzeichnung und Darlegung von möglichen Interessenskonflikten im Vorfeld zum Konsensustreffen stellte die notwendige Bedingung dar, am Abstimmungsprozess beteiligt zu werden. Im Rahmen der Konsensuskonferenz stellte Frau Prof. Dr. Ina B. Kopp, Leiterin des AWMF-Instituts für Medizinisches Wissensmanagement, vor jeder Abstimmung fest, wer bezogen auf die zu konsentierende Empfehlung, einen Interessenkonflikt aufwies. Mandatsträger mit Interessenkonflikten wurden von der betreffenden Abstimmung ausgeschlossen. Vertreter der pharmazeutischen Industrie waren an der Erstellung der Leitlinie nicht beteiligt.

1.6 Gültigkeitsdauer der Leitlinie

Die Gültigkeitsdauer der Leitlinie ist fünf Jahre ab Zeitpunkt der Veröffentlichung (2021). Eine Aktualisierung wird von Mitgliedern der Steuerungsgruppe koordiniert.

1.7 Finanzierung der Leitlinie

Die Finanzierung der Leitlinienerstellung erfolgte zu gleichen Teilen aus Mitteln der DGPPN und der DGN. Die Expertenarbeit und die Teilnahme am Konsensusprozess erfolgten ehrenamtlich ohne Honorar.

2 Allgemeine Grundlagen

Springer-Verlag GmbH Deutschland 2017
DGPPN, DGN (Hrsg.), *S3-Leitlinien Demenzen*
DOI 10.1007/978-3-662-53875-3_2

Demenzerkrankungen sind definiert durch den Abbau und Verlust kognitiver Funktionen und Alltagskompetenzen. Bei den zumeist progressiven Verläufen kommt es u. a. zu Beeinträchtigungen der zeitlich-örtlichen Orientierung, der Kommunikationsfähigkeit, der autobiographischen Identität und von Persönlichkeitsmerkmalen. Häufig ist das schwere Stadium der Demenz durch vollständige Hilflosigkeit und Abhängigkeit von der Umwelt charakterisiert. Demenzerkrankte haben zusätzlich ein erhöhtes Morbiditätsrisiko für andere Erkrankungen und eine verkürzte Lebenserwartung. Aufgrund dieser Charakteristik sind Demenzen als schwere Erkrankungen zu verstehen, die in hohem Maße mit Ängsten bezüglich der Erkrankung bei Betroffenen und Angehörigen assoziiert sind.

Für Angehörige entsteht eine hohe emotionale Belastung durch die Veränderung der Kranken und das Auftreten von psychischen und Verhaltenssymptomen sowie durch soziale Isolation. Physische Belastung der Angehörigen entsteht durch körperliche Pflege und z. B. als Folge von Störungen des Tag-Nacht-Rhythmus des Erkrankten. Pflegende Angehörige von Demenzkranken haben ein erhöhtes Risiko für psychische und körperliche Erkrankungen.

Tätige im medizinischen, therapeutischen, beratenden oder pflegerischen Umfeld von Demenzkranken sind oft unsicher in Fragen zum Umgang mit Erkrankten und Angehörigen oder in Bezug auf den Einsatz sinnvoller Maßnahmen. Dies kann dazu führen, dass die Diagnose einer Demenz nicht oder falsch gestellt wird und dass Therapie und Hilfe Erkrankten und Angehörigen nicht zukommen.

Für die Gesellschaft stellt sich aufgrund der demographischen Entwicklung zunehmend die Frage nach der Verteilung von Ressourcen. Da Demenzerkrankungen im höheren Lebensalter auftreten und bisher stark wirksame Behandlungsverfahren nicht zur Verfügung stehen, sind die Betroffenen in besonderem Maße von Ressourcenverknappungen bedroht. Vor diesem Hintergrund bietet diese Leitlinie allen, die in verschiedenen Zusammenhängen mit Demenzerkrankten befasst sind, evidenzbasierte und konsentierte Handlungsempfehlungen an.

2.1 Diagnostische Kategorien

Diese Leitlinie bezieht sich auf die häufigen primären Formen der Demenz. Seltene Demenzursachen im Rahmen von Erkrankungen des Gehirns oder bei z. B. internistischen Erkrankungen sind nicht Gegenstand dieser Leitlinie.

2.1.1 Syndromdefinition Demenz

Der Begriff Demenz bezeichnet ein klinisches Syndrom. In der vorliegenden Leitlinie wird die Definition der Demenz nach ICD-10[5] zugrunde gelegt.

ICD-10-Definition – Demenz (ICD-10-Code – F00-F03) ist ein Syndrom als Folge einer meist chronischen oder fortschreitenden Krankheit des Gehirns mit Störung vieler höherer kortikaler Funktionen, einschließlich Gedächtnis, Denken, Orientierung, Auffassung, Rechnen, Lernfähigkeit, Sprache, Sprechen und Urteilsvermögen im Sinne der Fähigkeit zur Entscheidung. Das Bewusstsein ist nicht getrübt. Für die Diagnose einer Demenz müssen die Symptome nach ICD über mindestens 6 Monate bestanden haben. Die Sinne (Sinnesorgane, Wahrnehmung) funktionieren im für die Person üblichen Rahmen. Gewöhnlich begleiten Veränderungen der emotionalen Kontrolle, des Sozialverhaltens oder der Motivation die kognitiven Beeinträchtigungen; gelegentlich treten diese Syndrome auch eher auf. Sie kommen bei Alzheimer-Krankheit, Gefäßerkrankungen des Gehirns und anderen Zustandsbildern vor, die primär oder sekundär das Gehirn und die Neuronen betreffen.

2.1.2 Ätiologische Kategorien

Demenzen werden in ICD-10 anhand der klinischen Symptomatik ätiologisch zugeordnet. Zusätzlich zu den ICD-10-Definitionen existieren für alle genannten Erkrankungen Kriterien, die sich aus der aktuellen Forschung ableiten und die einzelnen Syndrome detaillierter beschreiben. Entsprechende Kriteriensätze sind für alle Erkrankungen, die Gegenstand dieser Leitlinie sind, zusätzlich zu den ICD-10-Definitionen aufgeführt. Da aber die Kodierung im Gesundheitssystem in Deutschland die ICD-10-Kriterien verwendet, richtet sich diese Leitlinie nach dieser diagnostischen Einteilung.

2.1.2.1 Demenz bei Alzheimer-Krankheit

ICD-10-Definition – Die Alzheimer-Krankheit ist eine primär degenerative zerebrale Krankheit mit unbekannter Ätiologie und charakteristischen neuropathologischen und neurochemischen Merkmalen. Sie beginnt meist schleichend und entwickelt sich langsam aber stetig über einen Zeitraum von mehreren Jahren.

F00.0*, G30.0* Demenz bei Alzheimer-Krankheit, mit frühem Beginn – Demenz bei Alzheimer-Krankheit mit Beginn vor dem 65. Lebensjahr. Der Verlauf weist eine vergleichsweise rasche Verschlechterung auf, es bestehen deutliche und vielfältige Störungen der höheren kortikalen Funktionen.

F00.1*, G30.1* Demenz bei Alzheimer-Krankheit, mit spätem Beginn – Demenz bei Alzheimer-Krankheit mit Beginn ab dem 65. Lebensjahr, meist in den späten 70er Jahren oder danach, mit langsamer Progredienz und mit Gedächtnisstörungen als Hauptmerkmal.

F00.2*, G30.8* Demenz bei Alzheimer-Krankheit, atypische oder gemischte Form – Die gemischte Demenz subsumiert Patienten mit einer gemischten Alzheimer- und vaskulären Demenz.

F00.9*, G30.9* Demenz bei Alzheimer-Krankheit – Nicht näher bezeichnet.

Anzumerken ist, dass die Differenzierung zwischen frühem und spätem Beginn bei der Demenz bei Alzheimer-Krankheit anhand neurobiologischer oder klinischer Charakteristika nach derzeitigem Wissen nicht sicher vorgenommen werden kann. Es ist derzeit kein prinzipieller Unterschied in der Pathophysiologie, in der Diagnostik oder Therapie zwischen beiden Formen bekannt. Eine Ausnahme im Sinne der Pathophysiologie bilden die genetischen autosomal-dominanten Varianten der Alzheimer-Krankheit, die häufig ein klinisches Auftreten vor dem 65. Lebensjahr zeigen (▶ Abschn. 3.10).

▪ Forschungskriterien für die Alzheimer-Krankheit

Aktuell existieren zwei Forschungskriteriensätze für die Alzheimer-Krankheit (National Institute on Aging und die Alzheimer's Association, NIA-AA-Kriterien; International Working Group, IWG-Kriterien), die im Folgenden dargestellt werden. Die beiden Kritieriensätze wurden jeweils von zwei unabhängigen Arbeitsgruppen vorgeschlagen und unterscheiden sich in Details. Gemeinsam ist beiden die Einbindung von Biomarkern und Bildgebungsmarkern für die Alzheimer-Krankheit in Kombination mit dem klinischen Syndrom. Hierdurch unterscheiden sie sich von der rein syndromalen ICD-10-Definition der Alzheimer-Demenz. Beide Kriteriensätze werden zurzeit evaluiert und eventuell in der Zukunft zusammengeführt.

Auch wenn es sich bei diesen Kriteriensätzen um Forschungskriterien handelt, ist ihre Darstellung in dieser Leitlinie sinnvoll, um die Entwicklungen, insbesondere im Bereich der Biomarker und Bildgebungsmarker, zu illustieren, die bei der Entwicklung von ICD-10 mit Publikation im Jahr 1992 noch nicht vorlagen.

▪▪ Kriterien des National Institute on Aging und der Alzheimer's Association (NIA-AA)

Von der Arbeitsgruppe des National Institute on Aging und der Alzheimer's Association (NIA-AA) wurden Kriterien der Demenz bei Alzheimer-Krankheit (Alzheimer's Disease Dementia, AD dementia) vorgestellt [6]. Diese lösen die Kriterien des National Institute of Neurological Disorders and Stroke-Alzheimer's Disease and Related Disorders Association (NINCDS-ADRDA) von 1984 ab [7].

Tab. 2.1 NIA-AA-Kriterien für die allgemeine Demenz (Mc Khann et al., 2011 [6])

Allgemeine Demenzkriterien	
1.	Kognitive oder verhaltensbezogene Symptome liegen vor, die
	a. das Funktionieren bei Alltagsaktivitäten beeinträchtigen
	b. eine Verschlechterung im Vergleich zu einem vorherigen Zustand darstellen
	c. nicht durch ein Delir oder eine psychische Erkrankung erklärbar sind
2.	Die kognitive Störung wird diagnostiziert durch die Kombination aus Eigen- und einer Fremdanamnese und objektiver Bewertung der kognitiven Leistung durch eine kognitive Testung oder eine klinisch-kognitive Untersuchung. Eine neuropsychologische Testung sollte dann durchgeführt werden, wenn die Anamnese und die kognitive, orientierende klinische Untersuchung nicht ausreichen, um die Diagnose sicher zu stellen.
3.	Es müssen mindestens zwei der folgenden Bereiche beeinträchtigt sein:
	a. Gedächtnisfunktionen
	b. Verstehen und Durchführung komplexer Aufgaben, Urteilsfähigkeit
	c. Räumlich-visuelle Funktionen
	d. Sprachfunktionen
	e. Veränderungen im Verhalten (»Persönlichkeitsveränderungen«)
Die Abgrenzung der Demenz zur leichten kognitiven Störung (»mild cognitive impairment«, MCI) ist durch die Beeinträchtigung der Alltagsfunktionen durch die kognitive oder Verhaltensstörung definiert. Die Bewertung der Alltagsbeeinträchtigungen ist eine klinische Bewertung, die sich an der individuellen Patientenkonstellation ausrichtet und auf den Angaben des Patienten und eines Informanten fußt.	

In der aktuellen Konzeption werden zunächst allgemeine Kriterien der Demenz definiert. Im Anschluss folgen klinische Kriterien für die wahrscheinliche (»probable«) und mögliche (»possible«) Alzheimer-Demenz und Hinweise zur Bewertung von Biomarkern und Bildgebungsmarkern für die Demenz bei Alzheimer-Krankheit (Tab. 2.1, Tab. 2.2, Tab. 2.3).

Falls die Kriterien der wahrscheinlichen oder möglichen Demenz bei Alzheimer-Krankheit erfüllt sind, kann durch die Anwendung von biologischen Markern für die Alzheimer-Krankheit die Wahrscheinlichkeit für das tatsächliche Vorliegen der Alzheimer-Krankheit beschrieben werden. Hierzu werden die existierenden Marker in Marker für Amyloid-Deposition und für Neurodegeneration eingeteilt (Tab. 2.3).

In Abhängigkeit von dem Vorliegen einer möglichen oder wahrscheinlichen Demenz bei Alzheimer-Krankheit und den Befunden der jeweiligen Marker ergeben sich die in Tab. 2.4 dargestellten Wahrscheinlichkeiten für das tatsächliche Vorliegen einer Alzheimer-Krankheit.

Tab. 2.2 Klinische NIA-AA-Kriterien für die Demenz bei Alzheimer-Krankheit (Alzheimer's Disease Dementia, AD dementia) (Mc Khann et al., 2011[6])

Klinische Demenzkriterien	
Wahrscheinliche Demenz bei Alzheimer-Krankheit	
1.	Allgemeine Demenzkriterien erfüllt (Tab. 2.1)
2.	Langsamer Symptombeginn über Monate bis Jahre
3.	Eindeutige anamnestische oder beobachtete kognitive Verschlechterung
4.	Erste und deutliche Symptome sind
	a. anamnestische Variante (häufigste Form): Defizit der episodischen Gedächtnisfunktionen, zusätzlich sollte ein Defizit in einer weiteren der oben genannten Domänen bestehen
	b. non-anamnestische Varianten – sprachbezogene Variante – visuell-räumliche Variante – exekutive Variante
Ausschlusskriterien	
1.	Substanzielle zerebrovaskuläre Erkrankung (Schlaganfall mit zeitlicher Verbindung zum Beginn der kognitiven Störung oder multiple oder große Infarkte oder schwere Veränderungen der weißen Substanz)
2.	Deutliche Symptome für die Lewy-Körperchen-Demenz
3.	Deutliche Symptome der frontotemporalen Demenz
4.	Hinweis für andere Ursachen der kognitiven Störung
Mögliche Demenz bei Alzheimer-Krankheit	
1.	Atypischer Verlauf: typische kognitive Symptomausprägung, aber plötzlicher Beginn oder nicht ausreichende anamnestische Angaben zum Verlauf der kognitiven Verschlechterung oder nicht ausreichende objektiven Dokumentation der Verschlechterung
2.	Ätiologisch gemischte klinische Präsentation: typische Symptomausprägung, aber mit zerebrovaskulärer Erkrankung (Schlaganfall mit zeitlicher Verbindung zum Beginn der kognitiven Störung oder multiple oder große Infarkte oder schwere Veränderungen der weißen Substanz) oder zusätzlich deutliche Symptome der Lewy-Körperchen-Demenz oder zusätzlich Hinweis für andere Erkrankungen oder Medikamenteneinnahmen mit erheblichen Effekten auf die Kognition.
Demenz, wahrscheinlich nicht durch die Alzheimer-Krankheit bedingt	
1.	Klinische Kriterien für die Demenz bei Alzheimer-Krankheit treffen nicht zu.
2a.	Klinische Kriterien für die wahrscheinliche oder mögliche Demenz bei Alzheimer-Krankheit treffen zu, es liegen aber ausreichende Hinweise für eine andere Ursache der Demenz vor (z. B. HIV-Demenz, M. Huntington).
2b.	Klinische Kriterien einer möglichen Demenz bei Alzheimer-Krankheit treffen zu, aber sowohl die Amyloid-Marker als auch die Marker für neuronale Schädigung sind negativ.

Tab. 2.3 Klassifikation von Biomarkern (Mc Khann et al., 2011 [6])

Amyloid-Marker	Marker für neuronale Schädigung
Erniedrigung von Aβ42 im Liquor	Erhöhung von Tau und/oder von phosphoryliertem Tau im Liquor
Amyloid-Nachweis mittels Positronen-Emissions-Tomographie (PET)	Atrophie des medialen Temporallappens – dargestellt mittels Magnetresonanz-Tomographie (MRT)
	Parietotemporaler Hypometabolismus – dargestellt mittels Fluorodeoxyglukose-Positronen-Emissions-Tomographie (FDG-PET)
Anmerkung: Die verschiedenen Marker werden in dieser Leitlinie im Diagnostik-Kapitel ausführlich beschrieben	

Tab. 2.4 Interpretation der Biomarker (Mc Khann et al., 2011 [6])

	Wahrscheinlichkeit für das Vorliegen der Alzheimer-Krankheit	Amyloid-Marker	Marker für neuronale Schädigung
Klinische Kriterien der wahrscheinlichen Demenz bei Alzheimer-Krankheit	Nicht informativ	Widersprüchlich oder grenzwertig oder nicht untersucht oder nicht bestimmbar	Widersprüchlich oder grenzwertig oder nicht untersucht oder nicht bestimmbar
	Mittlere Wahrscheinlichkeit	Nicht untersucht oder nicht bestimmbar	Positiv
	Mittlere Wahrscheinlichkeit	Positiv	Nicht untersucht oder nicht bestimmbar
	Hohe Wahrscheinlichkeit	Positiv	Positiv
Klinische Kriterien der möglichen Demenz bei Alzheimer-Krankheit (atypischer Verlauf)	Nicht informativ	Widersprüchlich oder grenzwertig oder nicht untersucht oder nicht bestimmbar	Widersprüchlich oder grenzwertig oder nicht untersucht oder nicht bestimmbar
	Hoch – schließt aber eine zusätzliche Ätiologie nicht aus	Positiv	Positiv
Demenz, wahrscheinlich nicht durch die Alzheimer-Krankheit bedingt	Geringe Wahrscheinlichkeit	Negativ	Negativ

Kriterien der International Working Group (IWG)

Eine internationale Arbeitsgruppe um Bruno Dubois (International Working Group, IWG) hat ebenfalls Kriterien für die Alzheimer-Krankheit vorgeschlagen, die in einer aktualisierten Version 2014 publiziert wurden (IWG-2-Kriterien [8]). Auch bei diesem Kriteriensatz werden Biomarker und Bildgebungsmarker in die Diagnose der Alzheimer-Krankheit mit einbezogen (Tab. 2.5). Grundlegend unterscheiden sich diese Kriterien von allen anderen darin, dass der Begriff der Demenz wegfällt und somit der Begriff der Alzheimer-Krankheit auch das prodromale Stadium, dem MCI entsprechend, umfasst.

Tab. 2.5 IWG-2-Kriterien für die Alzheimer-Krankheit (Dubois et al., 2014 [8])

Typische Alzheimer-Krankheit	
1.	Episodische Gedächtnisstörung, isoliert oder in Verbindung mit Beeinträchtigungen in anderen kognitiven oder Verhaltensdomänen, die langsam fortschreitet und mindestens 6 Monate besteht und von dem Patienten oder einem Informanten beschrieben wird. Die Gedächtnisstörung ist vom hippokampalen Typ, dokumentiert durch reduzierte Leistung in einem Test der episodischen Gedächtnisleistung, der für die Hippokampusfunktionen spezifisch ist, z. B. *cued recall* mit kontrollierter Enkodierungsphase.
2.	Hinweise für die Pathologie der Alzheimer-Krankheit durch mindestens eines der folgenden Kriterien:
	a. Erniedrigtes Aß42 im Liquor und erhöhtes Tau-Protein bzw. phosphoryliertes Tau-Protein im Liquor b. Positiver Amyloid-Nachweis mit PET c. Mutation, die zu einer monogen vermittelten Alzheimer-Krankheit führt (Mutation auf den Genen Presenilin 1 oder Presenilin 2 oder auf dem Gen des Amyloid-Precursor-Proteins, APP)
Ausschlusskriterien	
1.	Plötzlicher Beginn der Symptomatik
2.	Frühe Gangstörungen oder frühe Krampfanfälle oder schwere frühe Verhaltensänderungen oder frühe extrapyramidalmotorische Zeichen oder frühe Halluzinationen
3.	Fokale neurologische Zeichen
4.	Fluktuation der kognitiven Störungen
5.	Andere Erkrankungen, die die kognitiven Störungen erklären können
Atypische Alzheimer-Krankheit	
1.	Eine der folgenden klinischen Präsentationen:
	a. Posteriore Variante b. Logopenische Variante c. Frontale Variante d. Down-Syndrom
2.	Hinweis für die Pathologie der Alzheimer-Krankheit durch mindestens eines der folgenden Kriterien:
	a. Erniedrigtes Aβ42 im Liquor und erhöhtes Tau-Protein bzw. phosphoryliertes Tau-Protein im Liquor b. Positiver Amyloid-Nachweis mit PET c. Mutation, die zu einer monogen vermittelten Alzheimer-Krankheit führt (Mutation auf den Genen Presenilin 1 oder Presenilin 2 oder auf dem Gen des Amyloid-Precursor-Proteins, APP)
Ausschlusskriterien	
1.	Plötzlicher Beginn der Symptomatik
2.	Frühe Störungen des episodischen Gedächtnisses
3.	Andere Erkrankungen, die die kognitiven Störungen erklären können

2.1.2.2 Vaskuläre Demenz

Der Begriff der vaskulären Demenz bezeichnet eine Demenz als Folge von vaskulär bedingter Schädigung des Gehirns. Unter diesem Begriff werden makro- wie mikrovaskuläre Erkrankungen zusammengefasst. In der ICD-10 werden folgende Definitionen und Unterteilungen vorgenommen.

F01.- Vaskuläre Demenz – Die vaskuläre Demenz ist das Ergebnis einer Infarzierung des Gehirns als Folge einer vaskulären Krankheit, einschließlich der zerebrovaskulären Hypertonie. Die Infarkte sind meist klein, kumulieren aber in ihrer Wirkung. Der Beginn liegt gewöhnlich im späteren Lebensalter.

F01.0 Vaskuläre Demenz mit akutem Beginn – Diese entwickelt sich meist sehr schnell nach einer Reihe von Schlaganfällen als Folge von zerebrovaskulärer Thrombose, Embolie oder Blutung. In seltenen Fällen kann eine einzige massive Infarzierung die Ursache sein.

F01.1 Multiinfarkt-Demenz – Sie beginnt allmählich, nach mehreren vorübergehenden ischämischen Episoden (TIA), die eine Anhäufung von Infarkten im Hirngewebe verursachen.

F01.2 Subkortikale vaskuläre Demenz – Hierzu zählen Fälle mit Hypertonie in der Anamnese und ischämischen Herden im Marklager der Hemisphären. Im Gegensatz zur Demenz bei Alzheimer-Krankheit, an die das klinische Bild erinnert, ist die Hirnrinde gewöhnlich intakt.

F01.3 Gemischte kortikale und subkortikale vaskuläre Demenz –

F01.8 Sonstige vaskuläre Demenz –

F01.9 Vaskuläre Demenz, nicht näher bezeichnet.

Es existieren verschiedene wissenschaftliche Kriterienkataloge, von denen die Kriterien des »National Institute of Neurological Disorders and Stroke« (NINDS) und der »Association Internationale pour la Recherche et l'Enseignement en Neurosciences« (AIREN) am häufigsten angewendet werden [6] (◘ Tab. 2.6).

◘ **Tab. 2.6** NINDS-AIREN-Kriterien für wahrscheinliche vaskuläre Demenz (nach Roman et al., 1993 [9])

Kriterien I bis III müssen erfüllt sein	
I. Demenz	
• **Kognitive Verschlechterung bezogen auf ein vorausgehendes höheres Funktionsniveau, manifestiert durch Gedächtnisstörung und Beeinträchtigungen in mindestens zwei der folgenden Fähigkeiten** (s. rechts)	Orientierung, Aufmerksamkeit, Sprache, visuell-räumliche Fähigkeiten, Urteilsvermögen, Handlungsfähigkeit, Abstraktionsfähigkeit, motorische Kontrolle, Praxie
• **Alltagsaktivitäten müssen beeinträchtigt sein**	
Ausschlusskriterien	Bewusstseinsstörung
	Delirium
	Psychose
	Schwere Aphasie
	Ausgeprägte sensomotorische Störung, die Testung unmöglich macht
	Systemische oder andere Hirnerkrankungen, die ihrerseits kognitive Störungen verursachen können

Tab. 2.6 (Fortsetzung)

II. Zerebrovaskuläre Erkrankung (a oder b)	
a. Zentrale fokal-neurologische Zeichen mit und ohne anamnestischem Schlaganfall und Zeichen einer relevanten zerebrovaskulären Erkrankung im CT/MR	
b. Als relevant eingestufte zerebrovaskuläre Läsionen im radiologischen Befund:	
Lokalisation	
Großgefäßterritorien	Beidseitig A. cerebri anterior
	A. cerebri posterior
	Parietotemporale und tempoparietale Regionen
	Superiore frontale und parietale Regionen
Kleingefäßerkrankungen	Basalganglien und frontale Marklagerlakunen
	Ausgedehnte periventrikuläre Marklagerläsionen
	Beidseitige Thalamusläsionen
Ausmaß	Großgefäßläsionen in der dominanten Hemisphäre
	Beidseitige hemisphärische Großgefäßläsionen
	Leukoenzephalopathie → 25 % des Marklagers
III. Verknüpfung von I. und II.	
Definiert durch mindestens eine der folgenden Bedingungen	a. Beginn der Demenz innerhalb von drei Monaten nach einem Schlaganfall
	b. Abrupte Verschlechterung kognitiver Funktionen
	c. Fluktuierende oder stufenweise Progression der kognitiven Defizite
Unterstützende Merkmale	• Früh auftretende Gangstörungen
	• Motorische Unsicherheit und häufige Stürze
	• Blasenstörung (häufiger Harndrang, nicht urologisch erklärbar)
	• Pseudobulbärparalyse
	• Persönlichkeitsstörungen und Stimmungsänderungen, Abulie, Depression, emotionale Inkontinenz, andere subkortikale Defizite

2.1.2.3 Gemischte Demenz

Der Begriff der »gemischten Demenz« beschreibt die Kombination aus dem Vorliegen einer Alzheimer-Pathologie und weiterer pathologischer Veränderungen, die gemeinsam eine Demenz bedingen. Üblicherweise ist die Kombination aus Alzheimer-Pathologie und vaskulärer Pathologie damit gemeint. Neue Forschungskriterien fassen unter den Begriff aber auch die Kombination aus Alzheimer-Pathologie und Lewy-Körperchen-Pathologie (► Abschn. 2.1.2.6 »Lewy-Körperchen-Demenz«).

Die gemischte Demenz i. S. des Vorliegens von neurodegenerativer (Alzheimer-Krankheit) und vaskulärer Schädigung als gemeinsame Ursache der Demenz ist in der ICD-10 wie folgt kodiert.

F00.2 Demenz bei Alzheimer-Krankheit, gemischte Form

Tab. 2.7 IWG-Kriterien für die gemischte Demenz (Dubois et al., 2010 [8])

Kriterien		
1.	Klinische und Biomarker-/Bildumgebungsmarker-Hinweise für das Vorliegen der Alzheimer-Krankheit	
	a.	Typische klinische Präsentation oder eine der atypischen klinischen Präsentationen (Tab. 2.5)
	b.	Erniedrigtes Aß42 im Liquor und erhöhtes Tau-Protein bzw. phosphoryliertes Tau-Protein im Liquor oder positiver Amyloid-Nachweis mit PET
2.	Klinische und Biomarker-/Bildumgebungsmarker-Hinweise für das Vorliegen einer gemischten Pathologie:	
	a.	Für eine vaskuläre Pathologie (beide erforderlich):
		• Anamnestisch bestehender Schlaganfall oder fokal neurologische Zeichen oder beides
		• MR-basierter Nachweis einer zu einem Schlaganfall korrespondierenden vaskulären Läsion oder Mikroangiopathie oder strategische Infarkte oder zerebrale Blutungen
	b.	Für eine Lewy-Körperchen-Pathologie (beide erforderlich):
		• Eines der folgenden Zeichen: extrapyramidale Symptome oder frühe Halluzinationen oder kognitive Fluktuation
		• Abnormaler Dopamin-Transporter PET-Scan

Eine große Anzahl, insbesondere älterer Demenzkranker, hat eine gemischte Pathologie aus Veränderungen i. S. einer Alzheimer-Krankheit und zusätzlichen vaskulären zerebralen Läsionen. In einer konsekutiven Autopsiestudie von 1.500 Demenzerkrankten in Österreich zeigte sich eine Häufigkeit von Alzheimer-Pathologie in Kombination mit zerebrovaskulären Läsionen bei 16–20 %. Eine Alzheimer-Pathologie war bei 83,7 % aller Demenzerkrankten nachweisbar. Eine rein vaskuläre Erkrankung fand sich bei 10,8 % aller Demenzerkrankten [10].

Von den Demenzkranken mit der klinischen Diagnose einer Alzheimer-Demenz (n=830) zeigten 93,3 % dieser Demenzkranken eine Alzheimer-Pathologie. Hier zeigte sich bei 24 % zusätzlich eine vaskuläre Pathologie. Bei 2,0 % aller Demenzkranken mit der klinischen Diagnose einer Alzheimer-Demenz zeigte sich eine reine vaskuläre Pathologie [10].

Von der International Working Group (IWG) sind Kriterien für die gemischte Demenz vorgeschlagen worden [8] (Tab. 2.7):

2.1.2.4 Frontotemporale Demenz

In der ICD-10 wird der Terminus der Pick-Krankheit verwendet.

F02.0*, G31.0* Demenz bei Pick-Krankheit – Eine progrediente Demenz mit Beginn im mittleren Lebensalter, charakterisiert durch frühe, langsam fortschreitende Persönlichkeitsänderung und Verlust sozialer Fähigkeiten. Die Krankheit ist gefolgt von Beeinträchtigungen von Intellekt, Gedächtnis und Sprachfunktionen mit Apathie, Euphorie und gelegentlich auch extrapyramidalen Phänomenen.

In der wissenschaftlichen Literatur werden klinisch-diagnostische Konsensuskriterien der frontotemporalen Demenz (FTD) verwendet (Tab. 2.8 und Tab. 2.9) Die FTD wird in klinisch definierte Prägnanztypen unterteilt, die vor allem im Frühstadium unterscheidbar sind. Sie können im Verlauf ineinander übergehen:

Tab. 2.8 Diagnostische Kriterien der behavioralen Variante der FTD (bvFTD) (Rascovsky et al., 2011 [11])

Das folgende Symptom muss zur Diagnose einer bvFTD vorliegen:	
A.	Eine fortschreitende Zunahme von Verhaltens- und/oder von kognitiven Defiziten, die durch Beobachtung oder Fremdanamnese belegbar ist
Mögliche bvFTD	
Drei der folgenden behavioralen/kognitiven Symptome (A–F) müssen vorliegen, um die Kriterien zu erfüllen. Deren Feststellung erfordert, dass die Symptome persistieren oder wiederkehren und nicht nur einmalig oder selten auftreten	
A.	Frühe Verhaltensenthemmung [eines der folgenden Symptome (A.1.–A.3.) muss vorliegen]:
	A.1. Sozial unangemessenes Verhalten A.2. Verlust von Umgangsformen oder Anstand A.3. Impulsive, unüberlegte oder leichtsinnige Handlungen
B.	Frühe Apathie oder Passivität [eines der folgenden Symptome (B.1.–B.2.) muss vorliegen]:
	B.1. Apathie B.2. Passivität
C.	Früher Verlust von Sympathie oder Empathie [eines der folgenden Symptome (C.1.–C.2.) muss vorliegen]:
	C.1. Vermindertes Eingehen auf die Bedürfnisse und Gefühle anderer Personen C.2. Vermindertes Interesse an sozialen Kontakten und Beziehungen, Abnahme persönlicher Wärme
D.	Frühes perseveratives, stereotypes oder zwanghaftes/ritualisiertes Verhalten [eines der folgenden Symptome (D.1.–D.3.) muss vorliegen]:
	D.1. Einfache repetitive Bewegungen D.2. Komplexes, zwanghaftes oder ritualisiertes Verhalten D.3. Sprachliche Stereotypien
E.	Hyperoralität und Veränderungen der Ernährungsgewohnheiten [eines der folgenden Symptome (E.1.–E.3.) muss vorliegen]:
	E.1. Veränderte Nahrungspräferenzen E.2. Essattacken, gesteigerter Konsum von Alkohol oder Nikotin/Zigaretten E.3. In den Mund nehmen oder Verzehren von nicht essbarem Material
F.	Neuropsychologisches Profil [alle der folgenden Symptome (F.1.–F.3.) müssen vorliegen]:
	F.1. Defizit bei Aufgaben mit exekutiver Komponente F.2. Relativ erhaltenes episodisches Gedächtnis F.3. Relativ erhaltene visuell-räumliche Leistungen
Wahrscheinliche bvFTD	
Alle der folgenden Symptome (A–C) müssen vorliegen, um die Kriterien zu erfüllen:	
A.	Die Kriterien für eine mögliche bvFTD sind erfüllt
B.	Ein signifikantes Fortschreiten funktioneller Defizite ist erkennbar (durch den Bericht Angehöriger oder in klinischen Skalen wie der Clinical Dementia Rating Scale oder dem Functional Activities Questionnaire)
C.	Die Ergebnisse bildgebender Verfahren sind konsistent mit der Diagnose einer bvFTD [eines der folgenden Merkmale (C.1.–C.2.) muss vorliegen]:
	C.1. Frontale und/oder anterior-temporale Atrophie im MRT oder CT C.2. Frontale und/oder anterior-temporale Hypoperfusion oder Hypometabolismus, nachgewiesen durch SPECT oder PET

Tab. 2.8 (Fortsetzung)

bvFTD mit nachgewiesener FTLD-Pathologie	
Kriterium A und entweder Kriterium B oder C müssen vorliegen, um die Kriterien zu erfüllen:	
A.	Die Kriterien für eine mögliche oder wahrscheinliche bvFTD sind erfüllt
B.	Histopathologischer Nachweis einer FTLD in einer Biopsie oder in einer Post-mortem-Untersuchung
C.	Vorliegen einer bekannten pathogenen Mutation
Ausschlusskriterien für die behaviorale FTD	
Kriterien A und B dürfen für die Diagnose einer bvFTD nicht erfüllt sein. Kriterium C kann positiv für eine mögliche bvFTD sein und muss negativ für eine wahrscheinliche bvFTD sein	
A	Das Muster der Defizite kann besser durch eine andere nicht degenerative Erkrankung des Nervensystems oder eine andere medizinische Störung erklärt werden
B	Die Verhaltensstörungen können besser durch eine psychiatrische Diagnose erklärt werden
C	Biomarker weisen stark auf eine Alzheimer-Erkrankung oder andere neurodegenerative Prozesse hin

Tab. 2.9 Diagnostische Kriterien der PPA (Gorno-Tempini et al., 2011 [12])

Allgemeine Kriterien für das Vorliegen einer PPA	
1–3 müssen vorliegen	
1.	Das prominenteste klinische Merkmal sind Schwierigkeiten mit der Sprache
2.	Diese Defizite sind die Hauptursache für eine Einschränkung in den Aktivitäten des täglichen Lebens
3.	Die Aphasie sollte bei Symptomerstmanifestation und in der initialen Phase der Erkrankung das Hauptdefizit darstellen
Ausschlusskriterien (1–4 müssen für die Diagnose einer PPA negativ beantwortet werden):	
1.	Das Muster der Defizite kann besser durch eine andere nicht degenerative Erkrankung des Nervensystems oder eine andere medizinische Störung erklärt werden
2.	Die kognitiven Defizite können besser durch eine psychiatrische Diagnose erklärt werden
3.	Initial herrschen Einschränkungen des episodischen oder visuellen Gedächtnisses oder visuell-räumlicher Leistungen vor
4.	Initial herrscht eine Verhaltensstörung vor

Tab. 2.10 Diagnostische Kriterien der nicht-flüssigen/agrammatischen Variante der PPA (nf-avPPA) (Gorno-Tempini et al., 2011 [12])

I. Klinische Diagnose der nf-avPPA	
Mindestens eines der folgenden Hauptmerkmale muss vorliegen	
1.	Agrammatismus in der expressiven Sprache
2.	Angestrengtes stockendes Sprechen mit inkonsistenten Lautfehlern und Lautentstellungen (Sprechapraxie)
Mindestens zwei der drei folgenden Merkmale müssen vorliegen	
1.	Beeinträchtigtes Verständnis syntaktisch komplexer Sätze
2.	Intaktes Einzelwortverständnis
3.	Intaktes Objektwissen
II. Durch bildgebende Verfahren gestützte Diagnose einer nf-avPPA	
Beide der folgenden Kriterien müssen vorliegen	
1.	Klinische Diagnose der nf-avPPA
2.	Bildgebende Verfahren zeigen mindestens einen der folgenden Befunde:
	a. vorwiegend links posteriore fronto-insuläre Atrophie erkennbar im MRT b. vorwiegend links posteriore fronto-insuläre und temporale Hypoperfusion oder Hypometabolismus, dargestellt durch SPECT oder PET
III. Pathologisch gesicherte Diagnose einer nf-avPPA	
Kriterium 1 und Kriterium 2 oder 3 müssen vorliegen	
1.	Klinische Diagnose der nf-avPPA
2.	Histopathologischer Nachweis einer spezifischen neurodegenerativen Pathologie (z. B. FTLD-tau, FTDL-TDP, AD oder andere)
3.	Vorliegen einer bekannten pathogenen Mutation

1. Behaviorale Variante (Verhaltensvariante) der FTD (bvFTD) [11]
2. Primär progressive Aphasie (PPA) mit drei Varianten (nicht-flüssige, agrammatische PPA, semantische PPA, logopenische PPA) [12]

Diese Subtypisierung wird in den Konsensuskriterien aufgegriffen [13].

Diagnostische Kriterien der primär progressiven Aphasie (PPA) mit drei Varianten (nicht-flüssige, agrammatische PPA, semantische PPA, logopenische PPA) [12].

Die Konsensuskriterien beinhalten allgemeine Kriterien für das Vorliegen einer PPA und spezifische Kriterien für jeweils die drei Varianten (Tab. 2.9, Tab. 2.10, Tab. 2.11, Tab. 2.12).

Bei der logopenischen Variante muss angemerkt werden, dass sie oft mit Amyloid-Deposition assoziiert ist, sodass sie auch als die atypische, sprachbezogene Variante der Alzheimer-Krankheit gewertet wird.

Tab. 2.11 Diagnostische Kriterien der semantischen Variante der PPA (svPPA) (Gorno-Tempini et al., 2011 [12])

I. Klinische Diagnose der svPPA	
Beide der folgenden Hauptmerkmale müssen vorliegen	
1.	Beeinträchtigtes Benennen
2.	Beeinträchtigtes Einzelwortverständnis
Mindestens drei der folgenden diagnostischen Merkmale müssen vorliegen:	
1.	Beeinträchtigtes Objektwissen, vor allem für seltenes oder wenig vertrautes Material
2.	Oberflächendyslexie oder Dysgraphie
3.	Intaktes Nachsprechen
4.	Intakte Sprachproduktion (Grammatik und Sprechmotorik)
II. Durch bildgebende Verfahren gestützte Diagnose einer svPPA	
Die beiden folgenden Kriterien müssen vorliegen	
1.	Klinische Diagnose der svPPA
2.	Bildgebende Verfahren zeigen mindestens einen der folgenden Befunde:
	a. vorwiegend anterior-temporale Atrophie im MRT b. vorwiegend anterior-temporale Hypoperfusion oder Hypometabolismus im SPECT oder PET
III. Pathologisch gesicherte Diagnose einer svPPA	
Kriterium 1 und Kriterium 2 oder 3 müssen vorliegen	
1.	Klinische Diagnose der svPPA
2.	Histopathologischer Nachweis einer spezifischen neurodegenerativen Pathologie (z. B. FTLD-tau, FTDL-TDP, AD oder andere)
3.	Vorliegen einer bekannten pathogenen Mutation

Tab. 2.12 Diagnostische Kriterien für die logopenische Variante der PPA (lvPPA) (Gorno-Tempini et al., 2011 [12])

I. Klinische Diagnose der lvPPA	
Beide der folgenden Hauptmerkmale müssen vorliegen	
1.	Wortfindungsstörungen für Einzelworte in Spontansprache und Benennen
2.	Beeinträchtigtes Nachsprechen auf Satz- und Phrasenebene
Mindestens drei der folgenden Merkmale müssen vorliegen	
1.	Phonematische Paraphrasien in Spontansprache und Benennen
2.	Intaktes Einzelwortverständnis und Objektwissen
3.	Intakte Sprechmotorik
4.	Kein offenkundiger Agrammatismus

Tab. 2.12 (Fortsetzung)

II. Durch bildgebende Verfahren gestützte Diagnose einer lvPPA	
Die beiden folgenden Kriterien müssen vorliegen	
1.	Klinische Diagnose der lvPPA
2.	Bildgebende Verfahren zeigen mindestens einen der folgenden Befunde:
	a. vorwiegend links posterior-perisylvische oder parietale Atrophie im MRT b. parietotemporale (linksseitig betonte) Hypoperfusion oder Hypometabolismus, im SPECT oder PET
III. Pathologisch gesicherte Diagnose einer lvPPA	
Kriterium 1 und Kriterium 2 oder 3 müssen vorliegen	
1.	Klinische Diagnose der lvPPA
2.	Histopathologischer Nachweis einer spezifischen neurodegenerativen Pathologie (z. B. AD, FTLD-tau, FTDL-TDP oder andere)
3.	Vorliegen einer bekannten pathogenen Mutation

2.1.2.5 Demenz bei Morbus Parkinson

In der ICD-10 wird die Demenz bei primärem Parkinson-Syndrom wie folgt definiert:

F02.3*, G20.* Demenz bei primärem Parkinson-Syndrom (G20.-+) – Eine Demenz, die sich im Verlauf einer Parkinson-Krankheit entwickelt. Bisher konnten allerdings noch keine charakteristischen klinischen Merkmale beschrieben werden.

Neue wissenschaftliche Konsensuskriterien (Tab. 2.13) definieren die Demenz bei M. Parkinson detailliert.

Tab. 2.13 Klinisch-diagnostische Konsensuskriterien der Parkinson-Disease-Demenz (PDD) (nach Goetz et al. 2008 [14])

I. Kernmerkmale	
• Diagnose eines Morbus Parkinson entsprechend der »Queen Square Brain Bank«-Kriterien	
• Ein demenzielles Syndrom mit schleichendem Beginn und langsamer Progression, welches sich bei bestehender Diagnose eines Parkinson-Syndroms entwickelt und sich basierend auf Anamnese, der klinischen und psychischen Untersuchung wie folgt darstellt:	
	Einschränkungen in mehr als einer kognitiven Domäne (s. unten)
	Abnahme der Kognition im Vergleich zum prämorbiden Niveau
	Die Defizite sind ausgeprägt genug, um zu Einschränkungen im täglichen Leben (sozial, beruflich oder in der eigenen Versorgung) zu führen, unabhängig von Einschränkungen, die motorischen oder autonomen Symptomen zuzuordnen sind

Tab. 2.13 (Fortsetzung)

II. Assoziierte klinische Merkmale:	
Kognitive Funktionen	Aufmerksamkeit: Beeinträchtigungen der spontanen und fokussierten Aufmerksamkeit, die Leistungen können im Tagesverlauf und von Tag zu Tag fluktuieren
	Exekutive Funktionen: Beeinträchtigungen bei Aufgaben, die Initiierung, Planung, Konzeptbildung, Regellernen, kognitive Flexibilität (Set-Shifting und Set-Maintenance) erfordern; beeinträchtigte mentale Geschwindigkeit (Bradyphrenie)
	Visuell-räumliche Funktionen: Beeinträchtigung bei Aufgaben, die räumliche Orientierung, Wahrnehmung oder Konstruktion verlangen
	Gedächtnis: Beeinträchtigungen beim freien Abruf kürzlich stattgefundener Ereignisse oder beim Erlernen neuer Inhalte; das Erinnern gelingt besser nach Präsentation von Hinweisen, das Wiedererkennen ist meistens weniger beeinträchtigt als der freie Abruf
II. Assoziierte klinische Merkmale:	
Kognitive Funktionen	Sprache: Die Kernfunktionen sind weitestgehend unbeeinträchtigt. Wortfindungsschwierigkeiten und Schwierigkeiten bei der Bildung komplexerer Sätze können vorliegen
Verhaltensmerkmale	Apathie: verringerte Spontaneität, Verlust von Motivation, Interesse und Eigenleistung
	Persönlichkeitsveränderungen und Stimmungsänderungen einschl. depressiver Symptome und Angst
	Halluzinationen: vorwiegend visuell, üblicherweise komplexe, ausgestaltete Wahrnehmung von Personen, Tieren oder Objekten
	Wahn: meist paranoid gefärbt, wie z. B. hinsichtlich Untreue oder Anwesenheit unwillkommener Gäste
	Verstärkte Tagesmüdigkeit
III. Merkmale, die die Diagnose einer Demenz bei Morbus Parkinson nicht ausschließen, aber unwahrscheinlich machen:	
	Vorhandensein anderer Abnormalitäten, die eine kognitive Beeinträchtigung verursachen können, aber nicht als Ursache der Demenz gewertet werden, wie z. B. Nachweis relevanter vaskulärer Läsionen in der Bildgebung
	Der zeitliche Abstand zwischen Entwicklung der motorischen und kognitiven Symptome ist nicht bekannt
IV. Merkmale, die annehmen lassen, dass andere Umstände oder Erkrankungen die Ursache für die geistige Beeinträchtigung darstellen, sodass die verlässliche Diagnose einer Demenz bei Parkinson-Syndrom nicht gestellt werden kann	
	Kognitive und Verhaltenssymptome treten allein im Zusammenhang mit anderen Umständen wie folgt auf: akute Verwirrtheit aufgrund einer systemischen Erkrankung oder Abweichungen, Medikamentennebenwirkungen
	Major Depression entsprechend der DSM-IV
	Merkmale, die mit der Verdachtsdiagnose einer wahrscheinlichen vaskulären Demenz entsprechend den diagnostischen AIREN-Kriterien vereinbar sind

Tab. 2.13 (Fortsetzung)

Kriterien für die Diagnose wahrscheinliche Parkinson-Demenz	
	Die beiden Kernmerkmale unter I. müssen vorhanden sein
	Es muss ein typisches Profil der kognitiven Einschränkungen vorliegen mit Nachweis von Defiziten in mindestens zwei der vier unter II. genannten Domänen
	Das Vorhandensein mindestens eines der unter II. aufgeführten Verhaltenssymptome unterstützt die Diagnose, wobei das Fehlen von Verhaltenssymptomen die Diagnose nicht in Frage stellt
	Keiner der unter III. aufgeführten Punkte ist erfüllt
	Keines der unter IV. aufgeführten Merkmale liegt vor
Kriterien für die Diagnose mögliche Parkinson-Demenz	
	Die beiden Kernmerkmale unter I. müssen vorhanden sein
	II. oder III. ist nicht erfüllt oder II. und III. sind nicht erfüllt
	II. nicht erfüllt, wenn atypisches Profil der kognitiven Beeinträchtigung in einer oder mehreren Domänen, wie z. B. motorische oder sensomotorische Aphasie oder alleinige Störung der Merkfähigkeit (Gedächtnisleistung verbessert sich nicht nach Hilfeleistungen oder in der Wiedererkennung), bei erhaltener Aufmerksamkeit vorliegt. Verhaltenssymptome können vorliegen oder nicht ODER
	Ein oder mehrere der unter III. aufgeführten Punkte sind erfüllt
	Keines der unter IV. aufgeführten Merkmale liegt vor

2.1.2.6 Lewy-Körperchen-Demenz

Die Lewy-Körperchen-Demenz (LKD) (Lewy Body Dementia, LBD) ist ohne syndromale Beschreibung in der ICD-10 benannt (G.31.82). Es liegen aber aktuelle, wissenschaftlich verwendete Konsensuskriterien für die LKD vor (◘ Tab. 2.14).

◘ Tab. 2.14 Klinisch-diagnostische Konsensuskriterien der Lewy-Körperchen-Demenz (LKD) (nach McKeith et al., 2005 [15])

I. Zentrales Merkmal	Demenz, die mit Funktionseinschränkungen im Alltag einhergeht. Die Gedächtnisfunktion ist beim Erkrankungsbeginn relativ gut erhalten. Aufmerksamkeitsstörungen, Beeinträchtigungen der exekutiven und visuoperzeptiven Funktionen sind häufig
II. Kernmerkmale	Fluktuation der Kognition, insbesondere der Aufmerksamkeit und Wachheit
	Wiederkehrende ausgestaltete visuelle Halluzinationen
	Parkinson-Symptome
III. Stark hinweisende Merkmale	Verhaltensstörungen im REM-Schlaf (Schreien, Sprechen, motorisches Ausagieren von Träumen)
	Ausgeprägte Neuroleptika-Überempfindlichkeit
	Verminderte dopaminerge Aktivität in den Basalganglien, dargestellt mit SPECT oder PET
Kriterien für die LKD	Für die Diagnose mögliche LKD muss das zentrale Merkmal zusammen mit einem Kernmerkmal vorkommen.
	Wenn Kernmerkmale fehlen, genügt mindestens ein stark hinweisendes Merkmal für die Diagnose mögliche LKD.
	Für die Diagnose wahrscheinliche LKD müssen mindestens zwei Kernmerkmale oder ein Kernmerkmal zusammen mit mindestens einem stark hinweisenden Merkmal erfüllt sein.
IV. Unterstützende Merkmale	Kommen häufig vor, haben aber keine diagnostische Spezifität: wiederholte Stürze oder Synkopen, vorübergehende Bewusstseinsstörung, schwere autonome Dysfunktion (orthostatische Hypotension; Urininkontinenz), Halluzinationen in anderen Modalitäten, systematischer Wahn, Depression, Erhaltung des medialen Temporallappens (cCT, cMRT), verminderter Metabolismus, insbesondere im Okzipitallappen, pathologisches MIBG-SPECT des Myokards, verlangsamte EEG-Aktivität mit temporalen scharfen Wellen
Gegen LKD sprechen	Zerebrovaskuläre Läsionen in der cCT oder cMRT oder fokal-neurologische Symptome
	Andere Erkrankungen, die das klinische Bild zureichend erklären können
	Parkinson-Symptome, die ausschließlich bei schwerer Demenz auftreten

2.2 Epidemiologie

2.2.1 Prävalenz

Die Anzahl der Demenzkranken in Deutschland wird auf ca. 1,2 Millionen geschätzt. Aufgrund der Sensitivität von Erhebungen beinhaltet diese Zahl möglicherweise eine Unterschätzung leichter Demenzstadien [16]. Aufgrund der Assoziation der Demenz mit dem Alter ist die Prävalenz stark altersabhängig (◘ Abb. 2.1). Frauen erkranken häufiger als Männer.

Nach klinischen Kriterien sind etwa 50–70 % der Demenzerkrankten der Alzheimer-Demenz und ca. 15–25 % der vaskulären Demenz zuzuordnen [17].

Zahlen zur Prävalenz der frontotemporalen Demenz in Deutschland liegen nicht vor. Die Angaben aus anderen Ländern sind variabel. Es ist davon auszugehen, dass ca. 20 % der Personen mit einer Demenz vor dem 65. Lebensjahr eine frontotemporale Demenz haben [18].

Die Anzahl der an M. Parkinson Erkrankten in Deutschland beträgt ca. 100.000. Die Punktprävalenz von Demenz bei M. Parkinson liegt zwischen 20–40 %. Langzeitstudien an sehr kleinen Fallzahlen zeigen einen Anstieg der Prävalenz der Parkinson-Demenz bis zu 80 % bei einem Krankheitsverlauf von 12 bzw. 20 Jahren [19–21].

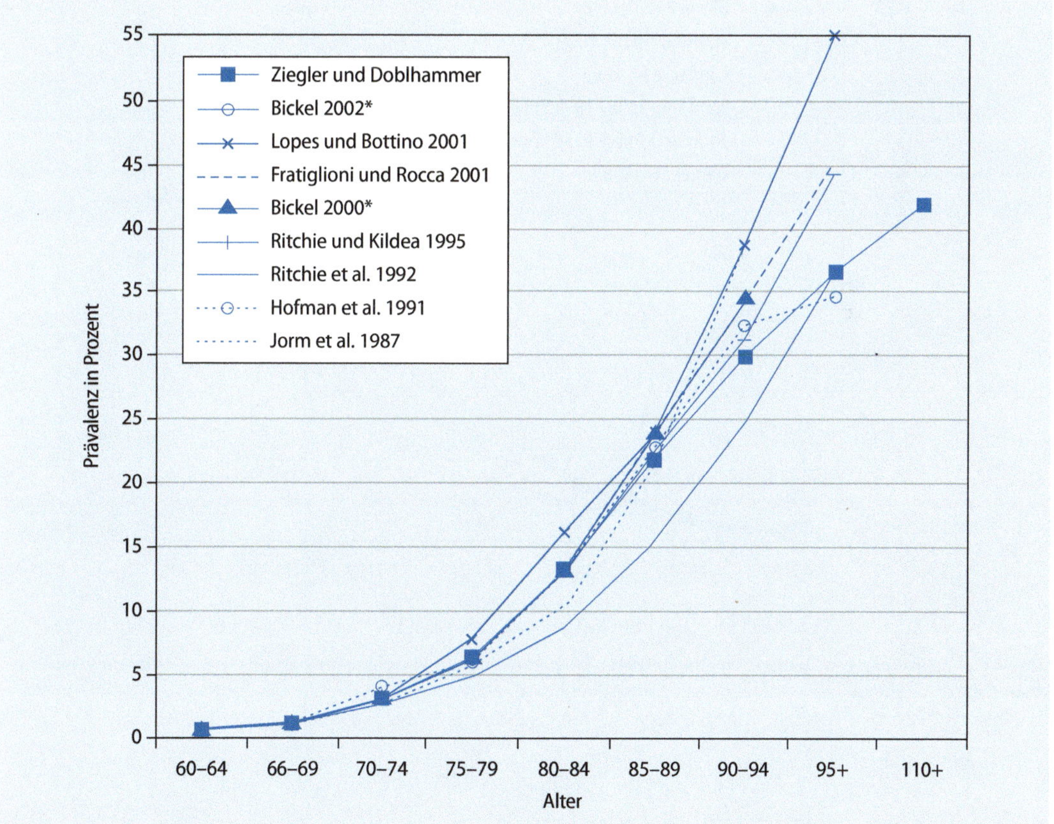

◘ **Abb. 2.1** Altersabhängige Prävalenz der Demenz. Daten aus europäischen und amerikanischen Erhebungen und Metaanalysen (aus Ziegler und Doblhammer [16])

Die Angaben zur Lewy-Körperchen-Demenz sind ebenfalls sehr variabel von 0–5 % in der Allgemeinbevölkerung und 0–30,5 % innerhalb der Demenzkranken [22]. Basierend auf diesen Daten lassen sich keine verlässlichen Angaben für Deutschland ableiten.

Longitudinale bevölkerungsbasierte neuropathologische Studien mit neuropathologischer Evaluation des Gehirns post mortem weisen auf die Häufigkeit von gemischter Pathologie, insbesondere bei älteren Erkrankten hin [23].

2.2.2 Inzidenz

Die Anzahl der Neuerkrankungen an Demenz pro Jahr in Deutschland wird auf ca. 244.000 [16] geschätzt und ist stark altersabhängig (◘ Abb. 2.2). Aussagen zur Inzidenz der einzelnen ätiologischen Formen sind aufgrund der mangelnden Datenlage limitiert.

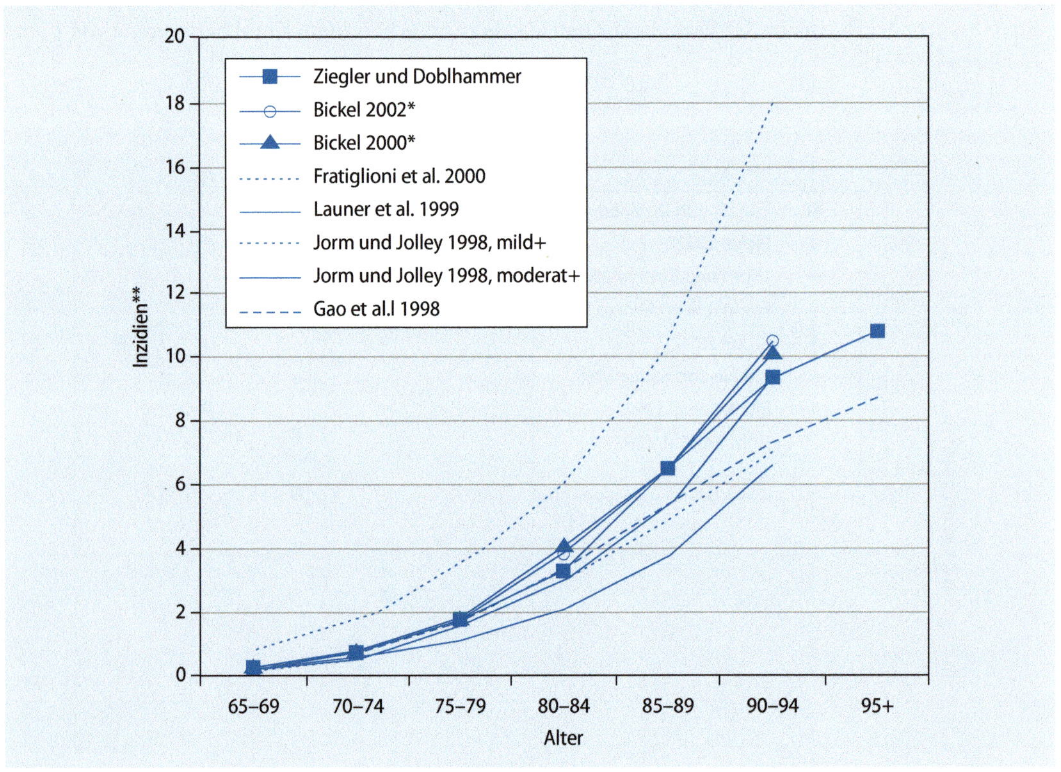

◘ **Abb. 2.2** Inzidenz von Demenz pro 100 gelebten Personenjahren in verschiedenen Studien (aus Ziegler und Doblhammer16)

2.3 Verlauf und Prognose

Alle neurodegenerativen Demenzerkrankungen (Alzheimer-Demenz, frontotemporale Demenz, Parkinson-Demenz, Lewy-Körperchen-Demenz) sind progressive Erkrankungen mit Verläufen über mehrere Jahre. Die Dauer der Erkrankungsverläufe ist sehr variabel. Die frontotemporale Demenz zeigt im Mittelwert einen deutlich früheren Erkrankungsbeginn als die anderen genannten Erkrankungen.

Da für keine der degenerativen Demenzerkrankungen bisher eine Therapie zur Verminderung der Progression bzw. zur Heilung existiert, haben alle eine Prognose, die mit weitreichender Pflegebedürftigkeit und einer reduzierten Lebenserwartung assoziiert ist.

Bei der vaskulären Demenz sind auch stufenförmige Verläufe mit langen Phasen ohne Progredienz und Phasen leichter Besserung möglich.

2.4 Kosten

Derzeit werden ca. 5.633 Millionen € im deutschen Gesundheitswesen für die Betreuung von Demenzerkrankten ausgegeben [24]. Valide und detaillierte Daten zu Krankheitskosten stehen für Deutschland nur in geringem Umfang zur Verfügung. Dies belegt ein kürzlich publizierter systematischer Übersichtsartikel zu den Kosten der Alzheimer-Demenz [25], der nur eine Studie aus Deutschland zitiert. Im Folgenden sollen kurz die deutschen Studien und die darin dargestellten Kosten erläutert werden. Für Studien zu den Krankheitskosten in anderen Gesundheitssystemen sei auf die Literatur verwiesen [25–28].

Schulenburg et al. berechneten 1995 in einer dreimonatigen, retrospektiven Studie die ambulanten Behandlungs- und Pflegekosten von 65 Demenzkranken mit Alzheimer-Demenz [29]. Basierend auf dem Mini-Mental-Status-Test (MMST) erfolgte die Einteilung der Demenzkranken nach Schweregrad der Erkrankung in zwei Gruppen (MMST: >15 und MMST: <15). Die mittleren Gesamtkosten für die dreimonatige ambulante Behandlung betrugen für die Demenzkranken mit leichterer Erkrankung (MMST: >15) 656 € und mit schwerem Erkrankungsbild (MMST: <15) 1.733 €.

In einer ähnlichen Studie an 158 Demenzkranken, in der die Kosten mittels eines Fragebogens retrospektiv für drei Monate erhoben wurden, untersuchte die Autorengruppe nochmals direkte Kosten in Zusammenhang mit der Alzheimer-Demenz [30]. Die direkten Kosten nahmen abhängig von der MMST-Ausprägung zu. Während sich die Medikamentenkosten mit fortschreitendem Krankheitsverlauf verminderten, erhöhte sich der Betreuungsaufwand auf das bis zu 27-Fache.

Hallauer et al. erfassten die Behandlungskosten aus verschiedenen Perspektiven (Gesetzliche Krankenversicherung GKV, Gesetzliche Pflegeversicherung GPV, Familien) [31]. Für diese retrospektive Studie wurden 1.682 Demenzkranke mit Alzheimer-Demenz, basierend auf dem Schweregrad ihrer Erkrankung, in verschiedene Gruppen eingeteilt und der entsprechende Ressourcenverbrauch durch Fragebögen ermittelt. Durchschnittlich betrugen die Gesamtkosten für einen Demenzkranken mit Alzheimer-Demenz 43.765 € pro Jahr. Hierbei entfielen im Mittel 1.099 € auf die GKV, 12.961 € auf die GPV und 29.705 € pro Jahr auf die betroffene Familie. Die Gesamtkosten für die GKV betrugen weniger als 3 % und nahmen mit Fortschreiten der Krankheit leicht ab, während der Kostenaufwand für Pflegeversicherung und pflegende Familien stark anstieg. Wurden die Pflegekosten pro Jahr für einen Demenzkranken im Anfangsstadium noch mit 4.132 € beziffert, summierten sie sich im Endstadium der Erkrankung auf durchschnittlich 85.894 € pro Jahr. Der Pflegeaufwand bei einem MMST von 15–20 wurde mit 2,75 Stunden/Tag berechnet mit einem Anstieg auf 9,85 Stunden/Tag bei einem MMST von 10–14 und mit 13,94 Stunden/Tag bei einem MMST < 10. Entsprechend tragen die Familien den höchsten Kostenaufwand, der mit 67,9 % der Gesamtkosten angegeben wurde (GKV: 2,5 % und GPV: 29,6 %).

In einer jüngeren Studie wurden für Deutschland jährliche Nettokosten von 15.000 € für die leichte Demenz, 32.000 € für die mittelschwere Demenz und 42.000 € für die schwere Demenz berechnet. In diese Kalkulation flossen direkte und indirekte Kosten ein. Über alle Schweregrade hinweg waren die Pflegekosten mit ca. 75 % der Gesamtkosten der größte Anteil [32].

3 Diagnostik

Springer-Verlag GmbH Deutschland 2017
DGPPN, DGN (Hrsg.), *S3-Leitlinien Demenzen*
DOI 10.1007/978-3-662-53875-3_3

Das folgende Kapitel über die Diagnostik von Demenzerkrankungen umfasst einen allgemeinen Teil zum diagnostischen Prozess sowie Empfehlungen zum Einsatz einzelner diagnostischer Verfahren.

3.1 Allgemeine Empfehlungen zum diagnostischen Prozess

3.1.1 Diagnosestellung

Sowohl von Seiten der Erkrankten und Angehörigen wie auch von Seiten der Behandelnden bestehen Ängste und Vorurteile gegenüber der Diagnose einer Demenz. Gründe hierfür sind u. a. die spezielle Symptomatik von Demenzerkrankungen mit dem Verlust von persönlichkeitsdefinierenden Eigenschaften, von Selbstständigkeit und Autonomie sowie die Annahme von fehlenden therapeutischen Möglichkeiten (therapeutischer Nihilismus) und die noch begrenzte Wirksamkeit heute verfügbarer Interventionen. Darüber hinaus besteht vielfach die Vorstellung, dass eine Demenz Teil eines normalen Alterungsprozesses sei.

Im Gegensatz dazu werden Demenzen in der medizinischen Wissenschaft als Krankheiten mit neuropathologischem Korrelat und klinischer Krankheitssymptomatik konzeptualisiert. Basierend auf diesem Modell ist es in den letzten Jahren zu weitreichenden Fortschritten im Verständnis der zugrunde liegenden Pathophysiologie, des klinischen Verlaufs und damit der Prognose verschiedener Demenzerkrankungen gekommen. Parallel dazu sind wesentliche Fortschritte im Bereich der Früh- und Differenzialdiagnostik und in Ansätzen auch im Bereich der Therapie von Demenzerkrankungen gelungen.

Basierend auf dieser Entwicklung hat die Diagnostik von Demenzerkrankungen heute einen vergleichbaren Stellenwert wie z. B. die Diagnostik von Krebserkrankungen in der Onkologie. Sie dient dazu, den Erkrankten und die Angehörigen über die Ätiologie, die Symptomatik, die Prognose, die Therapie und über präventive Maßnahmen aufzuklären. Sie stellt damit die Grundlage der Behandlung und Betreuung von Erkrankten und Angehörigen dar. Da es sich bei der Symptomatik von Demenzerkrankungen um einen dynamischen und progredienten Prozess handelt und viele therapeutische und präventive Ansätze gerade im Frühstadium der Erkrankung Belastung und Pflegebedürftigkeit verzögern können, ist eine frühzeitige Diagnostik von Demenzerkrankungen zu fordern.

Gleichzeitig erfordert die Frühdiagnostik besondere Sorgfalt, um die Möglichkeit der Stellung einer falsch-positiven Diagnose, die insbesondere früh im Krankheitsverlauf besteht, zu minimieren.

Vor dem Hintergrund unterschiedlicher Symptomatik, Prognose und therapeutischen Optionen ist darüber hinaus eine ätiologische Differenzialdiagnostik zu fordern. Sie dient dazu, adäquat zu beraten und die richtigen Therapien den Betroffenen und den Angehörigen anzubieten. Ferner soll sie die Identifikation von nichtdegenerativen bzw. nichtvaskulären Ursachen eines Demenzsyndroms ermöglichen, um hier ggf. spezielle Therapien einzuleiten. Sie soll ferner innerhalb der Demenzerkrankungen eine Spezifizierung nach ICD-10 erlauben.

Die Syndromdiagnose und die ätiologische Zuordnung werden unter Würdigung aller Informationen, die im Einzelfall zur Verfügung stehen, vorgenommen.

1

Eine frühzeitige syndromale und ätiologische Diagnostik ist Grundlage der Behandlung und Versorgung von Patienten mit Demenzerkrankungen und deshalb allen Betroffenen zu ermöglichen.
Good clinical practice, Expertenkonsens

3.1.2 Einwilligungsfähigkeit

Ein besonderes Kennzeichen von Demenzerkrankungen ist die Abnahme der kognitiven Leistungsfähigkeit und der Fähigkeit zu selbstständiger Lebensführung des Betroffenen. Dies ist ab einem bestimmten Krankheitsstadium mit dem Verlust der Einwilligungsfähigkeit für medizinische Maßnahmen assoziiert. Der Einsatz von diagnostischen Verfahren setzt aber die Einwilligungsfähigkeit des Betroffenen voraus. Es ist daher im Einzelfall zu prüfen, ob die Einwilligungsfähigkeit für die jeweilige diagnostische Maßnahme vorliegt. Liegt keine Einwilligungsfähigkeit vor, muss die gesetzliche Vertretungssituation geprüft werden (Vorliegen einer Vorsorgevollmacht oder Generalvollmacht, erstellt »in gesunden Tagen« oder einer gesetzlichen Betreuung für Gesundheitsfürsorge). Gegebenenfalls müssen Maßnahmen ergriffen werden, um eine gesetzliche Vertretungssituation für Fragen der Gesundheitsfürsorge zu schaffen.

Im Fall des Vorliegens einer Patientenverfügung, in der Wünsche nach Diagnostik und Behandlung des Betroffenen zu einem Zeitpunkt erhaltener Urteils- und Entscheidungsfähigkeit dargelegt sind, ist diese Verfügung entsprechend des Patientenverfügungsgesetzes bindend.

Es sind die gesetzlichen Vorgaben des Betreuungsrechts (BGB) zu beachten.

2

Bei der Durchführung diagnostischer Maßnahmen ist die Einwilligungsfähigkeit des Patienten zu prüfen und zu berücksichtigen. Es sind ggf. Maßnahmen zu ergreifen, um eine gesetzliche Vertretung des Betroffenen für Fragen der Gesundheitsfürsorge zu schaffen. Hierbei muss das Vorliegen einer Vorsorgevollmacht beachtet werden. Das Vorliegen einer Patientenverfügung muss ebenfalls beachtet werden.
Good clinical practice, Expertenkonsens

3.1.3 Aufklärung und Beratung

Die Diagnose einer Demenz zusammen mit der ätiologischen Zuordnung ist eine äußerst schwerwiegende Information für Erkrankte und Angehörige, die zu großer intraindividueller und zwischenmenschlicher psychischer Belastung führen kann. Diesem Umstand ist Rechnung zu tragen durch eine möglichst hohe diagnostische Sicherheit vor der Vermittlung der Diagnose und durch eine Aufklärung über die Diagnose, die dem Erkrankten, den Angehörigen und dem Umfeld gerecht wird.

3

Die Patienten und ggf. auch ihre Angehörigen werden über die erhobenen Befunde und ihre Bedeutung im ärztlichen Gespräch in einem der persönlichen Situation des Erkrankten und der Angehörigen angemessenen Rahmen aufgeklärt, wobei sich Art und Inhalt der Aufklärung am individuellen Informationsbedarf und -wunsch sowie am Zustandsbild des Betroffenen orientieren. Die Aufklärung soll neben der Benennung der Diagnose auch Informationen zu Therapiemöglichkeiten, Verhaltensweisen im Umgang mit der Erkrankung und Prognose enthalten. Die Beratung soll ebenfalls Informationen zu Hilfe- und Unterstützungsangeboten, über die Leistungen der Kranken- und Pflegeversicherung und Sozialhilfe, zu Betroffenen- und Angehörigenverbänden, z. B. Alzheimer Gesellschaft, umfassen. Die Beratung zu den genannten Bereichen ist eine interprofessionelle Aufgabe. Eine individuelle Beratung zu sozialer Unterstützung, gesellschaftlicher Teilhabe und der Erschließung und Koordination von Versorgungsleistungen soll frühzeitig und krankheitsbegleitend erfolgen. Dem Informationsbedürfnis der Erkrankten und der Angehörigen ist umfassend Rechnung zu tragen.
Good clinical practice, Expertenkonsens

Entsprechend der Progredienz der Erkrankung ist auch im weiteren Verlauf der Aufklärungs- und Beratungsprozess kontinuierlich fortzusetzen und den wechselnden Bedürfnissen der Demenzkranken und pflegenden Angehörigen anzupassen.

Die Aufklärung und Beratung durch Ärzte kann ergänzt werden durch Beratungsleistungen anderer Professionen und Beratungsinstitutionen, bei denen beispielsweise die Themen des Zugangs zu sozialrechtlichen und gesundheitlichen Leistungen aus dem SGB V, SGB IX, SGB XI und SGB XII, Vorsorgevollmachten und Betreuungsrecht, psychosoziale Entlastungsmöglichkeiten für die Angehörigen sowie Anpassungen des Lebensumfelds im Zentrum stehen können. Dazu zählen beispielsweise spezifische ambulante Beratungsstellen für Menschen mit Demenzerkrankung und ihre Angehörigen, Pflegestützpunkte sowie Sozialdienste von Krankenhäusern und Betroffenen- und Angehörigen-Organisationen (z. B. Alzheimer Gesellschaft).

3.1.4 Fahrtauglichkeit

Eine spezielle Fragestellung, die häufig im diagnostischen Prozess auftritt, betrifft die Eignung des Erkrankten, ein Kraftfahrzeug zu führen. Wenn eine Demenz diagnostiziert wird, sollte der Patient darüber aufgeklärt werden, dass diese Erkrankung im weiteren Verlauf zum Verlust der Fahreignung führen wird, selbst wenn der Patient zum Zeitpunkt der Diagnosestellung noch fahrtauglich sein sollte (»Sicherungsaufklärung«). Es sollte darauf hingewirkt werden, dass der Erkrankte rechtzeitig aus eigener Einsicht auf das Fahren verzichtet. Hierbei handelt es sich um einen Prozess, der umfassende und wiederholte Beratung erfordern kann [36].

Eine unterbliebene Aufklärung über eine möglicherweise nicht mehr bestehende Fahreignung kann als Behandlungsfehler gewertet werden. Die Aufklärung sollte zweifelsfrei dokumentiert werden [37].

Eine Demenz im frühen Stadium geht nicht zwingend mit dem Verlust der Fahreignung einher. Es gibt keine definierte Grenze im Bereich der leichten bis mittelschweren Demenz, bei der die Fahreignung verloren geht. Das Stadium einer schweren Demenz ist nicht mehr mit dem Führen eines Kraftfahrzeugs zu vereinbaren.

Die spezifischen Symptome, die die Fahreignung bei einer Demenz beeinträchtigen, sind neben Orientierungsstörungen insbesondere eine eingeschränkte Reaktionsfähigkeit, Beeinträchtigungen der Aufmerksamkeit und eine verminderte Fähigkeit, komplexe Situationen schnell zu erfassen. Dazu können Störungen des räumlichen Sehens und der motorischen Koordination, Halluzinationen sowie eine unzureichende Hemmung automatischer Reaktionen bei der Demenz bei M. Parkinson und der Lewy-Körperchen-Demenz kommen. Bei der vaskulären Demenz treten Beeinträchtigungen in Abhängigkeit von dem jeweiligen vaskulären Läsionsmuster auf. Enthemmung im Rahmen einer frontotemporalen Demenz führt oft zu besonders riskantem Fahrverhalten, weshalb hier schon sehr früh die Fahreignung nicht mehr gegeben sein kann [38]. Darüber hinaus sind ein höheres Lebensalter und Veränderungen in der Motorik sowie eine niedrige Fahrleistung unabhängige Prädiktoren für Fahrfehler [39].

Bei der Beurteilung der individuellen Fahreignung ist eine ausführliche Anamnese des Betroffenen und Fremdanamnese der Angehörigen notwendig, wobei hier gezielt nach Fahrfehlern, Unsicherheiten im Straßenverkehr, Beinaheunfällen, Bagatellschäden und größeren Unfällen, aber auch nach Kompensations- und Vermeidungsstrategien sowie der jährlichen Fahrleistung gefragt werden soll. Zusätzlich können weitergehende Untersuchungen (neuropsychologische Testung, Fahrsimulator, ggf. Fahrprobe) erfolgen [40]. Die Ergebnisse neuropsychologischer Tests und insbesondere kognitiver Kurztests können für sich allein die Entscheidung über die Fahreignung nicht begründen. Sie lassen keinen direkten Rückschluss auf künftige Unfälle zu und führen regelmäßigen zu einer Unterschätzung der praktischen Fahrkompetenz älterer Autofahrer [41]. In Zweifelsfällen sollte aufgrund der erheblichen möglichen

Konsequenzen von einer fehlenden Fahreignung ausgegangen und die Entscheidung begründet und dokumentiert werden.

Sollte ein Erkrankter bei fehlender Fahreignung trotz Aufklärung über die Gefährdung und trotz Aufforderung nicht zu fahren, weiter als Fahrer am Straßenverkehr teilnehmen, so kann ein Arzt trotz seiner grundsätzlichen Schweigepflicht aufgrund einer sorgfältigen Güterabwägung berechtigt sein, zum Schutze der potentiell betroffenen Verkehrsteilnehmer sowie des Patienten selbst die zuständige Ordnungsbehörde oder das Kraftverkehrsamt zu benachrichtigen. Eine Verpflichtung hierzu besteht für den Arzt nicht. Diese Maßnahme setzt allerdings voraus, dass eine erhebliche Gefährdung besteht und vorherige Versuche, den Patienten zur Einsicht zu bewegen, erfolglos geblieben sind. Eine sorgfältige Dokumentation ist hier unerlässlich.

3.2 Diagnostische Verfahren

Eine Demenz ist ein klinisches Syndrom, welches nach ICD-10 definiert ist und sich aus dem klinisch beschreibenden Befund ergibt. Die klinische Charakteristik erlaubt Rückschlüsse auf die Ätiologie der Demenz. Sie alleine ist jedoch nicht ausreichend für die ätiologische Zuordnung.

4

Die Diagnose einer Demenz ist eine Syndromdiagnose und soll auf anerkannten Kriterien fußen, wie sie z. B. in der ICD-10 niedergelegt sind. Demenz ist zunächst eine klinische, beschreibende Diagnose; eine prognostische Aussage ist damit nicht impliziert. Hinter der Syndromdiagnose verbirgt sich eine Fülle von ursächlichen Erkrankungen, die differenziert werden müssen, da erst die ätiologische Zuordnung eine fundierte Aussage über den Verlauf und die Behandlung erlaubt.
Eine erste ätiologische Differenzierung kann ebenfalls an klinischen Merkmalen, die z. B. in der ICD-10 gelistet sind, erfolgen. Die ätiologische Zuordnung anhand dieser klinischen Merkmale alleine ist aber unzureichend.
Good clinical practice, Expertenkonsens

3.2.1 Anamnese

Wesentlich für die Diagnose einer Demenz und einer ersten ätiologischen Zuordnung anhand klinischer Kriterien ist die Entstehungsgeschichte der Symptomatik im Zusammenhang mit vorbestehenden somatischen und psychischen Krankheiten. Darüber hinaus sind der bisherige Verlauf (z. B. langsam oder rasch progredient), das Erstsymptom (z. B. Merkfähigkeitsstörung, Wortfindungsstörungen) und der psychopathologische Befund (z. B. Hinweise auf Depression, Verhaltensauffälligkeiten) in der ätiologischen Zuordnung wegweisend. Der Medikamentenanamnese kommt eine besondere Rolle zu, da sie auf bestehende Krankheiten hinweisen kann und Medikamente zu kognitiver Beeinträchtigung führen können [43].

Informationen über die Beeinträchtigungen im Alltag tragen zur Abschätzung des Schweregrads der Demenz und der Bestimmung der Ätiologie bei. Aufgrund der kognitiven Beeinträchtigung des Erkrankten ist neben der Eigenanamnese die Fremdanamnese von zentraler Bedeutung. Die Familien- und Sozialanamnese geben Hinweise auf Risikofaktoren sowie aktuelle Ressourcen und Problemkonstellationen für die Krankheitsbewältigung.

5

Eine genaue Eigen-, Fremd-, Familien- und Sozialanamnese unter Einschluss der vegetativen und Medikamentenanamnese soll erhoben werden. Aus ihr sollen eine erste ätiologische Zuordnung, eine Schweregradabschätzung, besondere Problembereiche, Alltagsbewältigung und bisheriger Verlauf abschätzbar sein.
Good clinical practice, Expertenkonsens

3.2.2 Körperliche und psychopathologische Untersuchung

Eine Vielzahl von Erkrankungen kann zu dem klinischen Syndrom einer Demenz führen. Daher sind eine körperliche internistische und neurologische Untersuchung unabdingbar. Besonderes Augenmerk sollte auf kardiovaskuläre, metabolische und endokrinologische Erkrankungen gelegt werden (▶ Tab. 3.3).

Die neurologische Untersuchung ist notwendig zur Feststellung von Symptomen, die auf Krankheiten hinweisen, die als primäre Ursache der Demenz gelten (z. B. Parkinson-Symptomatik bei M. Parkinson und Lewy-Körperchen-Demenz; Hinweise für zerebrale Ischämien bei vaskulärer Demenz). Darüber hinaus ist die neurologische Untersuchung erforderlich, um Demenzursachen zu erkennen, die nicht primär neurodegenerativ oder vaskulär bedingt sind (z. B. Normaldruckhydrozephalus).

Der psychopathologische Befund liefert Hinweise zu wesentlichen Differenzialdiagnosen zur Demenz, insbesondere Depression, Delir, Negativsymptomatik bei Schizophrenie, schizophrenes Residuum und Abhängigkeitserkrankungen. Insbesondere depressive Symptome sind gezielt zu erfassen, da diese als Risikofaktoren für die Entwicklung einer Demenz gelten, Begleitsymptome bei beginnender Demenz sein können, aber möglicherweise auch die Ursache von kognitiven Störungen darstellen. Gleichzeitig werden mit Hilfe des psychopathologischen Befundes wesentliche psychische und Verhaltenssymptome, die bei Demenz auftreten und von besonderer Relevanz in der Behandlung von Demenzerkrankten sind, erfasst.

3.2.3 Kognitiver Kurztest

Als Instrumente zur orientierenden Einschätzung von kognitiven Störungen sind z. B. der Mini-Mental-Status-Test (MMST) [44], der DemTect [45], der Test zur Früherkennung von Demenzen mit Depressionsabgrenzung (TFDD) [46] und der Montreal Cognitive Assessment Test (MoCA) [47] geeignet. Der Uhrentest kann in Kombination mit den anderen genannten Kurztestverfahren die diagnostische Aussagekraft erhöhen, ist jedoch als alleiniger kognitiver Test nicht geeignet [48].

Die diagnostische Güte eines neuropsychologischen Kurztestes ist abhängig vom Untersuchungssetting (hohe vs. niedrige Prävalenz der Erkrankung). Ein Beispiel hierfür sind die Ergebnisse einer metaanalytischen Untersuchung zur diagnostischen Wertigkeit des MMST. Es wurden 13 Studien im Hochprävalenzbereich (Gedächtnisambulanzen, spezialisierte stationäre Krankenhausabteilungen) mit insgesamt 5.369 Teilnehmern und 21 Studien im Bereich mit niedriger Prävalenz (acht in Hausarztpraxen, acht in der Allgemeinbevölkerung, drei in nicht eindeutig zu klassifizierenden Settings) mit 26.019 Teilnehmern eingeschlossen.

Im Expertensetting mit hoher Demenzprävalenz ergaben sich die besten Werte für die positive Erkennung einer Demenz (»ruling-in«, positive prädiktive Wertigkeit > 85 %). Zum Ausschluss einer Demenz im Spezialistensetting eignet sich der MMST weniger (negative prädiktive Wertigkeit < 80 %). Im Gegensatz dazu zeigten sich im Hausarztsetting bzw. in der Bevölkerung mit niedriger Prävalenz die besten Werte für den Ausschluss einer Demenz (»ruling-out«, negative prädiktive Wertigkeit > 95 %), wohingegen er wenig geeignet ist, Demenzen zu erkennen (positive prädiktive Wertigkeit < 55 %) [44]. Die positive und negative prädiktive Wertigkeit kann durch den Einsatz differenzierter Verfahren verbessert werden (s. unten) [49].

Die unmittelbare Durchführung von Kurztests kann durch besonders geschultes medizinisch-psychologisches Personal erfolgen. Es ist darauf hinzuweisen, dass neuropsychologische Untersuchungen von den Demenzkranken als unangenehm empfunden werden können, da die Defizite unmittelbar spürbar werden. Dementsprechend können Demenzkranke neuropsychologischen Untersuchungen ablehnend gegenüberstehen. Sollte dies der Fall sein, so sollte der Demenzkranke behutsam über den Sinn der Testung aufgeklärt werden (z. B. Messung der Beeinträchtigung), und es sollte versucht werden, zumindest in begrenztem Umfang eine Quantifizierung der kognitiven Beeinträchtigung zu erreichen.

6

Bei jedem Patienten mit Demenz oder Demenzverdacht sollte bereits bei der Erstdiagnose eine Quantifizierung der kognitiven Leistungseinbuße erfolgen. Für die ärztliche Praxis sind die einfachen und zeitökonomischen Tests, z. B. MMST, DemTect, TFDD, MoCA und Uhrentest, als Testverfahren geeignet, um das Vorhandensein und den ungefähren Schweregrad einer Demenz zu bestimmen. Die Sensitivität dieser Verfahren bei leichtgradiger und fraglicher Demenz ist jedoch begrenzt und sie sind zur Differenzialdiagnostik verschiedener Demenzen nicht geeignet.
Good clinical practice, Expertenkonsens

3.2.4 Demenz-Screening

Aktuell wird international diskutiert, ob ein Screening auf Demenz mit kognitiven Tests oder technischen Verfahren empfohlen werden soll. Screening bezeichnet die systematische Anwendung eines Tests oder einer Untersuchung bei beschwerdefreien Personen mit dem Ziel der Krankheitsentdeckung. Aufgrund der oben beschriebenen geringen positiven prädiktiven Wertigkeit der heute verfügbaren kognitiven Tests, der mangelnden Spezifität apparativer Verfahren (z. B. Hippokampusatrophie in der MRT, s. unten) und der unklaren individuellen prognostischen Wertigkeit (z. B. Amyloid-PET, s. unten) wird ein Screening aktuell nicht empfohlen, da es zu einer hohen Anzahl an falsch positiven Diagnosen bzw. Verdachtsdiagnosen kommen würde.

Screening von gesunden und beschwerdefreien Personen ist allerdings grundlegend von Frühdiagnostik bei Personen mit Symptomen zu unterscheiden. Wie oben ausgeführt, wird eine frühzeitige Diagnostik und Diagnosestellung bei Personen mit Symptomen empfohlen.

Eine Untersuchung kognitiver Leistungen bei Personen ohne spezifische Beschwerden, aber mit hohem Risiko für kognitive Beeinträchtigungen bzw. Demenzen, die bereits im medizinischen Versorgungskontext sind, wie z. B. im Rahmen eines geriatrischen Assessments, kann sinnvoll sein, um weitergehende diagnostische und therapeutische Maßnahmen einzuleiten. Hierbei ist die Einwilligung des Betroffenen zu dieser Untersuchung zu beachten. Ferner sollte im Fall eines auffälligen Ergebnisses weitergehende Diagnostik, Beratung und Therapie angeboten werden. Wie oben dargestellt ist die positive Identifikation von Demenzerkrankten durch die Anwendung von Kurztests stark abhängig von der Prävalenz der Erkrankung in dem jeweiligen Setting. Je seltener Demenzerkrankte in einem Setting sind, desto höher ist der negative prädiktive Wert (korrekter Ausschluss einer Demenz) und desto geringer der positive prädiktive Wert (korrekte Erkennung einer Demenz). Mit zunehmender relativer Häufigkeit von Demenzerkrankten in dem jeweiligen Setting ändert sich dieses Verhältnis zugunsten von korrekt identifizierten Demenzerkrankten und zu Ungunsten des korrekten Ausschlusses einer Demenz.

7

Die Anwendung kognitiver Tests, auch kognitiver Kurztests, oder apparativer diagnostischer Verfahren bei Personen ohne Beschwerden und Symptome einzig mit dem Ziel des Screenings für das Vorliegen einer Demenz oder einer Erkrankung, die einer Demenz zugrunde liegen kann, wird nicht empfohlen.
Good clinical practice, Expertenkonsens

3.2.5 Schweregradeinteilung

Die subjektive Einschätzung der kognitiven Leistung durch den Patienten selbst, die Angehörigen oder den Arzt ist allein nicht geeignet, den Schweregrad der Beeinträchtigung durch die Demenz zu quantifizieren. Die quantitative Abschätzung der kognitiven Beeinträchtigung ist jedoch notwendig für die Festlegung auf einen Demenzschweregrad. Die Schweregradeinschätzung ist Grundlage einer adäquaten Aufklärung und Betreuung von Erkrankten und Angehörigen sowie zur Indikationsstellung von Therapien.

Hinsichtlich der Schweregradeinteilung einer Demenz wird im Falle der Alzheimer-Demenz der MMST im Rahmen von Therapiestudien herangezogen. Angelehnt an das NICE [1] und das IQWiG [50] kann unten stehende Einteilung vorgenommen werden. Wichtig ist, dass die Grenzen zwischen den einzelnen Stufen im individuellen Fall nur als Orientierungshilfe dienen und auch eine Zuordnung eines Patienten zu einem Schwergrad möglich ist, der außerhalb der hier genannten Grenzen liegt (▶ Abschn. 4.1).

- MMST 20 bis 26 Punkte: leichte Alzheimer-Erkrankung,
- MMST 10 bis 19 Punkte: moderate/mittelschwere Alzheimer-Erkrankung,
- MMST weniger als 10 Punkte: schwere Alzheimer-Erkrankung.

8

Grundlage der Diagnostik ist eine ärztliche Untersuchung unter Einschluss eines internistischen, neurologischen und psychopathologischen Befundes. Eine Schweregradabschätzung der kognitiven Leistungsstörung soll mit Hilfe eines geeigneten Kurztests durchgeführt werden.
Good clinical practice, Expertenkonsens

3.3 Neuropsychologische Diagnostik

Demenzerkrankungen sind u. a. durch kognitive Beeinträchtigungen definiert. Die Wahrnehmung kognitiver Beeinträchtigung durch den Erkrankten und die Angehörigen ist durch vielfältige Faktoren beeinflusst. Kognitive Kurztests sind besonders in Fällen von leichter oder fraglicher Demenz oder bei seltenen und ungewöhnlichen Demenzformen ggf. unzureichend, da sie Deckeneffekte haben bzw. relevante kognitive Funktionen nicht ausreichend abbilden. Eine vertiefte neuropsychologische Untersuchung leistet deshalb bei einem klinisch nicht eindeutigen Befund, im frühen Stadium oder zur ätiologischen Zuordnung eines Demenzsyndroms einen wesentlichen Beitrag. Gleichwohl kann eine Demenzdiagnose nicht alleine anhand eines neuropsychologischen Testbefundes gestellt werden, da die Demenzdiagnose als wesentliches Merkmal zusätzlich Funktionseinschränkungen bei Alltagsaktivitäten umfasst, die in der neuropsychologischen Untersuchung nicht abgebildet werden.

Bei der Interpretation der Ergebnisse neuropsychologischer Verfahren sollen alle aus der Anamnese sich ergebenden Informationen berücksichtigt werden, die einen Einfluss auf das Leistungsvermögen der untersuchten Person haben können, wie soziokultureller Hintergrund, Ausbildungsgrad, besondere Fähigkeiten, früheres Leistungsniveau, Sprachkompetenz, sensorische Funktionen, psychiatrische oder körperliche Erkrankungen sowie Testerfahrungen, auch wenn nicht für alle Faktoren validierte Normwerte in Bezug auf das kognitive Leistungsniveau zur Verfügung stehen.

Die unmittelbare Durchführung von ausführlichen Tests kann durch besonders geschultes Personal erfolgen. Die Interpretation der Testergebnisse erfordert neben genauer Kenntnis der angewendeten Verfahren theoretisches Wissen über kognitive Funktionen und die Anwendung und Interpretation von Normwerten.

Für die klinische Diagnostik und Differenzialdiagnostik sind neuropsychologische Testverfahren und standardisierte diagnostische Interviews entwickelt worden [51]. Zu diesen Verfahren zählen u. a. die neuropsychologische Testbatterie des amerikanischen »Consortium to Establish a Registry for Alzheimer's Disease« (CERAD) [52], die »Alzheimer's Disease Assessment Scale-cognitive Subscale« (ADAS-cog) [53], das »Strukturierte Interview für die Diagnose einer Demenz vom Alzheimer-Typ, der Multiinfarkt- (oder vaskulären) Demenz und Demenzen anderer Ätiologie nach DSM-III-R, DSM-IV und ICD-10« (SIDAM) [54] und die »Clinical Dementia Rating Scale« (CDR) [55]. Zur kognitiven Prüfung bei Demenzkranken mit mittelschwerer und schwerer Demenz wurde die »Severe Impairment Battery« (SIB) entwickelt [56].

Eine Übersicht über Testverfahren findet sich in ▫ Tab. 3.1.

▫ **Tab. 3.1** Übersicht neuropsychologischer Untersuchungen in der Differenzialdiagnose

Basisdiagnostik	
Kurztest (z. B. MMST, DemTect, TFDD, MoCA)	Grobquantifizierung kognitiver Defizite Schweregradabschätzung Verlaufsuntersuchung
Vertiefte neuropsychologische Diagnostik (Indikation s. Text)	
Klinisch vermutete Erkrankung	**Beispiele zu untersuchenden kognitiven Domänen und Testverfahren**
Alzheimer-Demenz	Prüfung der Vergessensrate über die Zeit [61], Fehler (nicht Auslassungen) in der Rekognitionsleistung [60], semantischer Wortflüssigkeit (z. B. CERAD, RWT) [63], Free and cued selective reminding test (FCSRT) [58]
Vaskuläre oder Multiinfarkt-Demenz	Prüfung der Geschwindigkeit und Seitendifferenz in der visuellen Suche [64], phonologischer vs. semantischer Wortflüssigkeit [65], Arbeitsgedächtnisleistung und kognitiver Flexibilität [66] als Exekutivfunktionsparameter [67]
Frontotemporale Demenz (behaviorale Variante)	Prüfung der kognitiven Flexibilität und der Exekutivfunktionen (z. B. TAP Reaktionswechsel, Wisconsin Card Sorting Test, BADS-Arbeitsgedächtnistests), der Motorik (z. B. Antisakkaden [68], Lurija Motoriktests)
Frontotemporale Demenz (primär progressive Aphasie)	Prüfung des sprachlichen Verstehens, der Wortflüssigkeit (speziell phonologischer Wortflüssigkeit, z. B. LPS 50+) [63], Benennleistung [69], Rechtschreibung und des Kopfrechnens [70]
Lewy-Körperchen-Demenz	Prüfung der visuellen Wahrnehmungsleistung (z. B. VOSP - Incomplete Letters, BORD – overlapping figures [71], Boston Naming Test [72]) und der Aufmerksamkeitsleistung (z. B. TAP Alertness & geteilte Aufmerksamkeit: Reaktionsvariabilität) [73]
Parkinson-Demenz	Prüfung des Verhältnisses verzögerter freier Abruf zu Wiedererkennensleistung [74], visuokonstruktiver Planungs-, aber nicht visuoperzeptiver Wahrnehmungsleistung (z. B. Mosaik-Test vs. VOSP [75]) und Exekutivfunktion [76]

Für differenzialdiagnostische Fragestellungen, aber auch bei der Untersuchung leichter Formen der Demenz, sind teilweise ergänzende Verfahren heranzuziehen, die z. B. für die Diagnose der Alzheimer-Demenz eine Überprüfung des verzögerten Abrufs (delayed recall) [57], des verzögerten Abrufs unter Zuhilfenahme von semantischen Hilfen (cues) [58], eine Überprüfung der Fehleranfälligkeit der Gedächtnisleistung [49, 60] sowie der semantischen Gedächtnisleistung ermöglichen [61]. Für die Abgrenzung der Lewy-Körperchen-Demenz sollte die visuoperzeptive Leistungsfähigkeit und die Stabilität der Aufmerksamkeitsleistung untersucht werden. Bei der Untersuchung der vaskulären Demenz sieht der Konsensus der kanadischen Leitliniengruppe die besondere Berücksichtigung der exekutiven Funktionen vor [62], die neben der Sprachleistung auch bei den frontotemporalen Demenzen im Vordergrund stehen.

9

Ausführliche neuropsychologische Tests sollten bei fraglicher oder leichtgradiger Demenz zur differenzialdiagnostischen Abklärung eingesetzt werden. Die Auswahl der geeigneten Verfahren richtet sich im Einzelfall nach der Fragestellung, dem Krankheitsstadium und der Erfahrung des Untersuchers. Beeinflussende Variablen, wie z. B. prämorbides Funktionsniveau, Testvorerfahrung, Ausbildungsstatus und soziokultureller Hintergrund oder Sprachkenntnisse, müssen berücksichtigt werden.
Im Rahmen der vertieften neuropsychologischen Früh- und Differenzialdiagnostik sollten möglichst unter Zuhilfenahme von standardisierten Instrumenten u. a. die kognitiven Bereiche Lernen und Gedächtnis, Orientierung, Raumkognition, Aufmerksamkeit, Praxie, Sprache und Handlungsplanung untersucht werden.
Empfehlungsgrad B, Leitlinienadaptation NICE-SCIE 2007

10

Bei wiederholtem Einsatz neuropsychologischer Testverfahren zur Beurteilung des Krankheitsverlaufs oder des Behandlungserfolgs müssen Testwiederholungseffekte durch einen ausreichenden zeitlichen Abstand zwischen den Testzeitpunkten (mindestens 6 Monate oder bei rascher Progredienz auch früher) oder durch Verwendung von Test-Parallelversionen so weit wie möglich vermieden werden.
Empfehlungsgrad 0, Evidenzebene IV

3.4 Erfassung von Beeinträchtigungen alltagsbezogener Fähigkeiten, psychischen und Verhaltenssymptomen

Beeinträchtigungen der Funktionsfähigkeit im Alltag sind ein diagnostisches Kriterium einer Demenz. Psychische und Verhaltenssymptome sind ebenfalls charakteristisch für Demenzerkrankungen und stellen eine wesentliche Belastung für die Erkrankten und die pflegenden Angehörigen dar. Verbesserungen in diesen Bereichen sind wesentliche und patientenrelevante Therapieziele. Es existieren zahlreiche Instrumente zur Erfassung von Beeinträchtigungen bei Alltagsaktivitäten (z. B. »Disability assessment for dementia (DAD)« [77], »Instrumentelle Aktivitäten nach Lawton und Brody« (IADL)) [78] und zur Erfassung von psychischen und Verhaltenssymptomen (z. B. »Nurses Observations Scale for Geriatric Patients« (NOSGER), »Neuropsychiatric Inventory« (NPI)) [79, 80], die für klinische Prüfungen entwickelt und dort eingesetzt werden. Zur Diagnostik und zur Darstellung des Therapieverlaufs kann der Einsatz solcher Instrumente auch empfohlen werden (■ Tab. 3.2).

■ **Tab. 3.2** Skalen zur Erfassung von psychischen und Verhaltenssymptomen bei Demenz (Beispiele)

Syndrom-übergreifend	Neuropsychiatrisches Inventar (NPI)
	Behavioral Pathology in Alzheimer's Disease rating scale (BEHAVE-AD)
	Behavior Rating Scale for Dementia of the Consortium to Establish a Registry for Alzheimer's Disease (CERAD-BRSD)
	Nurses observation scale for geriatric patients (NOSGER)
Depression	Cornell Depression bei Demenz Skala (CDDS)
	Geriatrische Depressionsskala (GDS)
	Hamilton Depressionsskala (HAM-D)
	Beck' Depressions Inventar (Selbstrating) (BDI)
Apathie	Apathie Evaluation Skala (AES)
Agitation	Cohen Mansfield Agitation Inventar (CMAI)

Neben Befragungen der Angehörigen zu diesen Symptomen sind beobachtende Verfahren hilfreich. Die Fähigkeit zur Durchführung von Alltagstätigkeiten kann in häuslicher Umgebung besonders gut beurteilt werden. Neben Funktionsbeeinträchtigungen sollten auch die erhaltenen Funktionen bewertet werden.

Instrumente wie z. B. das AMPS (»Assessment of Motor and Process Skills«) sind auch zur Therapiekontrolle bei z. B. ergotherapeutischen Maßnahmen einsetzbar [81].

Informationen zur strukturierten Erfassung der Belastung pflegender Angehöriger finden sich im Abschnitt zu den Maßnahmen zum Schutz der Gesundheit der pflegenden Angehörigen (► Abschn. 4.6).

11

Demenz-assoziierte psychische und Verhaltenssymptome und Beeinträchtigungen der Alltagsbewältigung sowie die Belastung der pflegenden Bezugspersonen sollten erfasst werden. Dazu stehen validierte Skalen zur Verfügung.
Empfehlungsgrad B, Leitlinienadaptation Dementia MOH 2007 82

3.5 Labordiagnostik

3.5.1 Serologische und biochemische Diagnostik im Blut

Die klinische und neuropsychologische Untersuchung allein ist unzureichend für die ätiologische Zuordnung einer Demenz. In einer Metaanalyse von über 50 Studien mit insgesamt 5.620 Demenzkranken wird über eine Prävalenz potenziell reversibler Demenzursachen von 9 % berichtet. Diese umfassten Erkrankungen, die nur mit labortechnischen Untersuchungen bzw. mit bildgebenden Verfahren diagnostiziert werden konnten [83]. Es existieren keine systematischen Untersuchungen, die die Wertigkeit einzelner Laboruntersuchungen bei der ätiologischen Zuordnung von Demenzerkrankungen untersucht haben.

Eine Untersuchung von Blutparametern wird von allen Leitlinien aufgrund der hohen klinischen Relevanz des Aufdeckens einer reversiblen Demenzursache, des geringen Risikos für den Demenzkranken und der geringen Kosten empfohlen [1]. Lediglich die schottische Leitlinie empfiehlt Laboruntersuchungen nur bei entsprechendem klinischem Verdacht, wobei Kriterien für den klinischen Verdacht nicht benannt werden [2].

In allen zugrunde gelegten Leitlinien werden Blutbild, Elektrolyte, Blutzucker und TSH als Standardparameter benannt. In der überwiegenden Zahl der Leitlinien werden zusätzlich CRP (oder Blutsenkung), Leber- und Nierenfunktionswerte sowie Vitamin B12 und Folsäure als Standardbestimmung angeführt.

12

Im Rahmen der Basisdiagnostik werden folgende Serum- bzw. Plasmauntersuchungen empfohlen: Blutbild, Elektrolyte (Na, K, Ca), Nüchtern-Blutzucker, TSH, Blutsenkung oder CRP, GOT, Gamma-GT, Kreatinin, Harnstoff, Vitamin B12.
Empfehlungsgrad B, Leitlinienadaptation NICE-SCIE 2007

13

Im Falle klinisch unklarer Situation (z. B. atypische Symptomausprägung, inkl. jungem Manifestationsalter oder rascher Progredienz) oder spezifischen klinischen Verdachtsdiagnosen sollen gezielt weitergehende Laboruntersuchungen durchgeführt werden. Beispiele hierfür sind: Differenzial-Blutbild, Blutgasanalyse (BGA), Drogenscreening, Urinuntersuchungen, Lues-Serologie, HIV-Serologie, Konzentrationsmessungen von Phosphat, HBA1c, Homocystein, fT3, fT4, SD-Antikörper, Kortisol, Parathormon, Coeruloplasmin, Vitamin B6, Borrelien-Serologie, Pb, Hg, Cu, Folsäure.
Good clinical practice, Expertenkonsens

Zahlreiche Krankheitsbilder können zu kognitiven Störungen führen. Bei klinischen Verdachtsfällen sind entsprechend gewählte Laboruntersuchungen durchzuführen (◘ Tab. 3.3).

Es existieren bisher keine diagnostischen Blutmarker für die primären Demenzerkrankungen (Alzheimer-Krankheit, vaskuläre Demenz, gemischte Demenz, frontotemporale Demenz, Lewy-Körperchen-Demenz, Demenz bei M. Parkinson).

3.5.2 Bestimmung des Apolipoprotein-E-Genotyps

Das Apolipoprotein-E-Gen (ApoE-Gen) ist in Abhängigkeit von der Allelkonstellation ein Risikofaktor für die Alzheimer-Krankheit. Es liegt in drei allelischen Varianten beim Menschen vor. Die Varianten werden als Epsilon 2, 3 und 4 bezeichnet, wobei Epsilon 3 die häufigste Variante ist. Epsilon 4 ist mit einem erhöhten Risiko, an der Alzheimer-Demenz zu erkranken, assoziiert. Heterozygote Träger mit der Allelkombination 3/4 (ca. 20–25 % der Bevölkerung) haben ein ca. dreifach erhöhtes Lebenszeitrisiko für eine Demenz im Vergleich zu 3/3-Trägern (ca. 60 % der Bevölkerung). Homozygote 4/4-Träger (ca. 2 % der Bevölkerung) haben ein bis zu zehnfach erhöhtes Risiko, an einer Alzheimer-Demenz zu erkranken. Hetero- oder homozygote ApoE2-Träger mit den Kombinationen 2/3 und 2/2 (zusammen ca. 5 % der Bevölkerung) haben ein geringeres Erkrankungsrisiko. Von den Demenzkranken mit Alzheimer-Demenz sind ca. 45 % heterozygote und 10–12 % homozygote Träger des Epsilon-4-Allels [84].

In einer großen Multizenterstudie mit 1.770 Demenzkranken mit post mortem diagnostiziertem M. Alzheimer wurde die Sensitivität für das ApoE4-Allel bezüglich der Diagnose mit 65 % und die Spezifität mit 68 % angegeben [85]. Diese Werte sind zu gering für die Verwendung als diagnostischer Test [86].

Tab. 3.3 Beispielhafte mögliche Ursachen eines Demenzsyndroms

	Syndrom	Mögliche Ursache
1	**Endokrinopathien**	Hypothyreose
		Hyperthyreose Hypoparathyreoidismus
		Hyperparathyreoidismus
2	**Vitaminmangelkrankheiten**	B_{12}-Mangel
		Folsäuremangel
		B_1-Mangel
		B_6-Mangel
3	**Metabolische Enzephalopathien**	Chronische Lebererkrankungen (M. Wilson, Hämochromatose, Leberzirrhose)
		Chronische Nierenerkrankungen (Dialyse-Enzephalopathie)
4	**Intoxikationen**	Industriegifte (z. B. Kohlenmonoxid, Quecksilber, Blei, Perchlorethylen)
		Medikamente (z. B. Kardiaka, Antihypertensiva, Psychopharmaka)
		Alkoholabhängigkeit
5	**Elektrolytstörungen**	Hyponatriämie (z. B. diuretische Behandlung)
		Hypernatriämie
6	**Hämatologisch bedingte Störungen**	Polyzythämie, Hyperlipidämie, multiples Myelom
		Anämie
7	**Chronische Infektionskrankheiten**	Bakteriell: M. Whipple, Neurosyphilis, Neuroborreliose
		Viral: Zytomegalie, HIV-Enzephalitis, progressive multifokale Leukoenzephalitis
8	**Spätformen der Leukodystrophien**	z. B. Zeroidlipofuszinose

Alle dieser Leitlinie zugrunde gelegten internationalen Leitlinien empfehlen die Bestimmung des ApoE-Genotyps im Rahmen der Diagnostik nicht.

14

Eine isolierte Bestimmung des Apolipoprotein-E-Genotyps als genetischer Risikofaktor wird aufgrund mangelnder diagnostischer Trennschärfe und prädiktiver Wertigkeit im Rahmen der Diagnostik nicht empfohlen.
Empfehlungsgrad A, Leitlinienadaptation NICE-SCIE 2007

3.6 Liquordiagnostik

Der Liquordiagnostik kommen in der ätiologischen Diagnostik von Demenzerkrankungen zwei Funktionen zu. Sie dient dazu, Erkrankungen, für deren Vorliegen klinische Hinweise bestehen, zu diagnostizieren oder auszuschließen (z. B. entzündliche ZNS-Erkrankungen). Ferner unterstützt sie die Diagnosestellung einer neurodegenerativen Erkrankung, insbesondere der Alzheimer-Krankheit.

Es ist möglich, dass bei einer Liquoruntersuchung eine Erkrankung erkannt wird, für die aufgrund der klinischen Befunde kein unmittelbarer Verdacht vorlag. Daher sollen im Falle der Liquordiagnostik bei Demenz die Parameter mit erhoben werden, die auf eine solche Erkrankung hinweisen können. Regelhaft sollte die Zellzahl, das Gesamtprotein, die Laktatkonzentration, die Glukose, der Albuminquotient, die intrathekale IgG-Produktion und oligoklonale Banden bestimmt werden. Sinnvoll kann zusätzlich bei klinischer Indikation die Bestimmung der intrathekalen IgA- und IgM-Produktion sein. Insbesondere sollen folgende Krankheiten mit Hilfe der Liquordiagnostik ausgeschlossen werden: Demenzerkrankungen bei Virusenzephalitiden und postviralen Enzephalitiden, Lues, M. Whipple, Neuroborreliose, Neurosarkoidose und Hirnabszess. Weiterhin können über die Liquordiagnostik Vaskulitiden, Metastasen, paraneoplastische Enzephalopathien und die multiple Sklerose abgegrenzt werden. Für einige dieser Erkrankungen gibt es bereits in der erweiterten Serumdiagnostik oder Bildgebung Hinweise (z. B. Lues, Hirnabszess, multiple Sklerose, Neurosarkoidose, AIDS-Demenzkomplex).

15

In der Erstdiagnostik einer Demenz sollte die Liquordiagnostik zum Ausschluss einer entzündlichen Gehirnerkrankung durchgeführt werden, wenn sich dafür Hinweise aus der Anamnese, dem körperlichem Befund oder der Zusatzdiagnostik ergeben.
Good clinical practice, Expertenkonsens

16

Die Liquordiagnostik kann auch Hinweise für nichtdegenerative Demenzursachen geben, bei denen Anamnese, körperlicher Befund und übrige technische Zusatzdiagnostik keine pathologischen Befunde zeigen. Wenn eine Liquordiagnostik bei Demenz durchgeführt wird, sollen die Parameter des Liquorgrundprofils untersucht werden.
Good clinical practice, Expertenkonsens

3.6.1 Neurodegenerationsmarker

Im Liquor sind Korrelate der neuropathologischen Veränderungen, die die Alzheimer-Krankheit definieren, messbar. Die aktuell klinisch relevanten Parameter sind beta-Amyloid-1-42, Gesamt-Tau und Phospho-Tau (pTau).

In zahlreichen großen Studien konnten eine hohe Sensitivität und Spezifität, insbesondere der kombinierten Messung dieser Parameter in der Abgrenzung von Demenzkranken mit Alzheimer-Demenz gegenüber gesunden Personen (Sensitivität 92 %, Spezifität 89 % bezogen auf einen Grenzwert aus einer Metaanalyse über 17 Studien zu beta-Amyloid-1-42 und einen Grenzwert aus einer Metaanalyse über 34 Studien zu Tau [87]) gezeigt werden. In einer jüngeren Metaanalyse zeigten sich folgende Ergebnisse für die Differenzierung von Patienten mit Alzheimer-Demenz und Personen ohne Demenz: Aβ42 (14 Studien): Sensitivität: 80 %, Spezifität: 82 %, ROC area: 0.87; Tau (22 Studien): Sensitivität: 82 %, Spezifität: 90 %, ROC area: 0.83; pTau (14 Studien): Sensitivität: 80 %, Spezifität: 83 %, ROC area: 0.88; kombiniert Aß42 + Tau: Sensitivität: 82 %, Spezifität: 90 %, ROC area: 0.93 [88]. In Post-mortem-Untersuchungen zeigten die Kombination des beta-Amyloid-1-42-Werts und Gesamt-Tau-Werts bzw. des beta-Amyloid-

1-42-Werts und Phospho-Tau-Werts eine Sensitivität von 86 % und eine Spezifität von 89 % in der Abgrenzung der Alzheimer-Krankheit zu gesunden Personen [89].

Die differenzialdiagnostische Trennschärfe zwischen verschiedenen Demenzformen im klinischen Kontext ist heute noch unzureichend. Als Verlaufsmarker eignen sich die genannten Parameter nach heutigem Kenntnisstand nicht [90].

In der klinischen Praxis können Befundkonstellationen auftreten, die nicht eindeutig interpretierbar sind (grenzwertige Befunde, Veränderung nur einzelner, aber nicht aller Marker). Liquormarker müssen daher immer im Kontext aller Befunde interpretiert werden und sollen nicht die Diagnose einer Alzheimer-Krankheit eigenständig begründen oder ausschließen.

Allgemeingültige exakte Grenzwerte für die einzelnen Parameter existieren heute noch nicht. Grobe Referenzwerte stehen aber zur Verfügung. Die Referenzwerte individueller Labore sind daher maßgeblich.

17

Die liquorbasierte neurochemische Demenzdiagnostik kann in klinisch unklaren Fällen im Rahmen der Erstdiagnostik die Differenzierung zwischen primär neurodegenerativen Demenzerkrankungen und anderen Ursachen eines Demenzsyndroms eingesetzt werden.
Empfehlungsgrad 0, Evidenzebene Ia

18

Die kombinierte Bestimmung der Parameter beta-Amyloid-1-42 und Gesamt-Tau bzw. beta-Amyloid-1-42 und Phospho-Tau ist der Bestimmung nur eines einzelnen Parameters überlegen und wird empfohlen.
Empfehlungsgrad B, Evidenzebene II

19

Die differenzialdiagnostische Trennschärfe dieser Marker innerhalb der Gruppe neurodegenerativer Erkrankungen und in Abgrenzung zur vaskulären Demenz ist nicht ausreichend.
Empfehlungsgrad B, Evidenzebene II

20

Die Ergebnisse der liquorbasierten neurochemischen Demenzdiagnostik sollen auf der Grundlage des Befundes der Routine-Liquordiagnostik und aller anderen zur Verfügung stehenden diagnostischen Informationen beurteilt werden.
Good clinical practice, Expertenkonsens

▪ Ergänzende Anmerkung

Alle Liquor- und Serumproben sollten uneingefroren schnellstmöglich an das Labor versandt werden. Zur Abnahme sollen Polypropylen-Röhrchen verwendet werden, da es sonst zu fehlerhaften Messungen von beta-Amyloid-1-42 kommen kann. Die Proben sollten nur in dafür spezialisierten Labors untersucht werden. Vor Messung der Proben sollte mit dem Labor Rücksprache über das präanalytische Vorgehen und über die laborspezifischen Referenzwerte gehalten werden. Informationen zu Präanalytik finden sich auf der Internetseite der Deutschen Gesellschaft für Liquordiagnostik und Neurochemie (www.dgnl.de).

3.6.2 Durchführung der Liquorpunktion

Das Auftreten eines Post-Punktionssyndroms in einer Stichprobe von Demenzkranken einer Gedächtnisambulanz liegt zwischen 2 und 10 %, wobei ein hohes Lebensalter ein protektiver Faktor ist [91]' [92]. Die Häufigkeit von schwerwiegenden oder dauerhaften Nebenwirkungen ist äußerst gering bei Einhaltung der Kontraindikationen (u. a. Blutgerinnungsstörungen, Antikoagulation, Hirndruck). Zur Durchführung der Liquordiagnostik wird auf die Leitlinie zur »Diagnostischen Liquorpunktion« verwiesen [93].

3.7 Zerebrale Bildgebung

Der bildgebenden Untersuchung des Gehirns im Rahmen der Diagnostik von Demenzerkrankungen kommen zwei Funktionen zu. Ihr Ergebnis soll helfen, behandelbare Ursachen einer Demenz aufzudecken (z. B. Tumor, subdurales Hämatom, Normaldruckhydrozephalus) und zur ätiologischen Differenzierung primärer Demenzerkrankungen beitragen.

3.7.1 Feststellung von nichtdegenerativen und nichtvaskulären Ursachen einer Demenz

Bei ca. 5 % aller Demenzkranken wird eine potenziell behandelbare bzw. reversible Ursache nichtdegenerativer und nichtischämischer Art durch eine bildgebende Untersuchung aufgedeckt (z. B. subdurales Hämatom, Tumor, Normaldruckhydrozephalus) [94, 95].

Die Frage, ob grundsätzlich eine bildgebende Untersuchung des Gehirns im Rahmen der ätiologischen Demenzdiagnostik durchgeführt werden soll, ist umstritten. Insbesondere bei hochaltrigen multimorbiden Betroffenen sind Argumente gegen die Durchführung einer solchen Untersuchung die Patientenbelastung, eine vermutete fehlende therapeutische Konsequenz und erschwerte praktische Durchführbarkeit. Vor diesem Hintergrund sind verschiedene klinische Checklisten entwickelt worden, um die Demenzkranken zu identifizieren, bei denen eine bildgebende Untersuchung durchgeführt werden soll.

Die vorgeschlagenen klinischen Kriterien als Grundlage für die Indikationsstellung einer bildgebenden Untersuchung im Rahmen der diagnostischen Abklärung einer Demenz sind jedoch unzureichend. Zum Beispiel führte die Anwendung der am häufigsten verwendeten klinischen Kriterien der Canadian Consensus Conference [96] in einer Effectiveness-Analyse bei einer simulierten Stichprobe nur zu einer positiv prädiktiven Wertigkeit (richtiges Erkennen einer potenziell behandelbaren Erkrankung nur durch Anwendung dieser klinischen Kriterien) von 28 % und zu einem Übersehen von potenziell reversiblen Ursachen einer Demenz in 4,4 % aller Demenzfälle [94]. Neben der mangelnden Sensitivität dieser Kriterienkataloge ist die reliable Anwendung dieser Checklisten durch unsachgemäße bzw. unvollständige Durchführung gefährdet (z. B. mangelnde Identifizierung eines fokal neurologischen Defizits in der körperlichen Untersuchung).

Im Jahre 2008 wurden die Empfehlungen der Canadian Consensus Conference zur Durchführung einer zerebralen Bildgebung gestärkt. Dies wurde dadurch begründet, dass ausreichende Evidenz vorliegt, vaskuläre Veränderungen mittels cCT oder cMRT nachzuweisen und die Feststellung vaskulärer Veränderungen Einfluss auf das Management des Erkrankten haben [97].

Aus der mangelnden diagnostischen Güte von klinischen Kriterien folgt, dass eine bildgebende Untersuchung des Gehirns im Rahmen einer ätiologischen Diagnostik einer Demenz durchgeführt werden soll, da sonst behandelbare Ursachen übersehen werden können. Entsprechend empfiehlt die überwiegende Anzahl der Leitlinien (z. B. NICE 2007, SIGN 2006 [1, 2]) eine bildgebende Untersuchung des Gehirns bei der diagnostischen Zuordnung einer Demenz.

In der Expertenleitlinie des American College of Radiology [98] wird eine zerebrale MRT ohne Kontrastmittel mit dem höchsten Wert in der Einstufung der Skala »most appropriate-least appropriate« für alle Demenzätiologien bewertet. Die Begründung liegt in der höheren Sensitivität der cMRT im Vergleich zur cCT in der Erkennung von Läsionen als Ursache sekundärer Demenzen und zur Beurteilung vaskulärer Läsionen [98]. Bei klinischem Verdacht auf entzündliche, tumoröse oder metabolische Erkrankungen sollte insbesondere eine cMRT durchgeführt werden. Aufgrund der Strahlenbelastung sollte bei jüngeren Personen der cMRT generell der Verzug gegeben werden.

Bei fehlender Verfügbarkeit der MRT oder bei patientenbezogenen Kontraindikationen (z. B. Herzschrittmacher, ausgeprägte Platzangst) sollte eine cCT durchgeführt werden.

Die cCT ohne Kontrastmittel ist häufig ausreichend für den Nachweis oder Ausschluss von Raumforderungen, eines subduralen Hämatoms, vaskulärer Läsionen, einer subkortikalen arteriosklerotischer Enzephalopathie oder eines Hydrozephalus.

21

Bei bestehendem Demenzsyndrom soll eine konventionelle cCT oder cMRT zur Differenzialdiagnostik durchgeführt werden.
Empfehlungsgrad A, Leitlinienadaptation NICE-SCIE 2007

3.7.2 Strukturelle Bildgebung in der Differenzialdiagnose primärer Demenzerkrankungen

Die Alzheimer-Krankheit ist gekennzeichnet durch eine progrediente Gehirnatrophie mit besonderer Beteiligung der Strukturen des medialen Temporallappens [99]. Eine visuelle Beurteilung der cMRT mit Nachweis einer Atrophie (u. a. des Hippokampus sowie des Gyrus parahippocampalis mit Erweiterung des Seitenventrikelunterhorns und ggf. zusätzlich des Kortex) gibt auch schon im klinischen Frühstadium diagnostische Hinweise für das Vorliegen einer Alzheimer-Krankheit [100]. Trotz vorhandener valider visueller Ratingskalen für Hippokampusatrophie und Atrophie weiterer Hirnregionen ist zurzeit kein allgemeingültiger Standard in der Bewertung des Atrophiegrades in der klinischen Praxis etabliert. Ein fehlender Hinweis in der visuellen Bewertung der cMRT auf Atrophie schließt auch die Diagnose einer neurodegenerativen Erkrankung nicht aus.

Die Vermessung des Hippokampusvolumens als alleiniges Diagnostikum einer Alzheimer-Krankheit ist mangels Sensitivität und Spezifität nicht angemessen.

Die strukturelle Bildgebung kann zusätzlich zur Differenzialdiagnose zwischen Alzheimer-Krankheit und anderen neurodegenerativen Demenzen beitragen, wobei die differenzialdiagnostische Trennschärfe der strukturellen Bildgebung zwischen verschiedenen Ätiologien unzureichend für die alleinige Anwendung ist und nur einen Beitrag zur Gesamtbeurteilung in Verbindung mit Anamnese, klinischem und neuropsychologischem Befund liefern kann [101].

Ein wesentlicher Nutzen der strukturellen bildgebenden Untersuchung des Gehirns besteht in der Identifizierung und Beurteilung vaskulärer Läsionen in Lokalisation und Quantität, was in Verbindung mit Anamnese, klinischer und neuropsychologischer Untersuchung wesentlich für die Differenzialdiagnose zwischen degenerativer und vaskulärer Demenz ist [102, 103].

22

Die Spezifität der strukturellen MRT ist zu gering, um alleine darauf die Differenzierung der Alzheimer-Demenz oder der frontotemporalen Demenz von anderen neurodegenerativen Demenzen zu begründen. Für die Feststellung einer vaskulären Demenz sollten neben der Bildgebung (Ausmaß und Lokalisation von vaskulären Läsionen), Anamnese, klinischer Befund und neuropsychologisches Profil herangezogen werden.
Empfehlungsgrad B, Leitlinienadaptation NICE-SCIE 2007

In seriellen MRT-Untersuchungen konnte eine Progredienz der Atrophie bei Demenzkranken mit Alzheimer-Krankheit gezeigt werden [104]. Eine Relevanz für die ätiologische Zuordnung oder die Therapie haben MRT-Verlaufsuntersuchungen aber im Regelfall nicht. In Einzelfällen mit ungewöhnlichen klinischen Verläufen oder Ereignissen kann die Indikation zu weiteren bildgebenden Untersuchungen gestellt werden.

23

Eine Notwendigkeit für eine cMRT-Untersuchung zur routinemäßigen Verlaufskontrolle besteht im Regelfall nicht. Bei atypischen klinischen Verläufen kann aber eine Verlaufs-cMRT erwogen werden.
Empfehlungsgrad 0, Evidenzebene IV

3.7.3 Nuklearmedizinische Verfahren

Funktionelle Messungen des Glukosemetabolismus ([^{18}F]FDG-PET) und der zerebralen Perfusion (HMPAO-SPECT) mit nuklearmedizinischen Verfahren zeigen folgende Kennwerte in der Differenzierung von Demenzkranken mit Alzheimer-Demenz von gesunden Personen: [^{18}F]FDG-PET: Sensitivität und Spezifität 86 % [105], [[99]^{m}Tc]HMPAO-SPECT: Sensitivität zwischen 65–71 %, Spezifität 79 % [106]. In einer jüngeren Metaanalyse zeigten sich folgende Ergebnisse: [^{18}F]FDG-PET (n=20 Studien): Sensitivität: 90 %, Spezifität 89 %, ROC area: 0.96; [[99]^{m}Tc]HMPAO-SPECT (n=11 Studien): Sensitivität: 80 %, Spezifität 85 %, ROC area: 0.90 [107].

Folgende Werte zeigten sich in der Differenzialdiagnose der Alzheimer-Demenz (AD) von der vaskulären Demenz (VD) und der frontotemporalen Demenz (FTD): [^{18}F]FDG-PET: Sensitivität AD vs. FTD 73 %, AD vs. VD 71 %; Spezifität AD vs. FTD 98 %, AD vs. VD 76 % [108], [[99]^{m}Tc]HMPAO-SPECT: Sensitivität AD vs. FTD 72 %; AD vs. VD 71 %, Spezifität AD vs. FTD 78 %, AD vs. VD 76 % [106, 109, 110].

In klinisch unklaren Fällen können [^{18}F]FDG-PET bzw. [[99]^{m}Tc]HMPAO-SPECT diagnostisch wertvolle Informationen geben und zur ätiologischen Zuordnung einer Demenz beitragen.

24

FDG-PET und HMPAO-SPECT können bei Unsicherheit in der Differenzialdiagnostik von Demenzen (AD, FTD, VD) zur Klärung beitragen. Ein regelhafter Einsatz in der Diagnostik wird nicht empfohlen.
Empfehlungsgrad A, Leitlinienadaptation NICE-SCIE 2007

Die Lewy-Körperchen-Demenz (LKD) ist durch eine Reduktion des Dopamintransporter-Proteins im Striatum charakterisiert. Der Dopamintransporter kann mittels [^{123}I]FP-CIT-SPECT dargestellt werden. In einer Multizenterstudie bei 326 Demenzkranken wurde eine Sensitivität von 77,7 % und eine Spezifität von 90,4 % in der Differenzierung von Patienten mit Lewy-Körperchen-Demenz von Patienten mit Nicht-Lewy-Körperchen-Demenz erreicht [111] In einer post mortem validierten Stichprobe an 20 Demenzkranken wurden eine Sensitivität von 88 % und eine Spezifität von 100 % für die ante mortem durchgeführte[^{123}I]FP-CIT-SPECT-Messung bezüglich der Differenzierung von LBD und Demenzkranken mit Alzheimer-Krankheit berichtet [112]. Der Einsatz dieses Verfahrens ist insbesondere dann zu empfehlen, wenn die Diagnosestellung einer LBD anhand der klinischen Kriterien nicht gelingt.

25

Ein PET oder SPECT zur Feststellung eines dopaminergen Defizits kann in klinisch unklaren Fällen für die Differenzialdiagnose einer Lewy-Körperchen-Demenz vs. Nicht-Lewy-Körperchen-Demenz eingesetzt werden.
Empfehlungsgrad 0, Evidenzebene Ib

3.7.3.1 Amyloid-PET

In den letzten 10 Jahren sind verschiedene Tracer zur Darstellung des zerebralen Amyloids entwickelt worden. In Deutschland sind Florbetaben, Flutemetamol und Florbetapir zugelassen. Die Zulassung bezieht sich auf die Darstellung von Amlyoid bei Patienten mit kognitiven Störungen, die durch eine Alzheimer-Krankheit oder eine andere Krankheit hervorgerufen sein kann.

In Post-mortem-Validierungsstudien konnte gezeigt werden, dass die In-vivo-Darstellung von zerebralem Amyloid mittels PET mit der Post-mortem-Amyloid-Plaque-Deposition sehr gut korrespondiert [113] und eine Sensitivität für das Vorliegen von Plaques von über 90 % erreicht werden kann [114]. In Bezug auf den diagnostischen Einsatz der Methode bedeutet dies, dass das Amyloid-PET das Vorliegen von zerebralem Amyloid ausschließen kann, was z. B. in der Differenzierung einer Alzheimer-Krankheit von einer frontotemporalen Degeneration oder von einer kognitiven Störung bei Depression hilfreich und auch für den Patienten von Relevanz ist.

Amyloid-Positivität tritt allerdings mit zunehmendem Alter auch bei gesunden Personen auf und steigt von nahezu 0 % bei kognitiv gesunden Personen bis zum 60. Lebensjahr auf fast 50 % bei kognitiv gesunden Personen über dem 85. Lebensjahr an [115]. Es ist Gegenstand der laufenden Forschung zu ermitteln, ob der Amyloid-Nachweis bei älteren kognitiv Gesunden Ausdruck einer präsymptomatischen Alzheimer-Erkrankung ist. Bei jungen Patienten (z. B. unter 65 Jahren) mit einer Demenz ist allerdings aufgrund der abnehmenden Wahrscheinlichkeit von Amyloid-Positivität ein Amyloid-Nachweis eher als Ursache für eine Demenz zu werten.

Wie bei allen diagnostischen Verfahren müssen die Ergebnisse daher immer im Gesamtkontext des Patienten interpretiert werden. Die Anwendung des Amyloid-PET bei Personen mit einer typischen Alzheimer-Demenz ist üblicherweise nicht erforderlich. Die Anwendung bei Personen ohne jegliche kognitive Störungen wird nicht empfohlen.

26

Die Darstellung des zerebralen Amyloids mittels PET kann in klinisch unklaren Fällen eines vorliegenden Demenzsyndroms zur Differenzialdiagnose bzw. ätiologischen Zuordnung erfolgen. Ein positiver Amyloid-Nachweis mittels PET muss im Gesamtkontext insbesondere unter Beachtung des klinischen Befundes und anderer Biomarker-Informationen interpretiert werden. Bei Demenz kann ein positiver Amyloid-PET-Befund auf eine zugrunde liegende Alzheimer-Krankheit hindeuten, während ein negativer Amyloid-PET-Befund gegen eine zugrunde liegende Alzheimer-Krankheit spricht.
Empfehlungsgrad 0, Evidenzebene Ib

3.8 Elektroenzephalographie (EEG)

In einer systematischen Übersichtsarbeit über den Einsatz eines EEGs in der Diagnostik von Demenzkranken und leichter kognitiver Störung (46 Studien) wurde eine große Breite von Sensitivität und Spezifität in den eingeschlossenen Studien festgestellt [116]. Bei hoher Variabilität der diagnostischen Güte über die Studien hinweg wird ein Routineeinsatz in der Erstdiagnostik nicht empfohlen. In diagnostisch unklaren Fällen kann ein EEG aber zur Verbesserung der diagnostischen Einschätzung durchgeführt werden. Bei der Alzheimer-Demenz und der Lewy-Körperchen-Demenz zeigt sich im EEG oft eine Verlangsamung des Grundrhythmus [117]. Auch bei frontotemporalen Demenzen finden sich in ca. 60 % der Fälle EEG-Veränderungen [118]. Das EEG kann daher in der Abgrenzung einer neurodegenerativen Demenzursache zu z. B. kognitiver Störung bei Depression hilfreich sein.

Periodische bi- oder triphasische Wellen stützen die Diagnose einer Creutzfeldt-Jakob-Erkrankung [119]. Das EEG kann ferner Hinweise auf ein Anfallsleiden i. S. von epilepsietypischen Potenzialen, auf einen nichtkonvulsiven Status epilepticus und auf ein Delir, i. S. von Allgemeinveränderungen mit Auftreten langsamer Theta- und Delta-Wellen, liefern. Bei Entwicklung einer Demenz mit Nachweis sowohl fokaler als auch generalisierter epilepsietypischer Muster im EEG kann ein Therapieversuch mit Antiepileptika erforderlich sein [120].

27

Ein EEG ist bei bestimmten Verdachtsdiagnosen indiziert (Anfallsleiden, Delir, Creutzfeldt-Jakob-Erkrankung). Das EEG kann zur Abgrenzung von neurodegenerativen und nichtneurodegenerativen Erkrankungen beitragen, ist jedoch zur Differenzialdiagnose von neurodegenerativen Demenzerkrankungen von geringem Wert. Ein regelhafter Einsatz in der ätiologischen Zuordnung von Demenzerkrankungen wird nicht empfohlen.
Empfehlungsgrad B, Leitlinienadaptation NICE-SCIE 2007

3.9 Sonographie der gehirnversorgenden Gefäße

Doppler- und Duplexuntersuchungen werden zur Diagnostik von Stenosen hirnversorgender Gefäße eingesetzt. Diesen Verfahren kommt eine wichtige Rolle in der Sekundärprävention zerebraler Ischämien zu. Bei vaskulärer Demenz oder bei gemischt vaskulär-degenerativen Demenzformen kann die Beurteilung von Stenosen hirnversorgender Gefäße relevant sein. Zum Einsatz der Doppler- und Duplexsonographie bei vaskulären Erkrankungen wird auf die Leitlinie der DGN »Diagnostik zerebrovaskulärer Erkrankungen« (www.dgn.org/leitlinien-der-dgn-2008-89.html) verwiesen [121].

3.10 Genetische Diagnostik bei familiären Demenzerkrankungen

Der Gesamtanteil der familiären Alzheimer-Krankheit (FAD) an allen Demenzkranken mit Alzheimer-Demenz liegt bei < 5 % [80]. Für die FAD wurden zahlreiche Mutationen auf drei Genen beschrieben. Dies sind das Gen für das Amyloid-Precursor-Protein (APP) auf Chromosom 21 die Gene Präsenilin 1 (PS1) auf Chromosom 14 und Präsenilin 2 (PS2) auf Chromosom 1 (www.molgen.ua.ac.be/ADMutations). Insgesamt zeigen 5 % aller Personen mit Alzheimer-Demenz einen Krankheitsbeginn vor dem 65. Lebensjahr (Early Onset Alzheimer's Disease, EOAD). Von diesen erfüllen 13 % die Kriterien einer familiären Form mit autosomal dominantem Verlauf, definiert durch einen direkten Vererbungsmodus über zwei vorherige Generationen im Stammbaum des Betroffenen. Von diesen ist in ca. 70 % der untersuchten Indexfälle mit dem Nachweis einer pathogenen Mutation in einem der drei FAD-Gene zu rechnen [122].

Bei 20–50 % der Patienten mit FTD findet sich eine positive Familienanamnese für eine FTD oder eine andere neurodegenerative Erkrankung. In ca. 10 % der Fälle liegt wahrscheinlich ein autosomal-dominanten Erbgang vor. Die behaviorale Form der FTD ist dabei durch eine höhere Erblichkeit gekennzeichnet als die sprachlichen Varianten [123]. Es sind Mutationen auf fünf Genen bekannt, die den Großteil der autosomal-dominanten Fälle erklären: das Microtubuli-Associated-Protein-Tau (MAPT)-Gen, das Progranulin (PGN)-Gen, das Valosin-Containing-Protein (VCP)-Gen, das Charged-Multivesicular-Body-Protein-2B (CHMP2B) und das Chromosom-9-Open-Reading-Frame-72 (C9ORF72)-Gen [124]. Letztere ist nach aktuellem Kenntnisstand das häufigste mit einer heriditären FTD und mit einer heriditären FTD-ALS assoziierte Gen.

Bei Verdacht auf eine monogen bedingte Erkrankung sollen eine genetische Beratung und gegebenenfalls eine genetische Testung durchgeführt werden. Dies sollte durch eine humangenetische Beratungsstelle unter Einhaltung entsprechender rechtlicher Vorgaben (Gendiagnostikgesetz) erfolgen.

28

Bei Verdacht auf eine monogen vererbte Demenzerkrankung (z. B. bei frühbeginnender Demenz in Verbindung mit einer richtungsweisenden Familienanamnese) soll eine genetische Beratung angeboten werden. Im Rahmen dieses Angebots soll darauf hingewiesen werden, dass sich aus der molekulargenetischen Diagnostik keine kausale Therapie oder Prävention der klinischen Manifestation ergibt und das Wissen um eine monogen determinierte Demenz Implikationen für die Patienten und die Angehörigen hat. Nach Beratung kann eine molekulargenetische Diagnostik angeboten werden.
Empfehlungsgrad 0, Leitlinienadaptation NICE-SCIE 2007

Eine spezifische pharmakotherapeutische Implikation für den Betroffenen leitet sich daraus nicht ab. Im Rahmen der Patientenaufklärung ist der Wunsch des Betroffenen bezüglich des möglichen Wissens um das Tragen eines Krankheitsgens zu ermitteln, da dies neben einer diagnostischen Zuordnung der Erkrankung auch Implikationen für die Verwandten des Betroffenen hat. Die Möglichkeit einer psychosozialen Beratung vor und nach der Ergebnismitteilung soll gegeben sein (Abb. 3.1).

Bei dem Verdacht auf oder dem gesicherten Vorliegen einer monogen vererbten Demenzerkrankung wird häufig von Angehörigen die Frage nach einer prädiktiven genetischen Diagnostik gestellt. Diese kann nur erfolgen, wenn beim Erkrankten eine krankheitsverursachende Mutation identifiziert wurde. Hier sind besondere juristische und ethische Rahmenbedingungen zur prädiktiven Diagnostik von gene-

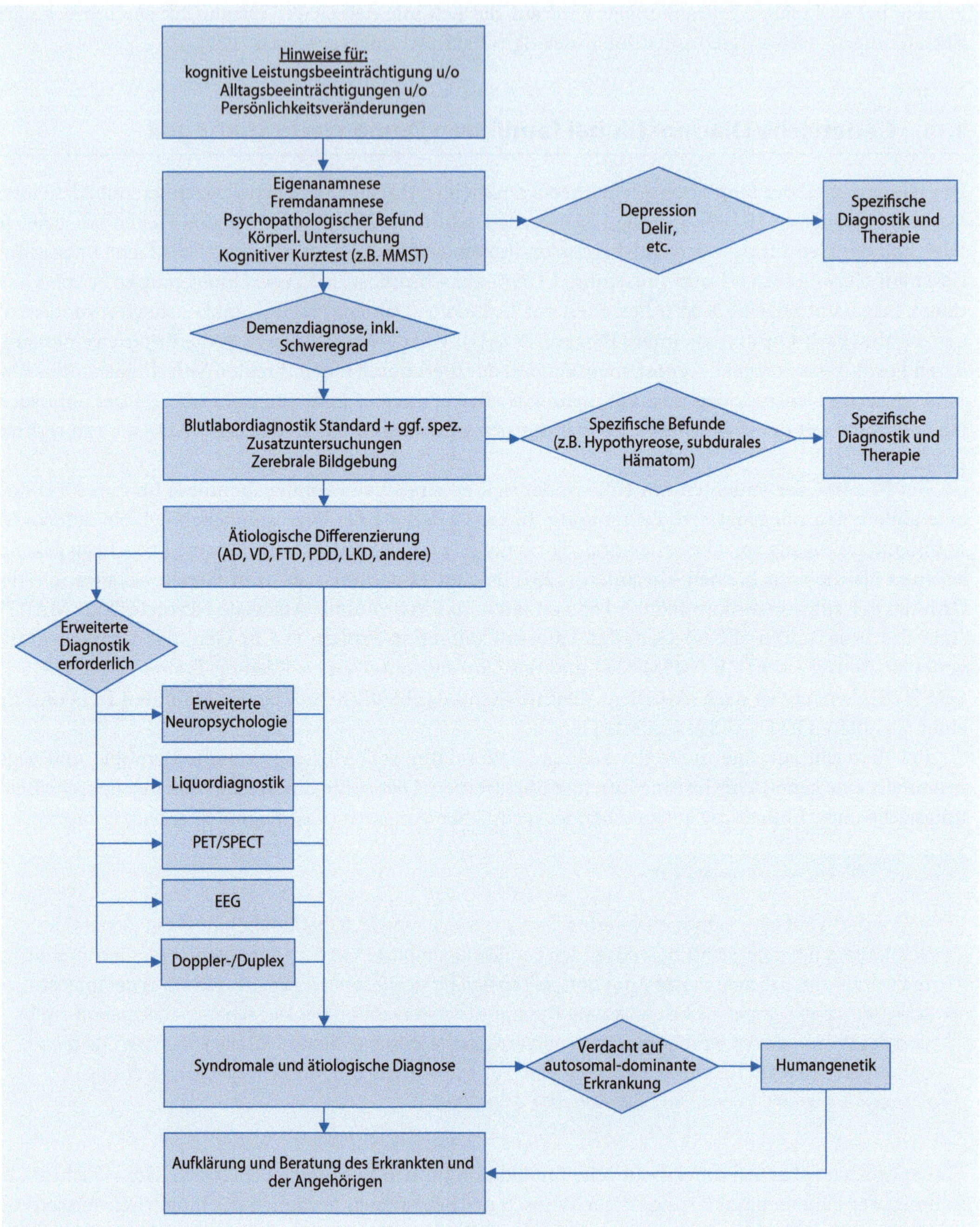

Abb. 3.1 Schematische Darstellung des diagnostischen Prozesses (AD: Alzheimer-Demenz; VD: vaskuläre Demenz; FTD: frontotemporale Demenz; PDD: Parkinson-Disease-Demenz; LKD: Lewy-Körperchen-Demenz)

tischen Erkrankungen zu beachten (s. auch Leitlinie der Deutschen Gesellschaft für Humangenetik und des Berufsverbands Medizinische Genetik e. V. »Genetische Beratung«: http://leitlinien.net/, sowie die Bestimmungen des Gendiagnostikgesetzes). Dies gilt insbesondere, da bei gesunden Mutationsträgern kausale Therapien zur Prävention oder Strategien zur Verzögerung des klinischen Auftretens einer Demenz nicht bekannt sind.

29

Vor einer prädiktiven genetischen Diagnostik bei gesunden Angehörigen von Patienten mit monogen vererbter Demenzerkrankung, die von den Angehörigen gewünscht wird, sind die Vorgaben der humangenetischen prädiktiven Diagnostik einzuhalten.
Good clinical practice, Expertenkonsens

4 Therapie

Springer-Verlag GmbH Deutschland 2017
DGPPN, DGN (Hrsg.), *S3-Leitlinien Demenzen*
DOI 10.1007/978-3-662-53875-3_4

Die Therapie von Demenzerkrankungen umfasst die pharmakologische Behandlung und die psychosozialen Interventionen für Betroffene und Angehörige im Kontext eines Gesamtbehandlungsplans. Sie ist aufgrund variabler Symptom- und Problemkonstellationen individualisiert zu gestalten und muss auf die progrediente Veränderung des Schweregrads der Erkrankung abgestimmt sein (◘ Abb. 4.1).

Wie bei den diagnostischen Verfahren setzt die Therapie das Einverständnis des Betroffenen im Regelfall voraus, mit der möglichen Ausnahme einer krankheitsbedingten akuten Selbst- oder Fremdgefährdungssituation, die sich durch keine anderen Maßnahmen als solche gegen den Willen des Erkrankten abwenden lässt. Ist der Betroffene krankheitsbedingt nicht einwilligungsfähig, ist das Vorliegen einer Vollmacht bzw. einer Betreuung für Gesundheitsfürsorge Voraussetzung der Behandlung.

Der Erkrankte und ggf. die juristische Vertretungsperson sollen über Therapiemöglichkeiten, zu erwartende Effekte, Nutzen und Risiken aufgeklärt werden. Eine Therapieentscheidung soll im Rahmen eines »informed decision making«-Prozesses von der behandelnden Person und dem Erkrankten sowie ggf. der juristischen Vertretungsperson erzielt werden. Sollte von einem nicht einwilligungsfähigen Erkrankten eine angebotene wirksame, angemessene und verfügbare Therapie, die von der juristischen Vertretungsperson befürwortet wird, abgelehnt werden, soll nach den Ursachen für die Ablehnung (z. B. Missverständnisse, Ängste) gesucht werden. Identifizierten Ursachen sollte mit geeigneten Maßnahmen begegnet werden (▶ Abschn. 4.2).

Sollte eine Patientenverfügung vorliegen, sind die dort angegebenen Verfahrensweisen bindend für die Therapie.

Bei den Therapieentscheidungen sind Wirksamkeit, Nutzen-Risiko-Abwägungen, Kosten sowie Verfügbarkeit von Verfahren und Ressourcen relevant.

Schweregradeinteilung Die Alzheimer-Demenz lässt sich in drei Schweregrade einteilen. Zur Orientierung kann der MMST eingesetzt werden, der in klinischen Studien als Kriterium für die Schweregraddefinition verwendet wird. Die unten stehende Einteilung der Schweregrade anhand des MMST richtet sich u. a. nach der Einteilung der Zulassungsbehörden EMEA und FDA sowie des IQWiG und des NICE [1], wobei das IQWiG die Schwierigkeit der unscharfen Abgrenzbarkeit der einzelnen Stadien hervorhebt [50]:

- MMST 20 bis 26 Punkte: leichte Alzheimer-Demenz,
- MMST 10 bis 19 Punkte: moderate/mittelschwere Alzheimer-Demenz,
- MMST weniger als 10 Punkte: schwere Alzheimer-Demenz.

Es ist darauf hinzuweisen, dass die Einteilung nach dem MMST nicht alle Domänen der Demenzerkrankungen ausreichend berücksichtigt und bei anderen Demenzformen als der Alzheimer-Demenz weniger gut zur Einteilung geeignet ist [125].

Weiterhin ist die Leistung im MMST bildungs- und sprachabhängig und unterliegt Tagesschwankungen, was den Einsatz dieses Tests zur Schweregradfeststellung bei einem Individuum limitiert. Daher kann der MMST bei einer individuellen Person nur als ein grober Indikator für den Schweregrad angesehen werden. Im Einzelfall kann also auch eine Zuordnung in einen Krankheitsschweregrad erfolgen, der nicht mit den genannten Grenzen übereinstimmt. Die Schweregradbestimmung sollte immer unter Würdigung der gesamten vorliegenden Informationen erfolgen (▶ Abschn. 3.2.4).

4.1 Pharmakologische Therapie von Demenzen

4.1.1 Alzheimer-Demenz

Die pharmakologische Therapie der Alzheimer-Demenz setzt sich zusammen aus der Behandlung der Kernsymptomatik der Demenz (u. a. kognitive Störungen, Beeinträchtigung der Alltagstätigkeiten) und, falls notwendig, einer Behandlung von psychischen und Verhaltenssymptomen (z. B. Depression, Wahn, Halluzinationen, Apathie).

Die aktuell zugelassenen Medikamente mit Nachweis von Wirksamkeit zur Behandlung der Kernsymptomatik der Alzheimer-Demenz sind die Acetylcholinesterase-Hemmer und der nichtkompetitive NMDA-Antagonist Memantin. Diese Therapieansätze basieren auf Veränderungen der Neurotransmission. Einzelne berichtete Hinweise auf eine Beeinflussung der neuropathologischen Krankheitsprogression der Alzheimer Krankheit durch diese Medikamente sind nicht ausreichend, um den Medikamenten einen Effekt zuzusprechen, der über eine symptomatische Therapie hinausgeht. Sogenannte krankheitsmodifizierende Medikamente (»disease modifying drugs«), die den pathobiologischen Krankheitsverlauf verzögern, sind in der Entwicklung.

Die Zulassungsvoraussetzungen, die den heute verfügbaren Medikamenten zugrunde liegen, sind der Nachweis der Überlegenheit des Medikamentes gegenüber Placebo über einen Zeitraum von 24 Wochen in mindestens zwei unabhängigen Studien in den Bereichen der kognitiven Leistungsfähigkeit und der Fähigkeit, Alltagsdinge durchzuführen (»activities of daily living«, ADL) bzw. der Verbesserung des klinischen Gesamteindrucks. Für alle aktuell eingesetzten Acetylcholinesterase-Hemmer (Donepezil, Galantamin, Rivastigmin) wurden diese Zulassungsvoraussetzungen im Bereich der leichten bis mittelschweren Alzheimer-Demenz erfüllt. Für Memantin liegt die Zulassung für die moderate bis schwere Alzheimer-Demenz vor.

In der Vergangenheit wurde eine intensive Diskussion um den Nutzen dieser Medikamente für die Demenzkranken, u. a. vor dem Hintergrund von Studiendesigns, Nebenwirkungen sowie Kosten, geführt. Diese Diskussion verlief in einzelnen Ländern unterschiedlich. Für Deutschland wurde eine Nutzenbewertung für die Acetylcholinesterase-Hemmer und Memantin innerhalb der jeweiligen Indikationsbereiche durch das IQWiG durchgeführt. Diesen Bewertungen liegen Metaanalysen von randomisierten placebokontrollierten Studien für die einzelnen Substanzen zugrunde. Als patientenrelevant werden vom IQWiG Effekte auf folgende Größen angesehen: (1) Besserung bzw. Normalisierung von Alltagsfunktionen, (2) Besserung bzw. Normalisierung von begleitenden psychopathologischen Symptomen, (3) Besserung bzw. Erhalt der kognitiven Leistungsfähigkeit, (4) Besserung bzw. Erhalt der krankheitsbezogenen Lebensqualität, (5) Vermeidung der Notwendigkeit einer vollständigen Pflege, (6) Reduktion von Mortalität, (7) Reduktion von therapieassoziierten unerwünschten Ereignissen.

Aufgrund der Zulassungsbedingungen haben nahezu alle RCTs zu Antidementiva Kognition und Alltagsfunktionalität bzw. klinischen Gesamteindruck als primäre Zielgrößen. Zu vielen der vom IQWiG benannten patientenrelevanten Zielgrößen liegen somit keine Daten vor [50].

Die klinische Relevanz der in Studien erhobenen kleinen bis mittleren Effektstärken von Antidementiva werden darüber hinaus vor dem Hintergrund der progredienten Natur der Erkrankung, die nicht prinzipiell durch die Therapie verhindert werden kann, häufig in Frage gestellt. Dies gilt insbesondere bei dem Einsatz in fortgeschrittenen Stadien der Demenz mit stark reduzierter Selbstständigkeit, hoher Pflegebedürftigkeit und eventuell einem Leben in einer Pflegeeinrichtung. Umstände, die hierbei als relevant für ein mögliches ungünstiges Nutzen-Risiko-Verhältnis im individuellen Behandlungsfall angeführt werden, sind Hochaltrigkeit, Multimorbidität und Multipharmakotherapie.

Dagegen sind die fehlende Möglichkeit der Spontanremission der Erkrankung, die hohe Belastung der Erkrankten und Betreuenden und das Fehlen hochwirksamer Therapien Argumente für klinische Relevanz auch kleiner bis mittlerer Effektstärken.

Es wurde auch Methodenkritik an den vorliegenden RCTs zu Antidementiva geäußert, insbesondere in Bezug auf Analyseverfahren, wie die »Last Observation Carried Forward«-Methodik (LOCF). Dieser Ansatz kann bei höherer Drop-out-Rate in der Verumgruppe, die in Antidementivastudien beobachtet wurde, theoretisch zu einer systematischen Verzerrung der Ergebnisse zugunsten des Verums führen [126]. Diese Methodenkritik wird aber z. B. von Seiten des IQWiG nicht geteilt. Insbesondere sei die theoretische Annahme der Verzerrung zugunsten von Verum durch LOCF nicht empirisch belegt. Dieses

Verfahren stelle keinen hinreichenden Grund dar, die darauf basierenden Ergebnisse in ihrer Aussage prinzipiell in Frage zu stellen [50].

Es existieren international hochwertig recherchierte Leitlinien mit Aussagen zur pharmakologischen Behandlung der Alzheimer-Demenz (NICE, SIGN) und zahlreiche hochwertige Metaanalysen (u. a. Cochrane, IQWiG). Diese Literaturbasis ist die Grundlage der folgenden Aussagen. Bei einzelnen Fragestellungen wurde eine zusätzliche primäre Recherche durchgeführt.

4.1.1.1 Acetylcholinesterase-Hemmer

Die Acetylcholinesterase-Hemmer Donepezil, Galantamin und Rivastigmin sind zur Behandlung der leichten bis mittelschweren Alzheimer-Demenz zugelassen und in Gebrauch. Tacrin, die erste zugelassene Substanz aus der Gruppe der Acetylcholinesterase-Hemmer, wird aufgrund der Hepatotoxizität nicht mehr eingesetzt.

In einer Metaanalyse des Cochrane-Instituts aus dem Jahr 2006 unter Einbezug von 13 RCTs wird eine signifikante Überlegenheit der Substanzen gemeinsam gegenüber Placebo in den Bereichen Kognition (gewichtete Mittelwertdifferenz, ADAScog: 2,37 Punkte; MMST: 1,37 Punkte), Aktivitäten des täglichen Lebens (gewichtete Mittelwertdifferenz, DAD: 4,39 Punkte; PDS: 2,46 Punkte) und psychische und Verhaltenssymptome (gewichtete Mittelwertdifferenz, NPI: -2,44 Punkte) beschrieben. Ferner wird eine Drop-out-Rate von 29 % in der Verumgruppe vs. 18 % in den Placebogruppen berichtet. Es zeigte sich kein eindeutiger Hinweis für die Überlegenheit einer Substanz gegenüber den anderen. Es sei nicht möglich, Patientengruppen zu identifizieren, die besonders stark profitieren [127].

In der Metaanalyse des IQWiG über 22 placebokontrollierte RCTs (jeweils separat für zwölf mit Donepezil, sechs mit Galantamin, vier mit Rivastigmin) wurde die Wirksamkeit in einem Behandlungszeitraum von 24 Wochen auf die Kognition (d= ca. 0,5) und Alltagsfunktionen (d= ca. 0,3) berichtet [50].

Das IQWiG bestätigt basierend auf diesen Effekten den patientenbezogenen Nutzen bei der leichten bis mittelschweren Alzheimer-Demenz in den Bereichen Alltagsfunktionen und kognitive Leistungsfähigkeit in den untersuchten Zeiträumen [50]. Zu weiteren vom IQWiG definierten klinisch relevanten Endpunkten lägen keine qualitativ hochwertigen Daten vor, die hierzu eine Aussage erlauben. Das IQWiG berichtet ebenfalls, dass es keinen Hinweis für die Überlegenheit einer der Substanzen gäbe.

In einem ergänzenden Bericht des IQWiG zu Galantamin und Rivastigmin-Pflaster u. a. basierend auf Daten, die bei dem ersten Bericht noch nicht vorlagen, wird die statistische Überlegenheit auf den Endpunkten Kognition und Alltagsfunktionen gegenüber Placebo für beide Präparate bestätigt. Es wird aber aufgrund der Effektgröße von ca. d=0,2 ausgeführt, dass bei Galantamin für die Alltagsfunktionen und bei Rivastigmin-Pflaster für Kognition und Alltagsfunktionen nur ein Hinweis auf einen patientenbezogenen Nutzen bestünde bzw. der Nutzen nicht belegt sei [128]. Zur Problematik dieses Ansatzes der Nutzenbewertung durch das IQWiG siehe das Kapitel zu Memantin (▶ Abschn. 4.1.1.2 »Memantin«).

Der Einsatz von allen drei Substanzen wird von NICE empfohlen, wobei aufgrund von Kosten-Nutzen-Analysen und nicht aufgrund von mangelnder Wirksamkeit die Empfehlung für den Gebrauch auf die mittelschwere Demenz (MMST: 10–20 Punkte) beschränkt wurde [1]. In einem Update [129] wird die Empfehlung auch auf die Behandlung der leichten Alzheimer-Demenz ausgeweitet. Die schottische Leitlinie SIGN empfiehlt den Einsatz aller drei Substanzen bei der leichten bis mittelschweren Demenz [2].

Die gelegentlich vorgeschlagenen klinischen Kriterien für die Entscheidung, ob ein Patient überhaupt eine Behandlung mit einem Acetylcholinesterase-Hemmer erhalten soll oder nicht, sind nicht evidenzbasiert. Es gibt keine ausreichende Evidenz für Subgruppen von Demenzkranken mit Alzheimer-Demenz, die von der Behandlung besonders gut oder besonders wenig profitieren [127]. Es gibt Hinweise dafür, dass eine frühzeitige Behandlung den Verlauf der Erkrankung positiv beeinflussen kann [130].

Die Wirkung der Acetylcholinesterase-Hemmer ist dosisabhängig [50]. In Abhängigkeit von der Verträglichkeit sollte die Aufdosierung bis zur zugelassenen Maximaldosis erfolgen (10 mg/Tag Donepezil; 12 mg/Tag Rivastigmin; 9,5 mg/Tag als Pflasterapplikation, 24 mg/Tag Galantamin). In einer Dosierung unterhalb der Maximaldosis liegt für Donepezil ab 5 mg, für Galantamin ab 16 mg und für Rivastigmin ab 6 mg oral Evidenz für Wirksamkeit vor.

Für Rivastigmin ist ein Pflaster mit 13,3 mg/Tag entwickelt worden. In der durchgeführten Wirksamkeitsstudie wurden 1.584 Patienten mit leichter bis mittelschwerer Alzheimer-Demenz zunächst zwischen 6 und 12 Monaten mit Rivastigmin-Pflaster behandelt (1 Monat 4,6 mg, im Anschluss 9,5 mg). Die Patienten, die sich unter der Therapie verschlechterten (ärztliche Beurteilung und Verschlechterung im MMSE um mindestens 2 Punkte im Verlauf von 3 Monaten oder mindestens 3 Punkte im Vergleich zur Baseline), wurden entweder in eine Weiterbehandlung mit Rivastigmin 9,5 mg oder in einen Behandlungsarm mit dem 13,3-mg-Pflaster randomisiert (n=576). Es erfolgte eine doppelblinde Behandlung für 12 Monate. Es zeigte sich eine signifikante Überlegenheit der höheren Dosis bei den ADL-Funktionen (ADCS-ADL). Bei der Kognition (ADAScog) zeigte sich eine signifikante Überlegenheit bei 6 Monaten, nicht aber bei Studienende. Für Acetylcholinesterase-Hemmer typische Nebenwirkungen (s. unten) traten in der Gruppe mit der hohen Dosierung häufiger auf. Es gab keinen Unterschied in der Drop-out-Rate zwischen den Behandlungsarmen [131]. Basierend auf dieser Studie ist Rivastigmin-Pflaster 13,3 mg zugelassen zur Behandlung von Patienten mit leichter bis mittelschwerer Alzheimer-Demenz, die sich nach einer Behandlung mit dem 9,5-mg-Pflaster über mindestens 6 Monate in ihrer Symptomatik verschlechtern.

Sehr häufige (> = 10 %) Nebenwirkungen dieser Substanzen sind bei im Allgemeinen guter Verträglichkeit das Auftreten von Erbrechen, Übelkeit, Schwindel, Appetitlosigkeit, Diarrhö und Kopfschmerzen. Diese Nebenwirkungen sind oft vorübergehend und durch eine langsamere Aufdosierung oder Einnahme der Medikation zum Essen ggf. zu vermeiden.

Bradykardien und Synkopen sind in den jeweiligen Fachinformationen als Nebenwirkungen von Acetylcholinesterase-Hemmern aufgeführt. In einer kanadischen Registerstudie wurde 19.803 Personen mit Demenz und Einnahme von Acetylcholinesterase-Hemmern mit 61.499 Personen mit Demenz ohne diese Behandlung verglichen. Es zeigte sich eine signifikant häufigere Krankenhausaufnahme wegen Synkopen (Risikoerhöhung: 1,76) und Bradykardien (Risikoerhöhung: 1,69) bei den behandelten Demenzkranken. Es zeigte sich ebenfalls ein leicht erhöhtes Risiko für eine Herzschrittmacherimplantation und Schenkelhalsfrakturen in dieser Gruppe, wobei der Zusammenhang mit den Bradykardien und Synkopen spekulativ ist [132]. Die methodischen Limitationen retrospektiver Registerstudien sind hier zu beachten. In einer Metaanalyse über 54 randomisierte klinische Studien wurde das erhöhte Risiko von Acetylcholinesterase-Hemmern für Synkopen bestätigt (OR: 1,53; CI: 1,02–2,30), nicht aber für Stürze, Frakturen oder Verletzungen [133].

Bezüglich weiterer Hinweise zu Nebenwirkungen, Gegenanzeigen und Anwendungsbeschränkungen sowie Vorsichtsmaßnahmen wird auf die jeweilige Fachinformation verwiesen.

Die folgenden Dosieranleitungen entsprechen den Empfehlungen der Fachinformationen zum Zeitpunkt der Leitlinienerstellung (◘ Tab. 4.1). Die Eindosierungen sollten unter Umständen individuell entsprechend der Verträglichkeit angepasst werden.

Bezüglich Details zu Aufdosierung, Dosierungshinweisen bei Komorbidität, Kontraindikationen, Nebenwirkungen, und potenziellen Interaktionen mit anderen Medikamenten wird auf die Fachinformationen verwiesen.

Donepezil – Zu Beginn der Behandlung sollte 1 Tablette Donepezil-HCl 5 mg/Tag abends, kurz vor dem Schlafengehen gegeben werden. Nach mindestens einmonatiger Behandlung sollte auf 1 Tablette Donepezil-HCl 10 mg/Tag erhöht werden. Die Höchstdosis beträgt 10 mg Donepezil-HCl/Tag.

Galantamin – Galantamin retard sollte 1-mal täglich morgens vorzugsweise mit dem Essen eingenommen werden. Die initiale Dosierung der retardierten Form beträgt 8 mg. Frühestens nach vier Wochen sollte die Steigerung auf 16 mg retard erfolgen. Nach weiteren vier Wochen sollte eine Steigerung auf 24 mg retard vorgenommen werden.

Tab. 4.1 Übersicht über Darreichungsform und Zieldosis der Acetylcholinesterase-Hemmer

Präparat	Applikationsform	Einnahme-intervall	Tägliche Startdosis	Zugelassene tägliche Maximaldosis	Minimale tägliche Dosis, ab der ein Wirksamkeitsnachweis besteht
Acetylcholinesterase-Hemmer					
Donepezil	Tabletten (5 mg, 10 mg) Schmelztabletten (5 mg, 10 mg)	1 × täglich	5 mg abends	10 mg	5 mg
Galantamin	Retardierte Hartkapseln (8 mg, 16 mg, 24 mg)	1 × täglich	8 mg retard morgens	24 mg	16 mg
	Lösung (1 ml entspricht 4 mg)	2 × täglich	4 mg morgens und abends		
Rivastigmin	Hartkapseln (1,5 mg, 3 mg, 4,5 mg und 6 mg)	2 × täglich	1,5 mg morgens und abends	12 mg	6 mg
	Lösung (1 ml entspricht 2 mg)	2 × täglich	morgens und abends		6 mg
	Transdermales Pflaster (4,6 mg/24 h, 9,5 mg/24 h, 13,3 mg/24 h	1 × täglich	4,6 mg/24 h	9,5 mg 13,3 mg (nach 6 Monaten Behandlung mit 9,5 mg mit klinischer Progression)	9,5 mg

Rivastigmin – Die Einnahme von Rivastigmin in Kapselform erfolgt initial mit 1,5 mg 2-mal täglich zu den Mahlzeiten. Nach frühestens 14 Tagen sollte die Aufdosierung auf 3 mg morgens und abends erfolgen. Eine weitere Steigerung um jeweils 1,5 mg morgens und abends sollte jeweils frühestens nach weiteren 14 Tagen erfolgen. Wenn die Behandlung länger als einige Tage unterbrochen wurde, ist der Wiederbeginn mit täglich 2-mal 1,5 mg und anschließender Dosistitration notwendig.
Rivastigmin in Pflasterform wird mit einer Dosierung von 4,6 mg/Tag begonnen. Nach mindestens 4-wöchiger Behandlung sollte auf die empfohlene wirksame Dosis von 9,5 mg/Tag erhöht werden. Nach 6-monatiger Behandlung mit 9,5 mg/Tag und klinischer Progression kann die Dosis auf 13,3 mg/Tag erhöht werden. Die Pflasterapplikation zeigt im Vergleich zur oralen Applikation von Rivastigmin eine geringere Häufigkeit von gastrointestinalen Nebenwirkungen. Bei ca. 10 % der Demenzkranken in einer vergleichenden Studie zwischen Kapsel und Pflaster traten lokale Hautirritationen auf [134].

30

Acetylcholinesterase-Hemmer sind wirksam in Hinsicht auf die Fähigkeit zur Verrichtung von Alltagsaktivitäten, auf die Besserung kognitiver Funktionen und auf den ärztlichen Gesamteindruck bei der leichten bis mittelschweren Alzheimer-Demenz und eine Behandlung wird empfohlen.
Empfehlungsgrad B, Leitlinienadaptation NICE-SCIE 2007

31

Es soll die höchste verträgliche Dosis angestrebt werden.
Empfehlungsgrad A, Evidenzebene Ia, Leitlinienadaptation NICE-SCIE 2007

Es gibt keine ausreichende Evidenz für die Überlegenheit einer Substanz gegenüber anderen [1]. Es gibt keine evidenzbasierten Kriterien für einen differenziellen Einsatz dieser Substanzen bei der leichten bis mittelschweren Alzheimer-Demenz. Die Auswahl richtet sich nach Applikationsart, individueller Verträglichkeit und Kosten.

32

Die Auswahl eines Acetylcholinesterase-Hemmers sollte sich primär am Neben- und Wechselwirkungsprofil orientieren, da keine ausreichenden Hinweise für klinisch relevante Unterschiede in der Wirksamkeit der verfügbaren Substanzen vorliegen.
Empfehlungsgrad B, Leitlinienadaptation NICE-SCIE 2007

Einige Fragen bei der medikamentösen Therapie der Alzheimer-Demenz sind bisher nicht ausreichend geklärt. Dies betrifft u. a. geeignete Maßnahmen zur Therapiekontrolle und Definition von Therapieerfolgskriterien beim einzelnen Demenzkranken sowie die Dauer der Behandlung. Diese Problematik ist in der progredienten Natur der Erkrankung begründet, welche eine Wirkungsabschätzung beim Einzelnen problematisch macht, da Wirkung eines Medikaments auch bei Symptomprogredienz vorliegen kann. Eine Entscheidung, ob eine Behandlung bei einem individuellen Demenzkranken wirksam ist oder nicht, kann daher nicht getroffen werden. Es sollten aber in Analogie zu anderen progredienten Erkrankungen regelmäßige (z. B. halbjährlich) Therapiekontrollen durch klinische Untersuchung und die Anwendung kurzer kognitiver Tests (z. B. MMSE) durchgeführt werden. Aufgrund der fehlenden Nachweismöglichkeit von mangelnder Wirkung bei einem Individuum kann aber eine begründete Entscheidung zum Absetzen des Medikaments wegen fehlender Wirkung nicht getroffen werden. Gründe für das Absetzen bei einem Patienten können sich individuell aufgrund negativer Bewertungen des Verhältnisses von Nutzen zu Nebenwirkungen (Risiken), bei Komorbidität und notwendiger anderer Pharmakotherapie sowie aufgrund des Patientenwillens (z. B. Ablehnung von Tabletteneinnahme) ergeben.

Die Dauer der meisten RCTs ist auf 24 Wochen begrenzt, da dies der vorgegebene Zeitraum der Zulassungsbehörden ist. Ein placebokontrolliertes RCT über ein Jahr zeigte aber auch nach diesem Zeitraum eine Überlegenheit von in diesem Fall Donepezil [135]. Es ist auch aufgrund des Wirkmechanismus der Präparate davon auszugehen, dass eine Wirksamkeit langfristig über 24 Wochen hinaus bestehen kann. Ein Absetzen der Medikation basierend auf dem Zeitkriterium von 24 Wochen ist somit nicht begründet.

Die Frage der Therapiedauer wurde in der industrieunabhängigen DOMINO-Studie in England untersucht. In diese Studie wurden 295 Patienten mit moderater bis schwerer Alzheimer-Demenz (MMSE: 5–13 Punkte, mittleres Alter: 77 Jahre) eingeschlossen, die mindestens 3 Monate stabil mit Donepezil behandelt wurden, davon mindestens 6 Wochen mit 10 mg. 85 % der Patienten hatten eine Vorbehandlungsdauer von mindestens einem Jahr; 14 % hatten eine Vorbehandlungsdauer von > 5 Jahren. Alle Patienten befanden sich in einer klinischen Situation, in der der behandelnde Arzt einen Medikamentenwechsel bzw. ein Absetzen der Medikation erwog. Die Patienten wurden auf 4 Behandlungsarme randomisiert (Fortführung von Donepezil, Placebo, Umstellung auf Memantin, Kombination aus Donepezil und Memantin). Die Behandlungsdauer betrug ein Jahr. Im Vergleich zur Weiterbehandlung mit Donepezil zeigte die Placebogruppe eine signifikante Verschlechterung in der Kognition und den Alltagsfunktionen. Es zeigte sich kein Unterschied zwischen der Weiterhandlung mit Donepezil und der Umstellung auf Memantin. Es zeigte sich keine Überlegenheit der Kombinationstherapie von Donepezil und Memantin im Vergleich zur Weiterbehandlung mit Donepezil am Studienende nach 52 Wochen. Es zeigte sich allerdings zu Woche 30 eine signifikante Überlegenheit dieses Studienarms in der Kognition [136]. Diese Studie zeigt, dass das Absetzen der Donepezil-Behandlung auch bei langer Vorbehandlungsdauer und klinischer Progression mit einer signifikanten weiteren Verschlechterung im Vergleich zur Weiterbehandlung mit Donepezil assoziiert ist.

33

Acetylcholinesterase-Hemmer können bei guter Verträglichkeit im leichten bis mittleren Stadium fortlaufend gegeben werden.
Empfehlungsgrad B, Leitlinienadaptation SIGN 2006

34

Auch bei Langzeitbehandlung und klinischer Progredienz ins mittlere bis schwere Krankheitsstadium ist ein Absetzen von Acetylcholinesterase-Hemmern mit einem Risiko für klinische Verschlechterung bei der Alzheimer-Demenz assoziiert. Ein Absetzversuch kann nur vorgenommen werden, wenn Zweifel an einem günstigen Verhältnis aus Nutzen zu Nebenwirkungen auftreten.
Empfehlungsgrad 0, Leitlinienadaptation MOH 2007

Die Behandlung der schweren Alzheimer-Demenz mit Acetylcholinesterase-Hemmern ist eine Off-label-Behandlung und die Schwierigkeit des Off-label-Gebrauchs ist adäquat zu berücksichtigen.

Aus offenen Studien gibt es Hinweise für Wirkungsverbesserung durch das Umsetzen von einem Acetylcholinesterase-Hemmer auf einen anderen Acetylcholinesterase-Hemmer bei Demenzkranken, die von der ersten Substanz wenig profitieren [137, 138]. Ein placebokontrolliertes RCT liegt bisher nicht vor.

35

Wenn Zweifel an einem günstigen Verhältnis von Nutzen zu Nebenwirkungen eines Acetylcholinesterase-Hemmers auftreten, kann das Umsetzen auf einen anderen Acetylcholinesterase-Hemmer erwogen werden.
Empfehlungsgrad B, Evidenzebene IIb

Da es sich um eine progrediente Erkrankung handelt, kann der Patient trotz wirksamer Therapie vom Stadium der leichten bis mittelschweren Demenz in das Stadium der schweren Demenz eintreten.

In einem multizentrischen placebokontrollierten RCT bei 248 Demenzkranken mit schwerer Alzheimer-Demenz (MMST: 1–10 Punkte), die in einem Pflegeheim lebten, zeigte sich eine Überlegenheit von Donepezil auf der Severe Impairment Battery (SIB) zur Messung der Kognition bei schwer betroffenen Demenzkranken (d = 0,48) und eine geringere Abnahme der Alltagsfunktionen (d = 0,22) [139].

In einem multinationalen RCT mit 343 an Alzheimer-Demenz Erkrankten mit einem MMST zwischen 1–12 Punkten zeigte sich eine Überlegenheit von 10 mg Donepezil gegenüber Placebo in Bezug auf die Kognition (SIB) (geschätzte Effektstärke: d = 0,41) und den klinischen Gesamteindruck (geschätzte Effektstärke: d = 0,20) [140].

In einem multizentrischen RCT aus Japan wurden 325 Demenzkranke mit einem MMST von 1–12 Punkten untersucht. Es zeigte sich eine signifikante Überlegenheit von Donepezil im Bereich der Kognition gemessen mit der SIB für 5 mg und 10 mg sowie eine Überlegenheit im klinischen Gesamteindruck bei 10 mg [141] (Effektstärken nicht angegeben).

In einem multizentrischen RCT wurde eine Überlegenheit von Galantamin auf die Kognition (SIB) bei 407 Demenzkranken mit einem MMST zwischen 5–12 Punkten (d = 0,21) gezeigt. Wirksamkeit auf die Aktivitäten des täglichen Lebens zeigte sich nicht [142].

In einer Metaanalyse über 3 placebokontrollierte RCTs zu Donepezil in der Behandlung der schweren Demenz wird eine signifikante Überlegenheit gegenüber Donepezil im Bereich der Kognition (d = 0.51), des globalen klinischen Eindrucks (d = 0.26) und der Alltagsfunktionen (d = 0,17) berichtet [143].

Bei 407 Patienten mit schwerer Alzheimer-Demenz (mittleres Alter: 84 Jahre) in Pflegeeinrichtungen wurde die Behandlung mit Galantamin (24 mg) mit Placebo verglichen. In der 26-Wochen-Studie zeigte sich eine signifikante Überlegenheit von Galantamin gegenüber Placebo im Bereich der Kognition, allerdings nicht im Bereich der Alltagsfunktionen [144].

Zum Einsatz von Rivastigmin-Pflaster bei schwerer Alzheimer-Demenz ist eine Vergleichsstudie zwischen 4,6 mg und 13,3 mg bei 716 Patienten in einer randomisierten Studie über 24 Wochen durchgeführt worden. Es zeigte sich eine signifikante Überlegenheit des großen Pflasters auf die primären Endpunkte Kognition (SIB) und ADL-Funktionen. Die Drop-out-Rate und die Anzahl der Nebenwirkungen unterschied sich zwischen den Studienarmen nicht [145].

In der Nutzenbewertung des IQWiG wird ausgeführt, dass eine Begrenzung der Indikation für die Acetylcholinesterase-Hemmer auf bestimmte Schweregrade sich aus den vorliegenden Daten gegenwärtig nicht sicher ableiten lässt. Unklar ist, ob sich diese Aussage auf den vom IQWiG bewerteten Zulassungsbereich der leichten bis mittelschweren Alzheimer-Demenz bezieht oder auf die Behandlung über diesen Bereich hinaus [50].

Die NICE-SCIE-Leitlinie empfahl, die Behandlung bei einem MMST < 10 Punkten im Regelfall zu beenden. Dies ist mit dem Verlassen des Zulassungsbereichs begründet [1]. Sie bewertete die Studien zu Acetylcholinesterase-Hemmern bei schwerer Alzheimer-Demenz nicht, da sie nicht im Zulassungsbereich in Großbritannien liegen. Die explizite Empfehlung des Absetzens bei einem MMST < 10 Punkte findet sich in der aktualisierten NICE-Empfehlung [129] nicht mehr.

Die SIGN-Leitlinie sagt aus, dass insbesondere bei Donepezil, für das die umfassendsten Daten vorliegen, das Stadium der schweren Demenz kein Argument gegen eine Weiterbehandlung ist [2]. Sie sagt auch, dass es Evidenz für die Wirksamkeit von Donepezil auch bei der schweren Alzheimer-Demenz gibt [2]. In den USA und in weiteren Ländern sind Donepezil und Rivastigmin zur Behandlung der schweren Alzheimer-Demenz zugelassen.

36

Es gibt Hinweise für eine Wirksamkeit von Donepezil bei Alzheimer-Demenz im schweren Krankheitsstadium auf Kognition, Alltagsfunktionen und klinischen Gesamteindruck und für Galantamin auf die Kognition. Die Weiterbehandlung von vorbehandelten Patienten, die in das schwere Stadium eintreten, oder die erstmalige Behandlung von Patienten im schweren Stadium kann empfohlen werden.
Empfehlungsgrad B, Evidenzebene Ib, Leitlinienadaptation SIGN 2006

Die Behandlung der schweren Alzheimer-Demenz mit Acetylcholinesterase-Hemmern ist eine Off-label-Behandlung und die Schwierigkeit des Off-label-Gebrauchs ist adäquat zu berücksichtigen.

4.1.1.2 Memantin

Der nichtkompetitive NMDA-Antagonist Memantin ist in Deutschland zur Behandlung der moderaten bis schweren Alzheimer-Demenz zugelassen. Die moderate Demenz definiert einen ähnlichen Bereich wie die mittelschwere Demenz (MMST: 10–20 Punkte). Die schwere Demenz umfasst den Bereich von 0–10 MMST-Punkten. Eine Zulassung für die leichte Demenz besteht für Memantin nicht.

In einer Metaanalyse des Cochrane-Instituts über drei RCTs zeigt Memantin bei der moderaten bis schweren Alzheimer-Demenz einen signifikanten Effekt auf Kognition (gewichtete Mittelwertdifferenz, Severe Impairment Battery, SIB: 2,97 Punkte), Aktivitäten des täglichen Lebens (gewichtete Mittelwertdifferenz, »Alzheimer's Disease Consortium-Activities of Daily Living Scale«, ADCS-ADL, severe: 1,27 Punkte) sowie auf psychische und Verhaltenssymptome (gewichtete Mittelwertdifferenz, NPI: 2,76 Punkte) [146].

In einer Metaanalyse über sechs RCTs bei Demenzkranken mit moderater bis schwerer Alzheimer-Demenz über mindestens 24 Wochen zeigte sich ein signifikanter Effekt auf die Kognition (geschätzte Effektstärke: d = 0,26), die Alltagsfunktionen (geschätzte Effektstärke: d = 0,18), den klinischen Gesamteindruck (geschätzte Effektstärke: d = 0,22) sowie auf die psychische und Verhaltenssymptome (geschätzte Effektstärke: d = 0,12) [147].

In dem Bericht des IQWiG zu Memantin werden nach metaanalytischer Auswertung von sieben RCTs signifikante Effekte auf die Bereiche Kognition (d = 0,2) und Alltagsfunktion (d = 0,14) berichtet. Das IQWiG hat sich in der Metaanalyse streng auf den Zulassungsbereich von Memantin beschränkt und aus Studien, die auch Demenzkranke mit leichter Alzheimer-Demenz enthielten, nur die Subgruppen im moderaten und schweren Stadium eingeschlossen [148]. Das IQWiG legt dar, dass keine Angaben zur klinischen Relevanz von Effekten auf den verwendeten Skalen gemacht werden können. Daher wird nach formaler Konvention festgelegt, dass eine standardisierte Effektgröße von d = 0,2 (kleiner Effekt) sicher erreicht werden muss, um Relevanz abzubilden [149]. Damit dieser Effekt sicher erreicht wird, muss die untere Grenze des 95 %-Konfidenzintervalls der metaanalytisch geschätzten Effektstärke über dieser Grenze liegen. Der patientenbezogene Nutzen von Memantin sei für Kognition und Alltagsfunktionen nicht belegt, da die untere Grenze des 95 %-Konfidenzintervalls der geschätzten metaanalytischen Effektstärke unterhalb von d = 0,2 liegt. Für andere patientenrelevante Zielgrößen läge ebenfalls kein Beleg für Nutzen vor.

Dieses Verfahren der Nutzenbewertung seitens des IQWiG ist für die Behandlung der Alzheimer-Krankheit empirisch nicht als sinnvoll belegt. Die Bewertung eines Effektes von d = 0,2 als klein ist eine statistische Konvention, die den Sozialwissenschaften entnommen ist und nicht für den medizinischen Kontext entwickelt wurde. Im medizinischen Kontext hängt der patientenbezogene Nutzen eines Effektes nicht nur von der Größe, sondern auch von den Charakteristika der Erkrankung, der krankheitsbezogenen Belastung und alternativen Therapieoptionen ab. Besonders problematisch an dem Vorgehen des IQWiG ist der Ansatz der Konfidenzintervallgrenzen, da die Größe des Konfidenzintervalls abhängig ist von der Anzahl der Studien in der Metaanalyse. Daher kann dieses Kriterium unterschiedlich ausfallen, in Abhängigkeit von der Anzahl der zugrunde liegenden Studien und damit indirekt auch von der Häufigkeit einer Erkrankung.

In einer ergänzenden Responder-Analyse des IQWiG zu Memantin ergab sich entgegen der initialen Bewertung doch ein Beleg für einen Nutzen von Memantin bei Patienten mit moderater bis schwerer Alzheimer-Demenz auf Kognition. Im Bereich der alltagspraktischen Fähigkeiten ergibt sich ein Hinweis auf einen Nutzen von Memantin [150].

Die NICE-SCIE-Leitlinie bestätigt die signifikante Überlegenheit von Memantin gegenüber Placebo in der Behandlung der Alzheimer-Demenz mit einer allerdings zunächst als unzureichend bewerteten Kosten-Nutzen-Relation [1]. In der aktualisierten NICE-Empfehlung hingegen wird Memantin zur Behandlung der moderaten Alzheimer-Demenz empfohlen, falls ein Acetylcholinesterase-Hemmer nicht gegeben werden kann. Memantin wird ferner zur Behandlung der schweren Demenz empfohlen [129].

Die SIGN-Leitlinie bestätigt ebenfalls die signifikante Überlegenheit von Memantin gegenüber Placebo, schätzt aber den klinischen Nutzen als fraglich ein [2].

Insgesamt besteht Wirksamkeit von Memantin bei der moderaten bis schweren Alzheimer-Demenz. Der patientenbezogene Nutzen ist vom IQWiG bestätigt. Die NICE-Leitlinie empfiehlt den Einsatz von Memantin.

Die folgenden Dosieranleitungen entsprechen den Empfehlungen der Fachinformationen zum Zeitpunkt der Leitlinienerstellung. Die Eindosierungen sollten ggf. individuell entsprechend der Verträglichkeit angepasst werden (■ Tab. 4.2).

Die tägliche Höchstdosis beträgt 20 mg pro Tag. Um das Risiko von Nebenwirkungen zu reduzieren, wird die Erhaltungsdosis durch eine wöchentliche Steigerung der Dosis um 5 mg während der ersten drei Behandlungswochen erreicht. Die Behandlung sollte mit einer Tagesdosis von 5 mg während der ersten Woche beginnen. Während der zweiten Woche wird eine Tagesdosis von 10 mg und während der dritten Woche eine Tagesdosis von 15 mg empfohlen. Ab der vierten Woche sollte die Behandlung mit der empfohlenen Erhaltungsdosis von 20 mg täglich fortgesetzt werden. Die Tabletten können mit oder ohne Nahrung eingenommen werden. Es gibt als Applikationsform für die regelmäßige Einnahme 10 mg- und 20 mg-Tabletten. Daneben sind für die Aufdosierung die Stärken 5 mg und 15 mg erhältlich.

Häufige Nebenwirkungen (>=1-<10%) sind Schwindel, Kopfschmerz, Obstipation, erhöhter Blutdruck und Schläfrigkeit, die passager sein können.

Bezüglich weiterer Hinweise zu Nebenwirkungen, Gegenanzeigen und Anwendungsbeschränkungen sowie Vorsichtsmaßnahmen wird auf die jeweilige Fachinformation verwiesen.

37

Memantin ist wirksam auf die Kognition, Alltagsfunktion und den klinischen Gesamteindruck bei Patienten mit moderater bis schwerer Alzheimer-Demenz und sollte eingesetzt werden.
Empfehlungsgrad B, Evidenzebene Ia

In einem Cochrane-Review zu Memantin bei leichter bis mittelschwerer Alzheimer-Demenz über drei Studien zeigte sich ein kleiner signifikanter Effekt auf die Kognition (d = 0,24), nicht aber auf Alltagsfunktionen oder andere Zielgrößen [146].

In einer neueren Metaanalyse zur Wirksamkeit von Memantin bei der leichten Alzheimer-Demenz über 3 RCTs wurde auf keinem Endpunkt eine Überlegenheit von Memantin gegenüber Placebo gezeigt [151].

In einer Studie bei 613 Patienten mit leichter bis mittelschwerer Alzheimer-Demenz wurde der Effekt von Memantin oder Vitamin E oder der Kombination aus beidem gegen Placebo in Bezug auf Verschlechterung der Aktivitäten des täglichen Lebens (ADCS-ADL) über einen Zeitraum von 4 Jahren untersucht. Es zeigte sich kein Unterschied von Memantin im Vergleich zu Placebo auf den primären Endpunkt und auch nicht auf sekundäre Endpunkte (u. a. Kognition) [152].

38

Bei leichtgradiger Alzheimer-Demenz ist eine Wirksamkeit von Memantin nicht belegt. Memantin soll zur Behandlung von Patienten mit leichter Alzheimer-Demenz nicht eingesetzt werden.
Empfehlungsgrad A, Evidenzebene Ib

4.1.1.2.1 Add-on-Behandlung mit Memantin

Es liegen multizentrische RCTs zur Add-on-Behandlung mit Memantin bei vorbestehender Behandlung mit Acetylcholinesterase-Hemmern vor. Im Bereich der mittelschweren Demenz (MMST: 10–14 Punkte) überschneiden sich zwei Studien bezüglich der untersuchten Patientengruppen. Da diese Studien zu unterschiedlichen Ergebnissen kommen, kann für diesen Bereich keine eindeutige Aussage getroffen werden.

Bei 322 Demenzkranken mit mittelschwerer bis schwerer Alzheimer-Demenz (MMST: 5–14 Punkte), die eine stabile Behandlung mit Donepezil erhielten, zeigte sich in einem multizentrischen placebokontrollierten RCT durch die zusätzliche Behandlung mit Memantin im Vergleich zu Placebo ein signifikanter Effekt auf die Kognition (für die Gesamtgruppe: geschätzte Effektstärke: d = 0,36; für die Subgruppe MMST: 10–14 Punkte: d = 0,21) die Alltagsfunktionen (für die Gesamtgruppe: geschätzte Effektstärke: d = 0,2; für die Subgruppe MMST: 10–14 Punkte: d = 0,19) und den klinischen Gesamteindruck (für die Gesamtgruppe: geschätzte Effektstärke: d = 0,24; für die Subgruppe MMST: 10–14 Punkte: d = 0,3) [153].

In einem weiteren multizentrischen RCT wurde die Wirksamkeit einer Add-on-Therapie von Memantin bei 433 Demenzkranken mit leichter bis mittelschwerer Alzheimer-Demenz (MMST: 10–22 Punkte), die bereits eine Behandlung mit einem Acetylcholinesterase-Hemmer (Donepezil oder Rivastigmin oder Galantamin) erhielten, untersucht. In dieser Untersuchung konnte keine Wirksamkeit von Memantin auf einen der Zielparameter nachgewiesen werden [154].

In der schon zitierten Studie zur Behandlung von Patienten mit Alzheimer-Demenz, die bereits über längere Zeit mit Donepezil behandelt wurden, klinische Verschlechterung zeigten und deren behandelnder Arzt die Frage nach Therapiemodifikation stellte, wurde in einem Behandlungsarm zusätzlich zu der Weiterbehandlung mit Donepezil Memantin eindosiert [136]. Die Kombinationsbehandlung war der Monotherapie mit Donepezil oder mit Memantin am Ende der Studie (Woche 52) nicht überlegen. Zu einem Messzeitpunkt bei Woche 30 gab es eine Überlegenheit der Kombinationstherapie im Bereich der Kognition, Die Studie erreichte allerdings nicht die geplante Anzahl von Patienten, sodass die statistische Power ggf. nicht ausreichte, um einen Effekt zu zeigen.

Im IQWiG-Bericht wurden jeweils Subgruppen aus den beiden Studien, die im Zulassungsbereich von Memantin (MMST: < 20 Punkte) und im Zulassungsbereich der Acetylcholinesterase-Hemmer (MMST: >/=10 Punkte) lagen, in eine Metaanalyse eingefügt. Es zeigte sich hierbei nur ein signifikanter Effekt der Add-on Behandlung auf die Kognition (d = 0,18) [148]. Zu einer Wirksamkeit der Add-on-Behandlung bei der schweren Demenz nimmt der IQWiG-Bericht keine Stellung, da es sich um eine Behandlung außerhalb der Zulassung der Acetylcholinesterase-Hemmer handelt (▣ Tab. 4.2).

39

Die Datenlage zu einer Add-on-Behandlung mit Memantin bei Patienten mit schwerer Alzheimer-Demenz, die Donepezil erhalten, ist widersprüchlich. Eine Add-on-Behandlung kann erwogen werden.
Empfehlungsgrad 0, Evidenzebene Ib

Die Behandlung der schweren Alzheimer-Demenz mit Donepezil ist eine Off-label-Behandlung und die Schwierigkeit des Off-label-Gebrauchs ist adäquat zu berücksichtigen.

40

Für eine Add-on-Behandlung mit Memantin bei Patienten mit einer Alzheimer-Demenz im leichten bis oberen mittelschweren Bereich (MMST: 15–22 Punkte), die bereits einen Acetylcholinesterase-Hemmer erhalten, wurde keine Überlegenheit gegenüber einer Monotherapie mit einem Acetylcholinesterase-Hemmer gezeigt. Sie wird daher nicht empfohlen.
Empfehlungsgrad B, Evidenzebene Ib

Tab. 4.2 Übersicht über Darreichungsform und Zieldosis von Memantin

Präparat	Applikationsform	Einnahme-intervall	Tägliche Start-dosis	Zugelassene tägliche Maximal-dosis	Minimale tägliche Dosis, ab der ein Wirksamkeitsnach-weis besteht
Memantin-HCL	Tabletten (10 mg, 20 mg) Für die Aufdosierung: 5 mg und 15 mg	1 oder 2 × täglich	5 mg	20 mg Kreatininclearance > 60 ml/min/1,73 m²	20 mg
	Tropfen (1 ml oder 20 Tropfen entspricht 10 mg)	2 × täglich		10 mg Kreatininclearance 40–60 ml/min/1,73 m²	

41

Für eine Add-on-Behandlung mit Memantin bei Patienten mit mittelschwerer Alzheimer-Demenz (MMST: 10–14 Punkte), die bereits einen Acetylcholinesterase-Hemmer erhalten, liegt keine überzeugende Evidenz vor. Es kann keine Empfehlung gegeben werden.
Empfehlungsgrad B, Evidenzebene Ib

Bezüglich Details zu Aufdosierung, Dosierungshinweisen bei Komorbidität, Kontraindikationen, Nebenwirkungen, und potenziellen Interaktionen mit anderen Medikamenten wird auf die Fachinformationen verwiesen.

4.1.1.3 Ginkgo Biloba

Ginkgo Biloba wird häufig zur Behandlung von kognitiver Störung und Demenz eingesetzt. Das Extrakt EGb 761 ist zugelassen zur symptomatischen Behandlung von »hirnorganisch bedingten geistigen Leistungseinbußen bei demenziellen Syndromen«.

Eine Metaanalyse des Cochrane-Instituts aus 2009 über 36 placebokontrollierte randomisierte Studien aller Dosierungen und aller Untersuchungszeiträume kommt zu dem Schluss, dass die Anwendung von Ginkgo Biloba sicher ist und gegenüber Placebo keine erhöhte Nebenwirkungsrate aufweist. Die Ergebnislage zur Wirksamkeit wird als inkonsistent und nicht überzeugend bezüglich einer vorhersagbaren und klinisch relevanten Wirksamkeit bewertet [155].

Das IQWiG kommt unter Einschluss von 6 RCTs zu dem Schluss, dass es für das Therapieziel »Aktivitäten des täglichen Lebens« einen Beleg für einen Nutzen von Ginkgo Biloba, Extrakt EGb 761, bei Verwendung einer hohen Dosis von 240 mg täglich gibt [156].

Für die Therapieziele »kognitive Fähigkeiten« und »allgemeine psychopathologische Symptome« sowie für das angehörigenrelevante Therapieziel »Lebensqualität der (betreuenden) Angehörigen« gibt es bei einer Dosis von 240 mg täglich laut dem IQWiG-Bericht einen Hinweis auf einen Nutzen. Der Nutzen basiere allerdings ebenfalls auf sehr heterogenen Studien ohne die Möglichkeit, eine metaanalytisch geschätzte Effektstärke zu berechnen. Es gäbe darüber hinaus einen Hinweis, dass dieser Nutzen nur bei Demenzkranken mit begleitenden psychopathologischen Symptomen vorhanden ist. Weiterhin sei zu beachten, dass die Ergebnisse durch zwei Studien, die in einem osteuropäischen Versorgungskontext mit speziellen Patientenkollektiven (u. a. hohes Ausmaß einer begleitenden Psychopathologie) durchgeführt wurden, stark beeinflusst wurden. Aufgrund der sehr heterogenen Studienlage konnte für eine niedrige Dosierung (120 mg täglich) keine abschließende Aussage zum Nutzen getroffen werden [156].

Die NICE-SCIE-Leitlinie bezieht sich auf ein Cochrane-Review von 2002 über 34 Studien [157] und bewertet die Ergebnisse so, dass ein möglicher Nutzen dem Risiko für Nebenwirkungen überlegen sei. Allerdings sei aufgrund der Größe des Effektes und der Heterogenität der Studien sowie der metaanalytischen Aufarbeitung die klinische Relevanz unsicher [1].

Die SIGN-Leitlinie bezieht sich auf dasselbe Cochrane-Review von 2002 über 34 Studien [157]. In dieser Leitlinie wird insbesondere auf die Unklarheit der Dosierung und auf mögliche Nebenwirkungen i. S. von Blutungen bei der Kombination mit gerinnungsbeeinflussenden Substanzen hingewiesen.

Die Arzneimittelkommission der deutschen Ärzteschaft empfiehlt bei Anwendung von Ginkgo-Biloba-Präparaten, zumindest eine eingehende Gerinnungsanamnese zu erheben, da es Hinweise für eine erhöhte Blutungsneigung, z. B. in Kombination mit einem von-Willebrand-Jürgens-Syndrom gibt. Diese bestehe ebenfalls bei der gleichzeitigen Einnahme von Aspirin [158].

Seit der IQWiG-Bewertung wurden weitere RCTs zu Ginkgo Biloba durchgeführt. In einer Studie bei 176 Patienten mit leichter bis mittelschwerer Demenz, rekrutiert über Hausarztpraxen, wurden diese über 6 Monate mit Ginkgo Biloba 120 mg oder Placebo behandelt. Es zeigte sich keine Überlegenheit von Ginkgo Biloba gegenüber Placebo auf den Endpunkten ADAScog und Lebensqualität [159].

In einem weiteren RCT wurden 410 Patienten mit leichter bis mittelschwerer wahrscheinlicher oder möglicher Alzheimer-Demenz, gemischter Demenz oder vaskulärer Demenz eingeschlossen, die zusätzlich Verhaltenssymptome aufwiesen (außer psychotischen Symptomen). Die placebokontrollierte Behandlung mit EGb 761 erfolgte über 24 Wochen. Es zeigte sich signifikante Überlegenheit auf dem Syndrom-Kurztest (SKT) als kognitiver Endpunkt und dem NPI sowie weiteren sekundären Endpunkten [160]. In einer weiteren Analyse dieser Studie, die allerdings nur über 404 Patienten berichtete, von denen 333 der Diagnose Alzheimer-Demenz und 71 der Diagnose vaskuläre Demenz zugeordnet wurden, zeigten sich die gleichen signifikanten Effekte von EGb 761 in den beiden diagnostischen Gruppen [161].

In einem sehr ähnlichen RCT wurden 410 Patienten ebenfalls mit Alzheimer-Demenz oder vaskulärer Demenz und neuropsychiatrischen Symptomen (außer psychotischen Symptomen) über 24 Wochen mit EGb 761 oder Placebo behandelt. Auf den gleichen primären Endpunkten (SKT, NPI) zeigte sich eine signifikante Überlegenheit von EGb 761 im Vergleich zu Placebo. Weitere signifikante Effekte wurden auf sekundären Endpunkten gezeigt [162].

In keiner der beiden Publikationen sind die NPI-Kategorien, auf denen Patienten erhöhte Punktwerte zeigten oder auf denen eine Verbesserung stattfand, berichtet. Insgesamt sind die Studien mit anderen Antidementiva-Studien nicht vergleichbar, da ein gemischtes Patientenkollektiv untersucht wurde (Alzheimer-Demenz, gemischte Demenz, vaskuläre Demenz), alle Patienten zusätzlich Verhaltenssymptome aufwiesen, der Schweregrad der Beeinträchtigung der Patienten nicht in MMST-Punkten beschrieben wird und der primäre Endpunkt (SKT) nicht mit dem üblichen kognitiven Endpunkt in dieser Patientengruppe (ADAScog) vergleichbar ist. Ferner sind die Studien in anderen Versorgungsumfeldern durchgeführt worden (Ukraine bzw. Russland und angrenzende Staaten). Der Vorteil dieser Studien ist, dass beide placebokontrolliert sind.

EGb 761 ist als Over-the-counter (OTC)-Präparat verfügbar. Es ist erstattungsfähig für die Behandlung der Demenz in der Dosis von 240 mg.

42

Es gibt Hinweise für die Wirksamkeit von Ginkgo Biloba EGb 761 auf Kognition bei Patienten mit leichter bis mittelgradiger Alzheimer-Demenz oder vaskulärer Demenz und nicht-psychotischen Verhaltenssymptomen. Eine Behandlung kann erwogen werden.
Empfehlungsgrad 0, Evidenzebene Ia, Leitlinienadaptation MOH 2007

4.1.1.4 Andere Therapeutika

Die Behandlung der Alzheimer-Demenz mit Vitamin E wird nach der NICE-SCIE-Leitlinie aufgrund einer ungünstigen Nutzen-Risiko-Relation nicht empfohlen [1]. Die Risiken wurden bei gesunden Personen beobachtet und sind neben einer erhöhten allgemeinen Sterblichkeit vermehrt kardiovaskuläre Ereignisse [163].

In einer Metaanalyse über zwei RCTs zur Behandlung von Alzheimer-Erkrankten mit Vitamin E zeigte sich keine Wirksamkeit von Vitamin E [164].

In einer neuen Studie wurde bei 613 Patienten mit leichter bis mittelschwerer Alzheimer-Demenz der Effekt von Memantin oder Vitamin E oder der Kombination aus beidem gegen Placebo in Bezug auf Verschlechterung der Aktivitäten des täglichen Lebens (ADCS-ADL) über einen Zeitraum von 4 Jahren untersucht. Es zeigte sich eine signifikante Überlegenheit der Behandlung mit Vitamin E im Vergleich zu Placebo auf diesem Endpunkt. Allerdings zeigte sich keine Überlegenheit der Kombinationstherapie von Vitamin E und Memantin gegenüber Placebo, sodass der Effekt von Vitamin E nicht eindeutig zu interpretieren ist. Es fand sich kein Effekt auf sekundäre Endpunkte [152]. Insgesamt lässt sich aus dieser Studie keine Behandlungsempfehlung der leichten bis mittelschweren Alzheimer-Demenz mit Vitamin E ableiten.

43

Eine Therapie der Alzheimer-Demenz mit Vitamin E wird wegen mangelnder Evidenz für Wirksamkeit und auf Grund des Nebenwirkungsrisikos nicht empfohlen.
Empfehlungsgrad A, Evidenzebene Ib, Leitlinienadaptation NICE-SCIE 2007

Epidemiologische Studien geben Hinweise auf einen protektiven Effekt bezüglich des Auftretens der Alzheimer-Krankheit durch die Einnahme von nichtsteroidalen Antiphlogistika. Interventionsstudien bei Demenzkranken mit Alzheimer-Demenz sind in Form von RCTs für einige Substanzen durchgeführt worden. In einem systematischen Review wurde über einen RCT mit Indomethacin berichtet, der keine Wirksamkeit, aber erhöhte Nebenwirkungen im Vergleich zu Placebo zeigte [165]. Für Ibuprofen liegen keine placebokontrollierten RCTs vor [166]. RCTs für Rofecoxib, Naproxen, Celecoxib und Diclofenac zeigten keine Wirksamkeit [167–170].

44

Es gibt keine überzeugende Evidenz für eine Wirksamkeit von nichtsteroidalen Antiphlogistika (Rofecoxib, Naproxen, Diclofenac, Indomethacin) auf die Symptomatik der Alzheimer-Demenz. Eine Behandlung der Alzheimer-Demenz mit diesen Substanzen wird nicht empfohlen.
Empfehlungsgrad A, Evidenzebene Ia, Leitlinienadaptation NICE-SCIE 2007

Basierend auf dem epidemiologisch erhöhten Risiko von Frauen für eine Alzheimer-Demenz und früheren Studien, die eine Risikoreduktion für Demenz bei Frauen mit Hormonersatztherapie zeigten, wurden randomisierte Therapiestudien zur Behandlung von Frauen mit Alzheimer-Demenz mit Hormonersatztherapie durchgeführt. Eine Metaanalyse über fünf RCTs zeigte keine Hinweise für Wirksamkeit einer Hormonersatztherapie auf die Kognition bei Frauen mit Demenz [171].

Darüber hinaus gibt es Hinweise für ein erhöhtes Risiko u. a. für Schlaganfall, Thrombose oder Brustkrebs, bei Hormonersatztherapie [172, 173].

45

Eine Hormonersatztherapie soll nicht zur Verringerung kognitiver Beeinträchtigungen bei postmenopausalen Frauen empfohlen werden.
Empfehlungsgrad B, Übernahme-Statement aus der S3-Leitlinie »Hormontherapie in der Peri- und Postmenopause« [174]

Zahlreiche Substanzen sind in der Versorgungspraxis unter dem Begriff der Nootropika in Anwendung. Für Piracetam [175], Nicergolin [176], Hydergin [177], Phosphatidylcholin (Lecithin) [178], Nimodipin [179] liegen aufgrund von Mangel an Studien oder aufgrund von Studien mit mangelnder Qualität und heterogenen Patientengruppen keine ausreichenden Wirknachweise vor.

Für Selegilin existieren hochwertigere RCTs als zu o. g. Substanzen bei der Alzheimer-Demenz. Eine Metaanalyse über 17 RCTs zeigte keine Evidenz für Wirksamkeit bei Alzheimer-Demenz [180].

Zu Cerebrolysin liegen RCTs vor, die über ausreichend lange Zeiträume und mit der Anwendung aktueller diagnostischer Kriterien und Zielgrößen durchgeführt wurden. In einer Metaanalyse über sechs RCTs zeigte sich ein signifikanter Effekt von 30 ml Cerebrolysin auf den klinischen Gesamteindruck, nicht aber auf Kognition und Fähigkeiten zu Alltagstätigkeiten [181].

In einem RCT über 24 Wochen bei insgesamt 279 Demenzkranken mit leichter bis mittelschwerer Alzheimer-Demenz zeigte sich Überlegenheit von 10 ml Cerebrolysin auf die Kognition und den klinischen Gesamteindruck im Vergleich zu Placebo. Bei höheren Dosierungen (30 ml, 60 ml) zeigte sich im Vergleich zu Placebo kein signifikanter Effekt auf die Kognition, wohl aber auf den klinischen Gesamteindruck [182].

46

Die Evidenz für eine Wirksamkeit von Piracetam, Nicergolin, Hydergin, Phosphatidylcholin (Lecithin), Nimodipin, Cerebrolysin und Selegilin bei Alzheimer-Demenz ist unzureichend. Eine Behandlung wird nicht empfohlen.
Empfehlungsgrad A, Evidenzebene Ia, Ib, Leitlinienadaptation NICE-SCIE 2007, SIGN 2006

4.1.1.5 Diätetische Lebensmittel

Der Name Fortasyn Connect™ bezeichnet eine komplexe Formulierung verschiedener Substanzen (Omega-3-Fettsäuren, Phospholipide, Cholin, Uridin, Vitamin E, B-Vitamine, Folsäure, Selen), die unter dem Namen Souvenaid in Form von Trinknahrung erhältlich ist. Es sind mehrere placebokontrollierte RCT bei Patienten mit Alzheimer-Demenz mit Souvenaid durchgeführt worden.

In der ersten Studie wurden 225 Patienten mit leichter Alzheimer-Demenz (MMST: 20–26 Punkte) über 12 Wochen behandelt. Gegenüber Placebo zeigte sich eine signifikante Überlegenheit von Souvenaid auf den verzögerten Abruf der Wechsler Memory Scale. Es fand sich keine Überlegenheit in Bezug auf die ADAScog [183]. Die Patienten erhielten in der Studie keine Antidementiva.

In einer zweiten Studie über 24 Wochen bei 259 Patienten mit leichter Alzheimer-Demenz (MMSE > 19 Punkte) zeigte sich eine signifikante Überlegenheit von Souvenaid im Vergleich zu Placebo auf den Gedächtnis-Composite-Score einer neuropsychologischen Testbatterie (präspezifizierter primärer Endpunkt). Es zeigten sich keine Effekte auf andere Endpunkte [184]. Die Patienten erhielten in der Studie keine Antidementiva.

In einer weiteren Studie bei Patienten mit leichter bis mittelschwerer Alzheimer-Demenz (MMST: 14–24 Punkte) zeigte sich keine Überlegenheit von Souvenaid gegenüber Placebo auf der ADAScog [185]. In dieser Studie wurden die Patienten stabil mit Antidementiva behandelt.

Die Verträglichkeit von Souvenaid war in den Studien sehr gut. Souvenaid hat den Status eines diätetischen Lebensmittels. Ein diätetisches Lebensmittel ist definiert für eine spezifische Personengruppe. Es dient einem bestimmten Ernährungszweck und es unterscheidet sich deutlich von Lebensmitteln zum allgemeinen Verzehr. Souvenaid wird nicht von den Krankenkassen erstattet.

Die sichere Bewertung der Wirksamkeit von Souvenaid auf die Gedächtnisfunktionen bei der leichten Alzheimer-Demenz kann basierend auf den aktuellen Studien noch nicht vorgenommen werden. Hinweise für Wirksamkeit auf Alltagsfunktionen oder Wirksamkeit bei der mittelschweren Demenz finden sich nicht.

4.1.2 Vaskuläre Demenz

Das Konzept der vaskulären Demenz umfasst alle zerebrovaskulär bedingten Schädigungen, die zu einer Demenz führen. Dazu gehören im Wesentlichen mikroangiopathische Läsionen und Makroinfarkte. Daraus ergibt sich, dass die Prävention von weiteren vaskulären Schädigungen ein wesentlicher Bestandteil der Therapie der vaskulären Demenz ist. Bezüglich der Prävention zerebraler ischämischer Schädigung wird auf die Leitlinie »Schlaganfall« (AWMF Registernummer 030–133 Sekundärprophylaxe ischämischer Schlaganfall und transitorische ischämische Attacke) der DGN verwiesen [186].

47

Die Behandlung relevanter vaskulärer Risikofaktoren und Grunderkrankungen, die zu weiteren vaskulären Schädigungen führen, ist bei der vaskulären Demenz zu empfehlen.
Good clinical practice, Expertenkonsens

Darüber hinaus ist das Ziel der medikamentösen Therapie der vaskulären Demenz, die Symptomatik der Demenz zu stabilisieren bzw. zu verbessern. Aufgrund der unscharfen Konzeptualisierung der vaskulären Demenz liegen hier deutlich weniger Studien vor als bei der Alzheimer-Demenz. Die Standardisierung der Studien bezüglich wesentlicher Charakteristika, wie Ein- und Ausschlusskriterien, Dauer und Zielgröße, ist weniger ausgeprägt als bei der Alzheimer-Krankheit. Als Folge davon gibt es insgesamt deutlich weniger Evidenz für eine wirksame medikamentöse Therapie im Vergleich zur Alzheimer-Demenz. Neuere Studien, insbesondere zu Medikamenten mit Evidenz für Wirksamkeit bei der Alzheimer-Demenz, lehnen sich im Design an Studien zur Alzheimer-Demenz an.

In einer Metaanalyse über RCTs mit Antidementiva (drei mit Donepezil, zwei mit Galantamin, eine mit Rivastigmin, zwei mit Memantin) über 6 Monate zeigte sich ein signifikanter Effekt aller Substanzen auf die kognitive Leistungsfähigkeit bei der vaskulären Demenz (gewichtete Mittelwertdifferenz, ADAScog: Donepezil 5 mg/10 mg 1,15/2,17 Punkte; Galantamin 24 mg 1,60 Punkte; Rivastigmin 12 mg 1,10 Punkte; Memantin 20 mg 1,86 Punkte). 5 mg Donepezil hatten zusätzlich einen Effekt auf den klinischen Gesamteindruck (OR 1,51 CIBIC-plus). 10 mg Donepezil hatten einen Effekt auf die Alltagsfunktionen (gewichtete Mittelwertdifferenz: ADFACS Donepezil 10 mg 0,95 Punkte). Die Effekte waren insgesamt geringer als die Effekte der Acetylcholinesterase-Hemmer bei der Alzheimer-Demenz. Alle anderen Substanzen und Dosierungen zeigten keine signifikanten Effekte auf die untersuchten Zielgrößen [187].

Ein RCT, der in diese Metaanalyse noch nicht eingegangen ist, untersuchte die Wirksamkeit von Donepezil bei subkortikaler vaskulärer Demenz bei 168 CADASIL-Erkrankten über 18 Wochen. Es zeigte sich keine Wirksamkeit auf den primären Endpunkt (ADAScog), wohl aber in einem neuropsychologischen Untertest zu Exekutiv- und Geschwindigkeitsfunktionen (d = 0,34) [188].

RCTs wurden zu Pentoxyfylin [189], Posatirelin [190], Vincamin [191], Naftidrofuryl [192], Propentofyllin [193], Vinpocetin [194], Denbufyllin [195], Idebenon [196], Buflomedil [197], Pyritinol [198],

Hydergin [199], Sulodexid [200], Nicergolin [101, 202], Nimodipin [179, 203] und Cyclandelat [204] durchgeführt. Aufgrund der Studiendesigns in Bezug auf Ein- und Ausschlusskriterien, Zielgrößen und Fallzahlen lassen sich bei diesen Substanzen keine eindeutigen Rückschlüsse hinsichtlich ihrer Wirksamkeit ziehen.

Die Studien zu Ginkgo Biloba (EGb 761) zur Behandlung der vaskulären Demenz sind in dem Kapitel zur Behandlung der Alzheimer-Demenz aufgeführt (▶ Abschn. 4.1.1.3 »Gingko Biloba«), da in diesen Studien gemischte Patientenkollektive einbezogen wurden (▶ Empfehlung 42).

Ein Cochrane-Review kommt zu dem Schluss, dass es aufgrund von fehlenden hochwertigen Studien keine ausreichende Evidenz für eine Wirksamkeit von ASS bei vaskulärer Demenz gibt [205].

48

Es existiert keine zugelassene oder durch ausreichende Evidenz belegte medikamentöse symptomatische Therapie für vaskuläre Demenzformen, die einen regelhaften Einsatz rechtfertigen. Es gibt Hinweise für eine Wirksamkeit von Acetylcholinesterase-Hemmern und Memantin, insbesondere auf exekutive Funktionen bei Patienten mit subkortikaler vaskulärer Demenz. Im Einzelfall kann eine Therapie erwogen werden.
Empfehlungsgrad 0, Evidenzebene Ib, Leitlinienadaptation SIGN 2006

Die Behandlung der vaskulären Demenz mit einem Acetylcholinesterase-Hemmer oder Memantin ist eine Off-label-Behandlung und die Schwierigkeit des Off-label-Gebrauchs ist adäquat zu berücksichtigen.

Bezüglich der Indikation von Thrombozytenaggregationshemmern zur Prävention einer zerebralen Ischämie wird auf die Schlaganfall-Leitlinie der DGN verwiesen (S3-Leitlinie AWMF Registernummer 030–133 Sekundärprophylaxe ischämischer Schlaganfall und transitorische ischämische Attacke) [186].

49

Thrombozytenfunktionshemmer sind bei vaskulärer Demenz nicht zur primären Demenzbehandlung indiziert. Bezüglich der Indikationsstellung zum Einsatz von Thrombozytenfunktionshemmern zur Prävention einer zerebralen Ischämie wird auf die Schlaganfall-Leitlinie der DGN verwiesen.
Empfehlungsgrad 0, Evidenzebene IV, Leitlinienadaptation SIGN 2006

4.1.3 Gemischte Demenz

In der ICD-10 wird die gemischte Demenz unter F00.2 kodiert, wobei detaillierte Kriterien fehlen. Im klinischen Kontext besteht der Verdacht auf eine gemischte Demenz bei einem Krankheitsverlauf, der mit einer Alzheimer-Demenz vereinbar ist, und zusätzlich vaskuläre Ereignisse, die den Verlauf klinisch modifizieren, bzw. deutliche Hinweise auf vaskuläre Schädigungen in der zerebralen Bildgebung nachweisbar sind. Bei einem solchen Krankheitsverlauf kann das gemeinsame Vorliegen von Pathologie bei M. Alzheimer und zerebrovaskulärer Krankheit angenommen werden.

In einem placebokontrollierten RCT mit Galantamin über 24 Wochen bei Demenzkranken mit leichter bis mittelschwerer vaskulärer Demenz und Demenzkranken mit Alzheimer-Demenz und vaskulärer Komponente zeigte sich in der Subgruppe der Demenzkranken mit Alzheimer-Demenz und vaskulärer Komponente ($n = 592$) eine Überlegenheit von Galantamin in der Kognition (geschätzte Effektstärke: $d = 0{,}45$), den Alltagsfunktionen (geschätzte Effektstärke: $d = 0{,}33$) und dem klinischen Gesamteindruck [206].

Weitere RCTs mit Acetylcholinesterase-Hemmern oder Memantin, die speziell die gemischte Demenz adressieren, liegen nicht vor. Bei geringer Evidenz für die Wirksamkeit setzt die Indikationsstellung zur Therapie eine sorgfältige Nutzen- und Risikoabwägung voraus.

Die Studien zu Ginkgo Biloba (EGb 761) zur Behandlung der gemischten Demenz sind in dem Kapitel zur Behandlung der Alzheimer-Demenz aufgeführt (▶ Abschn. 4.1.1.3 »Gingko Biloba«), da in diesen Studien gemischte Patientenkollektive einbezogen wurden.

50

Es gibt gute Gründe, eine gemischte Demenz als das gleichzeitige Vorliegen einer Alzheimer-Demenz und einer vaskulären Demenz zu betrachten. Folglich ist es gerechtfertigt, Patienten mit einer gemischten Demenz entsprechend der Alzheimer-Demenz zu behandeln.
Empfehlungsgrad 0, Evidenzebene IV, Leitlinienadaptation NICE-SCIE 2007

4.1.4 Frontotemporale Demenz

Ein placebokontrollierter RCT bei frontotemporaler Demenz (n = 36, inkl. Demenzkranker mit primär progressiver Aphasie) zeigte keine Wirksamkeit von Galantamin auf Skalen zur Abbildung frontaler Funktionsstörungen und Sprachleistungen [207].

In einer doppelblinden Cross-over-Studie bei 26 Demenzkranken mit frontotemporaler Demenz mit Trazodon zeigte sich eine signifikante Abnahme der Verhaltenssymptome, insbesondere der Irritabilität, Agitiertheit, Depressivität und der Essstörungen. Es zeigte sich kein Effekt auf den MMST [208].

In einem doppelblinden placebokontrollierten RCT bei 10 Demenzkranken mit Paroxetin wurde eine Verschlechterung durch die Behandlung im Bereich von Gedächtnisleistungen und kein Effekt auf andere kognitive Leistungen oder Verhaltenssymptome nachgewiesen [209].

Insgesamt verfügen die o. g. RCTs zur frontotemporalen Demenz über eine zu geringe Fallzahl, um Aussagen zur Wirksamkeit von Therapieansätzen machen zu können.

In einem RCT über 52 Wochen bei 49 Patienten mit der Verhaltensvariante der frontotemporalen Demenz wurde Memantin mit Placebo in Bezug auf den klinischen Gesamteindruck (CIBIC-plus) verglichen. Es zeigte sich kein Unterschied zwischen den beiden Behandlungsarmen [210].

In einem RCT über 26 Wochen wurde bei 81 Patienten mit der Verhaltensvariante der frontotemporalen Demenz oder einer semantischen Demenz ebenfalls Memantin mit Placebo verglichen. Die primären Endpunkte waren Verhaltenssymptome (NPI) und klinischer Gesamteindruck (CGIC). Es zeigte sich in beiden Endpunkten kein Effekt von Memantin im Vergleich zu Placebo [211].

51

Es existiert keine überzeugende Evidenz zur Behandlung kognitiver Symptome oder Verhaltenssymptome bei Patienten mit frontotemporaler Demenz. Es kann keine Behandlungsempfehlung gegeben werden.
Empfehlungsgrad B, Evidenzebene IIb

4.1.5 Demenz bei Morbus Parkinson

Die Parkinson-Demenz ist, ebenso wie die Alzheimer-Demenz, durch ein Defizit von Acetylcholin charakterisiert [212]. Rivastigmin als Kapsel ist für die Behandlung der Demenz bei Morbus Parkinson zugelassen. Die Wirksamkeit von Rivastigmin gegenüber Placebo konnte in den Domänen Kognition (d = 0,35) und Durchführung von Alltagstätigkeiten (d = 0,34) bei 541 Demenzkranken mit einem MMST von 10–24 Punkten gezeigt werden [213, 214]. Das Rivastigmin-Pflaster ist nicht zur Behandlung der Demenz bei M. Parkinson zugelassen.

In einem RCT bei 550 Patienten mit Demenz bei M. Parkinson wurde Donepezil (5 oder 10 mg) mit Placebo über einen Zeitraum von 24 Wochen verglichen. Die primären Endpunkte waren Kognition (ADAScog) und klinischer Gesamteindruck (CIBIC-plus). In der primären ITT-Analyse waren die Effekte weder von 5 mg noch 10 mg signifikant. Bei einer Analyse unter Herausnahme der Interaktion von Behandlungsarm und Land (multinationale Studie) zeigte sich eine dosisabhängige Überlegenheit von 5 und 10 mg Donepezil in der ADAScog und von 10 mg in dem CIBIC-plus. Es zeigten sich keine signifikanten Effekte auf die sekundären Endpunkte Alltagsfunktionen oder Verhalten [215].

In einer Cochrane-Metaanalyse über 6 RCT bis 2007 mit entweder Rivastigmin oder Donepezil bei Patienten mit Demenz bei M. Parkinson oder Lewy-Körperchen-Demenz wird zusammengefasst, dass es Evidenz für Wirksamkeit von den Substanzen auf den klinischen Gesamteindruck, die Kognition und Verhaltenssymptome und Aktivitäten des täglichen Lebens bei Patienten mit Parkinson-Demenz gibt [216].

In einem RCT bei 72 Patienten mit Demenz bei M. Parkinson oder Lewy-Körperchen-Demenz über 24 Wochen zeigte sich eine signifikante Überlegenheit von Memantin im Vergleich zu Placebo auf den primären Endpunkt des klinischen Gesamteindrucks (CGIC) [217].

In einem weiteren RCT bei 195 Patienten mit entweder Demenz bei M. Parkinson (n = 120) oder Lewy-Körperchen-Demenz (n = 75) wurde die Behandlung mit Memantin oder Placebo über 26 Wochen verglichen. Es wurde kein primärer Endpunkt spezifiziert. Es zeigte sich keine Effekte in der Gruppe der Patienten mit Demenz bei M. Parkinson und auch nicht in der Gesamtgruppe [218].

52

Rivastigmin (Kapseln) ist zur antidementiven Behandlung der Demenz bei M. Parkinson im leichten und mittleren Stadium wirksam im Hinblick auf kognitive Störung und Alltagsfunktion und sollte eingesetzt werden. Es gibt Hinweise für die Wirksamkeit von Donepezil auf Kognition und klinischen Gesamteindruck bei der Demenz bei M. Parkinson.
Empfehlungsgrad B, Evidenzebene Ia, Leitlinienadaptation MOH 2007

Die Behandlung der Demenz bei M. Parkinson mit Rivastigmin-Pflaster und Donepezil ist eine Off-label-Behandlung und die Schwierigkeit des Off-label-Gebrauchs ist adäquat zu berücksichtigen.

4.1.6 Lewy-Körperchen-Demenz

In einer Cochrane-Metaanalyse über 6 RCTs mit entweder Rivastigmin oder Donepezil bei Patienten mit Demenz bei M. Parkinson oder Lewy-Körperchen-Demenz wird zusammengefasst, dass die Effekte bei der Lewy-Körperchen-Demenz unklar sind. Es wurde über im Vergleich zu Placebo vermehrtes Auftreten von motorischen Parkinson-Symptomen (meistens Tremor) berichtet, die sich aber in der klinischen Untersuchung (UPDRS) zeigten [216].

In einem RCT in Japan, der nicht in der o. g. Metaanalyse berücksichtigt wurde, wurden 140 Patienten mit Lewy-Körperchen-Demenz über 12 Wochen mit drei verschiedenen Dosierungen Donepezil (3 mg, 5 mg, 10 mg) oder Placebo behandelt. Bei der Dosierung von 5 mg und 10 mg zeigte sich eine Überlegenheit gegenüber Placebo in Bezug auf Kognition (MMST) und klinischen Gesamteindruck (CIBIC-plus). Ebenfalls zeigten sich für beide Dosierungen Effekte auf die sekundären Endpunkte Verhaltenssymptome (NPI) und Angehörigenbelastung (Zarit caregiver burden interview) [219].

Ein RCT zeigte eine Wirksamkeit von Rivastigmin auf Verhaltenssymptome bei Demenzkranken mit Lewy-Körperchen-Demenz (geschätzte Effektstärke d = 0,36) [220], [221].

In einem RCT bei 72 Patienten mit Demenz bei M. Parkinson oder Lewy-Körperchen-Demenz über 24 Wochen zeigte sich eine signifikante Überlegenheit von Memantin im Vergleich zu Placebo auf dem primären Endpunkt des klinischen Gesamteindrucks (CGIC) [217].

In einem weiteren RCT bei 195 Patienten mit entweder Demenz bei M. Parkinson (n = 120) oder Lewy-Körperchen-Demenz (n = 75) wurde die Behandlung mit Memantin oder Placebo über 26 Wochen verglichen. Es wurde kein primärer Endpunkt spezifiziert. Bei Patienten mit Lewy-Körperchen-Demenz zeigte sich eine signifikante Überlegenheit von Memantin im Vergleich zu Placebo auf den klinischen Gesamteindruck (ADCS-CGIC) und auf Verhaltenssymptome (NPI). Es zeigte sich kein Effekt auf die Kognition [218].

53

Für die antidementive Behandlung der Lewy-Körperchen-Demenz existiert keine zugelassene oder ausreichend belegte Medikation. Es gibt Hinweise für eine Wirksamkeit von Rivastigmin auf Verhaltenssymptome und von Donepezil auf Kognition, den klinischen Gesamteindruck und Verhaltenssymptome. Es gibt ferner Hinweise für die Wirksamkeit von Memantin auf den klinischen Gesamteindruck und Verhaltenssymptome, nicht aber auf Kognition. Entsprechende Behandlungsversuche können erwogen werden.
Empfehlungsgrad 0, Evidenzebene Ia

Die Behandlung der Lewy-Körperchen-Demenz mit Rivastigmin, Donepezil oder Memantin ist eine Off-label-Behandlung und die Schwierigkeit des Off-label-Gebrauchs ist adäquat zu berücksichtigen.

4.2 Pharmakologische Therapie von psychischen und Verhaltenssymptomen

Demenzerkrankungen sind neben kognitiven Störungen durch Veränderungen des Erlebens und Verhaltens charakterisiert. Für diese Symptome werden verschiedene Begriffe, wie psychische und Verhaltenssymptome, nichtkognitive Symptome, psychiatrische Symptome, psychopathologische Symptome oder herausforderndes Verhalten, verwendet. In dieser Leitlinie wird der Begriff der psychischen und Verhaltenssymptome in Analogie zum angloamerikanischen Begriff »Behavioral and Psychological Symptoms of Dementia« (BPSD) verwendet. Dieser Begriff umfasst Symptome des veränderten psychischen Erlebens, wie z. B. Depression oder Angst, und Verhaltenssymptome, wie z. B. Aggressivität. Das Auftreten solcher Symptome variiert in Häufigkeit, Dauer und Intensität über die verschiedenen Krankheitsstadien bei einzelnen Erkrankten [222].

Psychische und Verhaltenssymptome sind in ihrer Ursache multifaktoriell. Grundlage des Auftretens ist die durch die Demenzerkrankung veränderte Gehirnstruktur und -funktion [223]. Durch Funktionsveränderungen spezifischer Gehirnareale und durch Veränderung von Neurotransmittersystemen kommt es zu einer erhöhten Vulnerabilität, unter bestimmten Umgebungsbedingungen mit verändertem psychischen Erleben oder Verhalten zu reagieren. Beispiele für auslösende Umweltbedingungen können ungünstige Kommunikation, Umgebungsänderungen, aber auch neu aufgetretene körperliche Symptome (z. B. Schmerzen) sein. Psychische und Verhaltenssymptome führen in unterschiedlichem Ausmaß zu Leidensdruck und Beeinträchtigung des Erkrankten, stellen häufig für Angehörige und Pflegende eine große Belastung dar und können auch deren psychische und körperliche Gesundheit negativ beeinflussen [224]. Verhaltenssymptome und die Befähigung der Angehörigen im Umgang mit diesen Symptomen sind ein wesentlicher Prädiktor für die Aufnahme des Erkrankten in einer Pflegeeinrichtung [225].

Entsprechend der wesentlichen Rolle, die Umwelteinflüsse und subjektives Erleben des Betroffenen bei der Entstehung und Aufrechterhaltung von psychischen und Verhaltenssymptomen spielen, ist die Identifizierung von Auslösern der erste Schritt der Behandlung. Können körperliche Symptome (z. B. Schmerzen) und Umweltbedingungen (z. B. Kommunikationsverhalten, Umgebung) als ursächlich identifiziert und geändert werden, können psychische und Verhaltenssymptome abklingen. Auf die psychosozialen Interventionen, die zur Besserung dieser Symptome beitragen können, wird in dem entsprechenden Kapitel eingegangen (▶ Abschn. 4.5.1).

Soweit es die klinische Situation erlaubt, sollten alle verfügbaren und einsetzbaren psychosozialen Interventionen ausgeschöpft werden, bevor eine pharmakologische Intervention in Erwägung gezogen wird (◘ Abb. 4.2).

Psychische und Verhaltenssymptome werden in den pharmakologischen Studien zu Antidementiva meistens als sekundäre Endpunkte erfasst. Das Instrument, welches heute die größte Verbreitung zur Messung dieser Symptome in klinischen Studien bei Demenz erreicht hat, ist das »Neuropsychiatric Inventory« (NPI). Hierbei handelt es sich um ein Instrument mit zwölf Domänen von psychischen und Verhaltenssymptomen. In den meisten Fällen wird in klinischen Studien eine Veränderung des Gesamtpunktwertes angegeben. In einigen Studien finden sich Angaben zu Effekten auf Einzelsymptome.

Darüber hinaus gibt es klinische Studien zu einzelnen Symptomen bei Demenzerkrankten als primärem Endpunkt. In diesen Studien werden üblicherweise Skalen zu einer detaillierten Erfassung des einzelnen Symptomkomplexes verwendet.

54

Vor dem Einsatz von Psychopharmaka bei Verhaltenssymptomen soll ein psychopathologischer Befund erhoben werden. Die medizinischen, personen- und umgebungsbezogenen Bedingungsfaktoren müssen identifiziert und soweit möglich behandelt bzw. modifiziert werden. Darüber hinaus besteht eine Indikation für eine pharmakologische Intervention, wenn psychosoziale Interventionen nicht effektiv, nicht ausreichend oder nicht verfügbar sind. Bei Eigen- oder Fremdgefährdung, die nicht anders abwendbar ist, kann eine unmittelbare pharmakologische Intervention erforderlich sein.
Good clinical practice, Expertenkonsens

4.2.1 Wirksamkeit von Antidementiva auf globale psychische und Verhaltenssymptome ohne Differenzierung in Einzelsymptome

In zahlreichen Untersuchungen zur Wirksamkeit von Acetylcholinesterase-Hemmern wurden Verhaltenssymptome als sekundäre Zielgröße untersucht. Cochrane-Reviews kommen, basierend auf einer Metaanalyse dieser sekundären Endpunkte aus RCTs, zu dem Schluss, dass Donepezil (15 Studien) [226] und Galantamin (10 Studien) [227] eine schwache Wirksamkeit auf psychische und Verhaltenssymptome bei Demenzkranken mit leichter bis mittelschwerer Alzheimer-Demenz haben.

In den Metaanalysen des IQWiG-Berichts wird eine Wirksamkeit auf psychische und Verhaltenssymptome nur für Galantamin (3 Studien; geschätzte Effektstärke d = 0,14), nicht aber für Donepezil (3 Studien; geschätzte Effektstärke d = 0,07) [50] berichtet. In dem Ergänzungsbericht des IQWiG zu Galantamin bei leichter bis mittelschwerer Alzheimer-Demenz wird die signifikante Überlegenheit von Galantamin gegenüber Placebo auf Verhaltenssymptome bestätigt, die Größe des Effektes aber als nicht i. s. eines patientenbezogenen Nutzens relevant bewertet [128].

In der Studie zur Weiterbehandlung von Patienten mit mittelschwerer bis schwerer Alzheimer-Demenz, die dauerhaft mit Donepezil behandelt werden, zeigte sich keine Verschlechterung von Verhaltenssymptomen (sekundärer Endpunkt) durch Umsetzen von Donepezil auf Placebo [136].

In einer Metaanalyse über 3 placebokontrollierte RCT zu Donepezil in der Behandlung der schweren Demenz zeigte sich kein signifikanter Effekt auf Verhaltenssymptome im Vergleich zu Placebo [143].

Zu Rivastigmin liegen nur Ergebnisse aus offenen Studien, nicht jedoch aus placebokontrollierten RCTs, zu Effekten auf psychische und Verhaltenssymptome bei Alzheimer-Demenz vor.

In der Metaanalyse des IQWiG zu Memantin zeigte sich kein signifikanter Effekt auf psychische und Verhaltenssymptome bei Demenzkranken mit moderater bis mittelschwerer Alzheimer-Demenz [148].

Eine Metaanalyse des Cochrane-Instituts zu Memantin über 3 Studien zeigte einen schwachen Effekt auf psychische und Verhaltenssymptome bei Erkrankten mit moderater bis schwerer Demenz (Alzheimer-Demenz, gemischte Demenz, vaskuläre Demenz), nicht aber bei Erkrankten mit leichter Demenz [146].

In der o. g. Studie zur Weiterbehandlung von Patienten mit mittelschwerer bis schwerer Alzheimer-Demenz, die dauerhaft mit Donepezil behandelt werden, zeigte sich im Vergleich zur Weiterbehandlung mit Donepezil eine signifikante Abnahme von Verhaltenssymptomen durch ein Umsetzen auf Memantin oder durch die zusätzliche Gabe von Memantin [136].

In einem placebokontrollierten RCT zu Rivastigmin bei Parkinson-Demenz (n = 541) [213] und einem placebokontrollierten RCT zu Rivastigmin bei Lewy-Körperchen-Demenz (n = 120) [220] zeigten sich in der Einzel-Item-Analyse des NPI Wirksamkeit auf psychotische und andere Verhaltenssymptome.

In einer Cochrane-Metaanalyse über 6 RCTs bis 2007 mit entweder Rivastigmin oder Donepezil bei Patienten mit Demenz bei M. Parkinson oder Lewy-Körperchen-Demenz wird zusammengefasst, dass es Evidenz für Wirksamkeit von den Substanzen auf Verhaltenssymptome bei Patienten mit Parkinson-Demenz gibt. Die Effekte bei der Lewy-Körperchen-Demenz dagegen seien unklar. Betrachtet man die Einzelstudien in dieser Übersichtsarbeit, wird der Effekt auf Verhaltenssymptome durch die Studien mit Rivastigmin bedingt [216].

In einem RCT bei 550 Patienten mit Demenz bei M. Parkinson wurde Donepezil (5 oder 10 mg) mit Placebo über einen Zeitraum von 24 Wochen verglichen. Es zeigte sich kein Effekt von Donepezil auf Verhaltenssymptome [215].

In einem weiteren RCT bei 195 Patienten mit entweder Demenz bei M. Parkinson (n = 120) oder Lewy-Körperchen-Demenz (n = 75) wurde die Behandlung mit Memantin oder Placebo über 26 Wochen verglichen. Es wurde eine signifikante Reduktion von Verhaltenssymptomen in der Gruppe der Patienten mit Lewy-Körperchen-Demenz durch Memantin erreicht, nicht aber in der Gruppe der Patienten mit Demenz bei M. Parkinson und auch nicht in der Gesamtgruppe [218].

Statement

Global werden Verhaltenssymptome durch die Gabe von Galantamin und eventuell von Donepezil bei leichter bis mittelschwerer Alzheimer-Demenz positiv beeinflusst. Bei mittelschwerer bis schwerer Demenz gibt es keinen Hinweis für einen positiven Effekt von Acetylcholinesterase-Hemmern auf Verhaltenssymptome. – Memantin beeinflusst Verhaltenssymptome bei moderater bis schwerer Alzheimer-Demenz mit geringer Effektstärke. – Zur pharmakologischen Behandlung psychotischer Symptome bei Lewy-Körperchen-Demenz und Demenz bei M. Parkinson gibt es für Rivastigmin Hinweise für Wirksamkeit. Bei der Lewy-Körperchen-Demenz gibt es Hinweise für Effekte von Memantin auf Verhaltenssymptome.

4.2.2 Generelle Prinzipien der Behandlung von Demenzkranken mit psychotroper Medikation außer Antidementiva

Die Behandlung von psychischen und Verhaltenssymptomen erfordert bei unzureichender Wirkung verfügbarer psychosozialer Interventionen und Therapie mit Antidementiva gelegentlich die Anwendung psychotroper Medikamente (Antipsychotika, Antidepressiva, Antikonvulsiva, Tranquilizer). Bei der Behandlung von Demenzerkrankten mit psychotropen Substanzen sind prinzipielle Punkte zu beachten:

1. Aufgrund des häufigen Mangels an Acetylcholin bei Demenzerkrankten, der delirogenen Potenz und der potenziell negativen Effekte auf die Kognition ist die Anwendung psychotroper Medikation mit anticholinerger Wirkung zu vermeiden [43]. Übersichten über das anticholinerge Potenzial einzelner Substanzen und Substanzgruppen finden sich u. a bei Chew [228].
2. Medikamente mit sedierender Wirkung sind möglichst zu vermeiden, da die Sedierung die kognitive Leistung negativ beeinflussen und die Sturzgefahr der Erkrankten erhöhen kann.
3. Allgemeine Verfahrensweisen zur Medikamentenauswahl und Dosierung, die bei der Anwendung psychotroper Medikation bei älteren Menschen zu beachten sind, gelten bei Demenzkranken in besonderem Maße. Für ältere Patienten nicht geeignete Medikamente sind in der PRICUS-Liste aufgeführt (www.priscus.net).
4. Pharmakologische Interaktionen von Medikamenten sind zu beachten.

4.2.3 Generelle Aspekte zum Einsatz von Antipsychotika bei Demenzerkrankten

Der Einsatz von Antipsychotika bei Demenzkranken ist mit einem erhöhten Mortalitätsrisiko assoziiert. Schneider et al. beschrieben eine signifikante Erhöhung des Mortalitätsrisikos um den Faktor 1,54 in einer Metaanalyse über 15 RCTs zu atypischen Antipsychotika (Aripiprazol, Olanzapin, Quetiapin, Risperidon) bei 3.353 Demenzkranken mit Alzheimer-Demenz [229]. Eine große retrospektive Registerstudie mit 29.259 Personen mit Demenz, die ausgewählt wurden bezüglich der Einnahme von atypischen bzw. typischen Antipsychotika und die mit dazu »gematchten« Personen, die keine Antipsychotika einnahmen, verglichen wurden, zeigte ein leicht erhöhtes signifikantes Mortalitätsrisiko sowohl bei Erkrankten, die Zuhause leben (adjustierte Hazard Ratio: 1,31) wie bei Bewohnern von Altenpflegeeinrichtungen (adjustierte Hazard Ratio: 1,55). Gegenüber Atypika (Olanzapin, Quetiapin, Risperidon,) zeigten Typika (Chlorpromazin, Flupenthixol, Fluphenazin, Haloperidol, Loxapin, Pericyazin, Perphenazin, Pimozid, Thioridazin, Trifluoperazin) ein vergleichbares Mortalitätsrisiko (Zuhause Lebende: adjustierte Hazard Ratio: 1,55, Altenpflegeeinrichtungen: adjustierte Hazard Ratio: 1,26) [230].

Das höhere Mortalitätsrisiko durch typische Antipsychotika wurde ferner in einer unabhängigen großen retrospektiven Kohortenstudie bei 22.890 Demenzkranken gezeigt (relatives Mortalitätsrisiko innerhalb der ersten 180 Tage nach Behandlungsbeginn: 1,37) [231].

Ein höheres Risiko für Typika im Vergleich zu Atypika wurde in weiteren Studien gezeigt. In einer retrospektiven Verterans-Affairs-Kohortenstudie bei 33.604 Patienten zeigte sich das höchste Mortalitätsrisiko für Haloperidol (relatives Risiko: 1,54) im Vergleich zur Gabe von Risperidon als Referenzsubstanz. Olanzapin unterschied sich nicht von Risperidon. Quetiapin zeigte ein geringeres Risiko als Risperidon (relatives Risiko: 0,73). Besonders hoch war das Mortalitätsrisiko durch Haloperidol in den ersten 30 Behandlungstagen [232].

Vergleichbare Daten wurden aus einer norwegischen Registerstudie mit 29.940 Patienten berichtet. Es zeigte sich eine Risikoerhöhung für Tod bei Patienten mit Alzheimer-Demenz durch die Einnahme von Antipsychotika in den ersten 30 Tagen (Hazard Ratio: 2,1), aber auch in der Langzeitbehandlung bis zu 6 Jahren (Harzard Ratio: 1,7). Auch in dieser Studie war Haloperidol mit einem höheren Risiko assoziiert als Risperidon (Hazard Ratio im Vergleich zu Risperidon: 1,7 in den ersten 30 Tagen; 1,4 im Verlauf bis zu 6 Jahren) [233].

In einer Registerstudie bei 136.393 Personen zeigte sich ebenfalls im Vergleich zu Risperidon ein erhöhtes Mortalitätsrisiko durch Haloperidol (Hazard Ratio: 1,18) und ein geringeres Mortalitätsrisiko von Quetiapin (Hazard Ratio: 0,81) und Olanzapin (Hazard Ratio: 0,82). Für Haloperidol, Risperidon und Olanzapin zeigten sich Dosiseffekte in Bezug auf das Mortalitätsrisiko, nicht aber für Quetiapin [234].

In mehreren jüngeren prospektiven Beobachtungsstudien mit Prädiktionsmodellen, die mehrere Variablen umfassen, zeigt sich allerdings, dass unter Berücksichtigung zusätzlicher Faktoren die Einnahme von Antipsychotika als Prädiktor für Mortalität nicht immer signifikant war.

In einer französischen Verlaufsstudie bei 534 Patienten mit Alzheimer-Demenz aus Gedächtnisambulanzen war die Einnahme von Antipsychotika nicht mehr mit einer Mortalitätserhöhung assoziiert, wenn der Demenzschweregrad in dem Modell berücksichtigt wurde [235].

In einer amerikanischen Kohorte von 957 Patienten mit Alzheimer-Demenz zeigte sich kein erhöhtes Mortalitätsrisiko durch die Einnahme von atypischen Antipsychotika, wenn Kovarianten (u. a. Kognition, Begleiterkrankungen) in das Prädiktionsmodell genommen wurden. Wenn zusätzlich das Vorliegen psychotischer Symptome in das Modell aufgenommen wurde, zeigte sich auch für typische Antipsychotika kein erhöhtes Mortalitätsrisiko [236].

In einer italienischen Verlaufsstudie bei 1.618 Patienten war in einem Prädiktionsmodell mit verschiedenen Variablen nur Alter mit Mortalität assoziiert, nicht aber die Einnahme von Antipsychotika [237].

In einer Registerstudie bei 1.531 Patienten mit vaskulärer Demenz wurde keine Risikoerhöhung für Mortalität durch Antipsychotika beschrieben. Haloperidol wurde in der Studie nicht untersucht [238].

In einem multizentrischen prospektiven placebokontrollierten doppelblinden RCT zum Absetzen von Antipsychotika bei Bewohnern von Altenpflegeeinrichtungen mit mittelschwerer bis schwerer Alzheimer-Demenz wurde eine signifikant reduzierte Langzeitüberlebensrate für die mit Antipsychotika weiter behandelten Demenzkranken wie folgt gezeigt: 24-Monats-Überlebensrate 46 % (Verum) vs. 71 % (Placebo); 36-Monats-Überlebensrate 30 % (Verum) vs. 59 % (Placebo) [239].

Darüber hinaus ist ein erhöhtes Risiko durch Antipsychotika bezüglich des Auftretens zerebrovaskulärer Ereignisse bei Demenzerkrankten beschrieben worden. Die ersten Berichte aus zusammengefassten Analysen von RCTs betrafen Risperidon und Olanzapin.

In vier placebokontrollierten RCTs bei Alzheimer-Demenz oder vaskulärer Demenz (n = 1.266) zeigte sich während der Studienzeiträume von ein bis drei Monaten ein verdoppeltes Risiko, ein zerebrovaskuläres Ereignis unter der Einnahme von Risperidon zu erleiden (4 % vs. 2 % Ereignisse) [240].

In fünf Studien mit Olanzapin (1–15 mg) vs. Placebo bei insgesamt 1.673 Demenzkranken zeigte sich eine nichtsignifikante Erhöhung des relativen Risikos für zerebrovaskuläre Ereignisse von 3,7. Die Behandlungszeiträume umfassten sechs bis zehn Wochen [241]. In einer weiteren retrospektiven Analyse von Beobachtungsstudien war das Risiko für zerebrovaskuläre Ereignisse bei Demenzkranken für Quetiapin nicht signifikant von Risperidon und Olanzapin verschieden [242].

In einer Registerstudie mit einem sogenannten »Self-controlled«-Design, bei dem ein Individuum im longitudinalen Verlauf als seine eigene Kontrollperson gewertet wird, zeigte sich bei 6.790 älteren Personen in England eine Risikoerhöhung für einen Schlaganfall bei Demenzkranken (n = 1.423) von 3,5 durch die Einnahme von Antipsychotika. In dieser Studie war das Risiko für einen Schlaganfall bei Personen, die atypische Antipsychotika einnahmen, numerisch höher als für Personen, die typische Antipsychotika einnahmen. Es zeigte sich ferner ein Zusammenhang des Risikos mit der Zeit seit Einnahme des Antipsychotikums. Je länger die Einnahme des Antipsychotikums zurücklag, desto mehr nahm die Risikoerhöhung ab und war nach 70 Tagen für Atypika und nach 141 Tagen für Typika nicht mehr signifkant [243].

In einer neueren Übersichtsarbeit über zwei Metaanalysen, 13 RCTs, 7 Kohortenstudien und 4 Fall-Kontroll-Studien zu älteren Patienten, die Antipsychotika einnehmen, traten zerebrovaskuläre Ereignisse in 2–4 % der Patienten, die mit Antipsychotika behandelt wurden, auf. In den Fall-Kontroll-Studien zeigte sich eine Risikoerhöhung für zerebrovaskuläre Ereignisse um den Faktor 1,3–2,0 durch Antipsychotika. Risikofaktoren für zerebrovaskuläre Ereignisse waren Alter, kognitive Beeinträchtigung und vaskuläre Erkrankungen. Es gab Hinweise darauf, dass die meisten zerebrovaskulären Ereignisse am Anfang der Antipsychotikabehandlung auftreten [244].

Die Gabe von Antipsychotika bei Patienten mit Demenz kann auch zu einer kognitiven Verschlechterung beitragen. In der Effectiveness-Studie CATIE-AD wurden 412 Patienten mit Alzheimer-Demenz und psychotischen Symptomen oder agitiertem/aggressivem Verhalten in die Behandlungsarme Olanzapin oder Risperidon oder Quetiapin oder Placebo mit jeweils flexibler Dosis randomisiert. Wechsel in den Studienarmen waren randomisiert möglich, falls dies von dem Studienarzt für sinnvoll erachtet wurde. Die Behandlungsdauer war 36 Wochen mit Visiten nach Woche 12 und 24. Die Daten von 357 Patienten konnten in die Analyse eingebracht werden. Die Patienten, die Antipsychotika erhielten, zeigten eine schnellere kognitive Verschlechterung als die Patienten, die Placebo erhielten (MMST, weitere kognitive Instrumente) [245].

Über diese Risiken hinaus sind die potenziellen, z. B. extrapyramidalen, kardialen oder orthostatischen Nebenwirkungen dieser Medikamente sowie die Gefahr von Stürzen zu beachten, welche alle bei Personen mit Demenz im besonderen Maße auftreten können. Es gelten die entsprechenden allgemeinen Vorsichtsmaßnahmen für die jeweils einzelne Substanz.

In einem bereits oben erwähnten multizentrischen RCT wurden 128 Demenzkranke mit Alzheimer-Demenz, die ein Antipsychotikum erhielten, für ein Jahr doppelblind entweder mit diesem Medikament oder mit einem Placebo weiterbehandelt. Es zeigte sich keine signifikante Zunahme von psychischen und Verhaltenssymptomen in der Placebogruppe im Vergleich zur antipsychotisch weiterbehandelten Gruppe [246].

In einem Cochrane-Review wurden 9 Absetzstudien von Antipsychotika bei Demenz (7 in stationären Pflegeheimen) ausgewertet. In der überwiegenden Zahl der Studien zeigte sich keine psychopathologische Verschlechterung bei den Patienten durch Absetzen von Antipsychotika. Die Autoren schlussfolgern, dass Absetzversuche in die klinische Praxis implementiert werden sollten [247].

In einer Absetzstudie wurden 180 ambulante Alzheimer-Demenz-Patienten mit psychotischen Symptomen oder Agitation offen über 16 Wochen mit Risperidon behandelt. Die Patienten, die respondierten, wurden randomisiert in eine verblindete Weiterbehandlung über 32 Wochen, in eine verblindete Weiterbehandlung über 16 Wochen mit nachfolgendem Umsetzen auf Placebo oder in eine unmittelbare Placebobehandlung. Die mittlere Dosis der offenen Behandlungsphase war 0,97 mg. 112 Patienten zeigten eine Besserung der Symptome, hiervon wurden 110 wie oben beschrieben randomisiert. In den ersten 16 Wochen zeigten signifikant mehr Patienten in der Placebogruppe ein erneutes Auftreten der Symptome als in der Verumgruppe (60 % vs. 33 %; Hazard Ratio 1,94). In den zweiten 16 Wochen zeigten ebenfalls signifikant mehr Patienten in der Placebogruppe ein erneutes Auftreten der Symptome als in der Verumgruppe (48 % vs. 15 %; Hazard Ratio: 4,88). Es zeigte sich kein Unterschied in den Gruppen in Bezug auf Nebenwirkungen oder Tod [248].

55

Die Gabe von Antipsychotika bei Patienten mit Demenz ist wahrscheinlich mit einem erhöhten Risiko für Mortalität und für zerebrovaskuläre Ereignisse assoziiert. Es besteht wahrscheinlich ein differenzielles Risiko, wobei Haloperidol das höchste und Quetiapin das geringste Risiko hat. Das Risiko ist in den ersten Behandlungswochen am höchsten, besteht aber wahrscheinlich auch in der Langzeitbehandlung. Es besteht ferner wahrscheinlich das Risiko für beschleunigte kognitive Verschlechterung durch die Gabe von Antipsychotika bei Demenz. Patienten und rechtliche Vertreter müssen über dieses Risiko aufgeklärt werden. Die Behandlung soll mit der geringstmöglichen Dosis und über einen möglichst kurzen Zeitraum erfolgen. Der Behandlungsverlauf muss engmaschig kontrolliert werden.
Empfehlungsgrad A, Evidenzebene Ia und III

4.2.3.1 Antipsychotikabehandlung bei Patienten mit Parkinson-Demenz und Lewy-Körperchen-Demenz

Eine Sonderstellung bei der Behandlung mit Antipsychotika nehmen Patienten mit Parkinson-Demenz, Lewy-Körperchen-Demenz und verwandten Erkrankungen ein (s. Eingangsbewertung). Bei dieser Patientengruppe besteht ein besonderes Risiko für Nebenwirkungen von Antipsychotika, insbesondere i. S. ausgeprägter Verschlechterung der Beweglichkeit und der Vigilanz [249]. Antipsychotika, inklusive der meisten atypischen Antipsychotika, sind daher bei dieser Patientengruppe kontraindiziert.

In einer Übersicht über drei placebokontrollierte RCTs zur Behandlung psychotischer Symptome bei Morbus Parkinson zeigte sich Clozapin (bis zur mittleren Dosis von 36 mg) gegenüber Placebo in Bezug auf antipsychotische Wirksamkeit überlegen [249]. Es traten aber signifikant häufiger eine Verschlechterung der Parkinson-Symptomatik und Somnolenz in zwei RCTs auf [250, 251]. Quetiapin (bis zur mittleren Dosis von 170 mg) zeigte in zwei RCTs im Vergleich zu Placebo keine antipsychotische Wirksamkeit und keine Verschlechterung der Parkinson-Symptomatik [252, 253]. Olanzapin (bis zur mittleren Dosis von 5 mg) zeigte in drei RCTs keinen antipsychotischen Effekt, aber eine Zunahme der Parkinson-Symptomatik [254, 255].

In einer Vergleichsstudie mit Clozapin (mittlere Dosis: 26 mg) und Quetiapin (mittlere Dosis: 91 mg) bei 40 Patienten zeigten beide Gruppen eine Verbesserung der psychotischen Symptome ohne Verschlechterung der Parkinson-Symptomatik [256].

Zu beachten ist, dass Clozapin anticholinerge Nebenwirkungen besitzt.

56

Für Patienten mit Parkinson-Demenz, Lewy-Körper-Demenz und verwandten Erkrankungen sind klassische und viele atypische Neuroleptika kontraindiziert, da sie Parkinson-Symptome verstärken und Somnolenzattacken auslösen können. Einsetzbare Neuroleptika bei diesen Erkrankungen sind Clozapin und mit geringerer Evidenz Quetiapin.
Good clinical practice, Expertenkonsens

4.2.4 Generelle Aspekte zum Einsatz von Benzodiazepinen bei Demenzerkrankten

Benzodiazepine werden häufig bei älteren Menschen verordnet. Die Anwendung bei Menschen mit Demenz ist problematisch wegen der negativen Effekte auf die Kognition, der Erhöhung der Sturzgefahr, möglicher paradoxer Reaktionen und des Abhängigkeitspotenzials, welches bei plötzlichem Absetzen mit der Gefahr eines Delirs verbunden ist. In Ausnahmefällen kommen Einzeldosen kurzwirksamer Präparate in Betracht. Präparate mit langer Halbwertszeit sollen vermieden werden.

57

Benzodiazepine sollen bei Patienten mit Demenz nur bei speziellen Indikationen kurzfristig eingesetzt werden.
Empfehlungsgad 0, Leitlinienadaptation SIGN 2006

4.2.5 Generelle Aspekte zum Einsatz von Antidepressiva bei Demenzerkrankten

Demenzerkrankte sind sehr häufig sensibel gegenüber zentral-anticholinerg wirksamen Medikamenten. Daher sollen klassische, z. B. trizyklische Antidepressiva mit zentral-anticholinergem Effekt, nicht gegeben werden. Sedierende Medikamente erhöhen die Sturzgefahr und können die kognitive Leistung bei Patienten mit Demenz verschlechtern. Bei allen Substanzen wird generell zunächst eine niedrigere Dosierung gewählt als bei jüngeren Patienten.

4.2.6 Pharmakologische Behandlung des Delirs

Delirien stellen eine häufige und in vielen Fällen nicht erkannte Komplikation im Verlauf einer Demenz dar. Sie können hyperaktiv, hypoaktiv und in Mischformen auftreten. Da die Manifestation eines Delirs bei Demenzkranken mit einer ungünstigen Prognose assoziiert ist, z. B. in Bezug auf eine anhaltende Verschlechterung der kognitiven Leistungsfähigkeit, sollten die vorhandenen Möglichkeiten einer Prävention bzw. Frühintervention eines Delirs ausgeschöpft werden [257]. Maßnahmen zur Prävention umfassen u. a. Vermeidung delirogener Medikamente, Sicherstellung ausreichender Flüssigkeitsaufnahme und Früherkennung von komorbiden Erkrankungen (z. B. Infektionen). Bei bestehendem Delir ist eine Behandlung des Auslösers erforderlich. Darüber hinaus ist ggf. eine symptomatische Behandlung des Delirs notwendig.

4.2.6.1 Antipsychotika

In einem Review über RCTs, klinischen Studien, Reviews und Metaanalysen zur Behandlung des Delirs bei Menschen über 65 Jahren, unabhängig von dem Bestehen einer Demenz, wird Evidenz für Wirksamkeit von Risperidon (0,5–4 mg), Olanzapin (2,5–11,6 mg) und in einer geringen Anzahl von Studien auch für Quetiapin (Dosis nicht angegeben) berichtet. Die Wirkung der genannten Substanzen war gleich der Wirkung von Haloperidol. Es zeigten sich aber weniger extrapyramidale Nebenwirkungen [258].

Es gibt auch Hinweise, dass bei Patienten mit Delir, unabhängig vom Bestehen einer Demenz, eine niedrige Dosis von Haloperidol (< 3 mg) nicht mit einer erhöhten Nebenwirkungsrate im Vergleich zu atypischen Antipsychotika assoziiert ist [259].

Generell ist die Studienqualität bei Untersuchungen zum Delir gering und es liegen keine RCTs zur speziellen Behandlung von Delir bei Demenz vor.

58

Nach diagnostischer Abklärung kann ein Delir bei Demenz mit Antipsychotika behandelt werden. Antipsychotika mit anticholinerger Nebenwirkung sollen vermieden werden.
Empfehlungsgrad 0, Expertenkonsens

4.3 Pharmakologische Behandlung einzelner psychischer und Verhaltenssymptome und -symptomkomplexe

In einer europäischen Untersuchung bei 2.808 ambulant betreuter Demenzkranker mit Alzheimer-Demenz aller Schweregrade (Mittelwerte MMST: 17,6; SD: 6,1) wurden mittels des Neuropsychiatric Inventory (NPI) die Häufigkeit und das gemeinsame Auftreten von psychischen und Verhaltenssymptomen untersucht. Es wurden vier Symptomcluster identifiziert. Die Cluster werden wie folgt bezeichnet:

affektive Symptome (Depression, Angst), Hyperaktivität (Agitation, Euphorie, Enthemmung, Irritierbarkeit, auffälliges motorisches Verhalten), psychotische Symptome (Wahn, Halluzination, nächtliche Unruhe) und Apathie (Apathie, Essstörungen) [260].

Im Folgenden orientiert sich die Darstellung der medikamentösen Behandlungsempfehlungen von psychischen und Verhaltenssymptomen im Wesentlichen an diesen Symptomclustern. Es werden Empfehlungen, unterteilt nach Wirkstoffgruppen und einzelnen Substanzen, gegeben.

4.3.1 Affektive Symptome

4.3.1.1 Depression

Die depressive Episode im Rahmen der Demenz ist durch gedrückte Stimmung und weitere Symptome nach ICD-10 definiert. Antriebsstörungen können auch ohne gedrückte Stimmung bei Demenzkranken auftreten und werden dann eigenständig mit dem Begriff der Apathie bezeichnet [260].

4.3.1.1.1 Antidementiva

In einer Übersichtsarbeit über RCTs zu Antidementiva wird aus sekundären Endpunktanalysen des NPI-Einzel-Items Depression eine Wirksamkeit von Donepezil auf depressive Symptome im Vergleich zu Placebo bei mittelschwer bis schwer Erkrankten in zwei Studien berichtet [261]. Darüber hinaus liegen keine Hinweise auf Wirksamkeit von Antidementiva auf depressive Symptome bei Demenzkranken aus RCTs vor.

4.3.1.1.2 Antidepressiva

In einer Metaanalyse über fünf RCTs zeigt sich eine Wirksamkeit von Antidepressiva gegenüber Placebo sowohl bezogen auf Response als auch auf Remission (Verum: n = 82, Placebo: n = 83). Es wird eine »Number Needed to Treat« (NNT) in Bezug auf Response und Remission der Depression von jeweils 5 angegeben [262]. Dies entspricht ungefähr der NNT in Antidepressivastudien bei Betroffenen ohne Demenz. Die eingeschlossenen Studien prüften folgende Medikamente: Imipramin 83 mg/maximal täglich, Clomipramin 100 mg/maximal täglich, Sertralin 100 mg/maximal täglich; Sertralin 150 mg/ maximal täglich und Fluoxetin 40 mg/maximal täglich. Der Schweregrad der Erkrankung in den Studien umfasste die leichte bis schwere Demenz. Die maximale Fallzahl in einer einzigen Studie waren 44 Patienten.

Es zeigte sich kein erhöhtes Auftreten von Nebenwirkungen oder erhöhte Drop-out-Zahlen in den Verumgruppen. Aufgrund der kleinen Fallzahlen lässt sich aber keine Aussage zum Risiko der Antidepressivabehandlung ableiten. Ebenso lässt sich aus der Metaanalyse keine Überlegenheit einer einzelnen Substanz oder Substanzgruppe ableiten. In den zwei Studien mit trizyklischen Antidepressiva wurde eine Verschlechterung der Kognition gezeigt. Bei keiner Studie kam es zu einer Besserung der Kognition [262].

Aus einem RCT mit 511 Demenzkranken mit Depression nach DSM-III-Kriterien zeigte sich eine Überlegenheit von 400 mg Moclobemid im Vergleich zu Placebo bei guter Verträglichkeit. Nach 42 Tagen Behandlung zeigten 59 % der Demenzkranken unter Placebo einer Besserung und 71 % unter Verum [263].

In einem placebokontrollierten RCT bei 149 älteren Studienteilnehmer mit und ohne Demenz zeigte sich eine Überlegenheit von Citalopram [264]. In einem RCT ohne Placebokontrolle fand sich kein Unterschied in der Wirksamkeit zwischen Citalopram (20–40 mg) und Mianserin (30–60 mg) bei 336 älteren Probanden mit und ohne Demenz [265].

In einer Vergleichsuntersuchung von Imipramin (50–100 mg) und Paroxetin (20–40 mg) bei 198 Demenzkranken mit Depression zeigte sich gleiche Wirksamkeit bei einem nichtsignifikanten Trend zu häufigeren anticholinergen und schweren, nicht-tödlichen Ereignissen in der Imipramin-Gruppe [266].

In einer Vergleichsuntersuchung von Fluoxetin (10 mg) und Amitriptylin (25 mg) bei 37 Demenzkranken mit Depression zeigte sich eine gleiche Wirksamkeit beider Substanzen in Bezug auf die Symptomatik der Depression bei einer höheren Drop-out-Rate in der Amitriptylin-Gruppe [267].

In einem placebokontrollierten RCT mit 31 Demenzkranken mit Depression mit Venlafaxin zeigte sich keine Wirksamkeit [268]. Aufgrund der Größe der Studie kann hieraus aber keine ausreichende Evidenz für fehlende Wirksamkeit von Venlafaxin abgeleitet werden.

In den letzten Jahren sind weitere RCTs zur Behandlung der Depression bei Alzheimer-Demenz durchgeführt worden. Die Autoren des oben bereits genannten RCT zum Vergleich von Sertralin mit Placebo bei 44 Patienten, die eine signifikante Überlegenheit von Sertralin zeigte [269], führten eine Replikationsstudie hierzu durch. In der neuen Studie wurden 131 Patienten mit Alzheimer-Demenz und Depression (MMST: 10–26 Punkte) auf Sertralin (100 mg) oder Placebo randomisiert und über einen Zeitraum von 12 Wochen behandelt. Es zeigte sich keine Überlegenheit von Sertralin auf die Endpunkte klinischer Gesamteindruck (ADCS-CGIC) und Depressivität (Cornell Scale for Depression in Dementia, CSDD). Die Patienten in der Sertralin-Gruppe zeigten mehr gastrointestinale und respiratorische Nebenwirkungen [270].

In einem weiteren RCT bei 326 Patienten mit Alzheimer-Demenz und Depression (mittlerer MMST: 18 Punkte) wurde die Behandlung mit Sertralin (Zieldosis 150 mg), Mirtazapin (Zieldosis 45 mg) und Placebo verglichen. Einschlusskriterien waren das Vorliegen einer behandlungsbedürftigen Depression nach Einschätzung des Arztes und ein Score von > 7 Punkten auf der CSDD. Es zeigte sich weder nach 13 noch nach 39 Wochen ein Unterschied in der CSDD zwischen den Behandlungsarmen. Die Patienten in den Verumarmen zeigten mehr Nebenwirkungen [271]. Anzumerken ist, dass es eine Verbesserung der Depressivität in allen Behandlungsarmen gab, auch in dem Placeboarm.

Anzumerken ist ferner, dass in den beiden neueren RCTs die Patienten einen geringeren Schweregrad der Depression aufwiesen als in dem ersten RCT zu Sertralin [269].

59

Es gibt Hinweise für die Wirksamkeit einer medikamentösen antidepressiven Therapie bei Patienten mit Demenz und Depression. Bei der Ersteinstellung und Umstellung sollten trizyklische Antidepressiva aufgrund des Nebenwirkungsprofils nicht eingesetzt werden.
Empfehlungsgrad B, Evidenzebene Ib

4.3.1.2 Angst

Angstsymptome, wie innere Anspannung, Befürchtungen und Nervosität, können bei Demenzkranken auftreten. Sie sind häufig, aber nicht immer, vergesellschaftet mit Symptomen einer Depression. Es existieren keine RCTs, die Angstsymptome als primären Endpunkt bei Demenzkranken untersucht haben.

Post-hoc-Analysen von Einzel-Items des sekundären Endpunktes NPI aus RCTs zu Antidementiva haben signifikante Effekte auf Angstsymptome durch Galantamin bei Demenzkranken mit leichter bis mittelschwerer [272] und durch Donepezil bei mittelschwerer bis schwerer Demenz [273] gezeigt. Da es sich hierbei aber um sekundäre Analysen von Einzel-Items handelt, ist die Evidenz nicht ausreichend, um hieraus eine Therapieempfehlung abzuleiten.

Bei Nicht-Demenzerkrankten werden Antidepressiva und Pregabalin zur Behandlung von Angststörungen eingesetzt und sind auch für diese Indikation zugelassen. Daraus abgeleitet ist eine Behandlung von Angstsymptomen bei Demenzkranken im Einzelfall vertretbar und möglicherweise wirksam.

Benzodiazepine und Antipsychotika zur Behandlung von Angstsymptomen sollten vermieden werden. Der Einsatz ist nur bei sehr ausgeprägter und quälender Angstsymptomatik, die durch andere Behandlungen nicht beherrschbar ist, im Einzelfall gerechtfertigt.

Statement
Es existiert für die Therapie der Angst und Angststörung bei Patienten mit Demenz keine evidenzbasierte medikamentöse Behandlung.

4.3.2 Hyperaktivität

Der Symptomcluster Hyperaktivität besteht aus den Symptomen agitiertes Verhalten/Aggressivität, Euphorie, Enthemmung und psychomotorische Unruhe. Die Clusterbildung bezieht sich auf ein statistisch gehäuftes gemeinsames Auftreten dieser Symptome entsprechend der NPI-Skala [260]. Dies bedeutet nicht, dass bei Einzelnen die Symptome immer gemeinsam auftreten. Im Folgenden werden die Symptome separat dargestellt.

4.3.2.1 Agitiertes Verhalten/Aggressivität

Unter dem Begriff des agitierten Verhaltens wird Unruhe mit erhöhter Anspannung und gesteigerte Psychomotorik verstanden. Häufig tritt verstärkte Reizbarkeit mit zum Teil konfrontativen Verhaltensweisen verbaler und körperlicher Art gegenüber anderen auf. In klinischen Studien wird agitiertes Verhalten häufig gemeinsam mit dieser Art von aggressivem Verhalten untersucht, u. a. auch, weil die Messinstrumente (NPI, Cohen Mansfield Agitation Scale) aggressives Verhalten unter agitiertes Verhalten subsumieren. Daher werden beide Symptomkomplexe im Folgenden zusammen dargestellt.

Agitiertes Verhalten und Aggressivität stellen eine sehr hohe Belastung für Pflegende dar. Meist resultieren diese Verhaltensweisen aus dem Eindruck, sich nicht verständlich machen zu können, aus Angst oder dem Gefühl, beeinträchtigt zu werden. Oft helfen bereits Verständnis, eine Änderung von Kommunikationsformen und eine Modifikation der Lebens- und Wohnsituation. Für die erfolgreiche Änderung aufrechterhaltender Umstände ist eine genaue Exploration der jeweiligen Bedingungsfaktoren notwendig. Eine pharmakologische Behandlung sollte erst in Erwägung gezogen werden, wenn alle Modifikationen der Umwelt und der Kommunikation, die möglich sind, durchgeführt und alle verfügbaren psychosozialen Interventionen eingesetzt wurden. Aufgrund der hohen Belastung des Betroffenen und der Pflegenden liegt eine im Vergleich zu anderen Verhaltenssymptomen umfangreichere Literatur zu pharmakologischen Interventionen vor.

4.3.2.1.1 Antidementiva

In einem placebokontrollierten RCT bei 272 Demenzkranken mit mittelschwerer bis schwerer Demenz mit einem Antidementivum (Donepezil) zu agitiertem Verhalten als primären Endpunkt, die auf eine verhaltensmodifizierende Therapie nicht ansprachen, zeigte sich keine Wirksamkeit [274]. Ein ähnlicher Befund zeigte sich aus einer Analyse über drei RCTs für Demenzkranke mit leichter bis mittelschwerer Demenz für Galantamin [272].

In einem weiteren RCT wurden 149 Patienten mit Alzheimer-Demenz aus Pflegeeinrichtungen oder Krankenhäusern randomisiert und über 12 Wochen mit Memantin oder Placebo behandelt. Es zeigte sich kein Effekt auf den primären Endpunkt (Cohen Mansfield Agitation Inventory, CMAI). Es zeigte sich allerdings Überlegenheit von Memantin gegenüber Placebo auf die sekundären Endpunkte NPI und Kognition [275].

In einer Studie bei 369 mittelschwer bis schwer erkrankten Alzheimer-Demenz-Patienten mit agitiertem Verhalten wurde im Rahmen einer 24-Wochen-Behandlung kein signifikanter Effekt von Memantin im Vergleich zu Placebo auf agitiertes Verhalten gezeigt [276].

4.3.2.1.2 Antipsychotika

Es liegen placebokontrollierte RCTs zur Behandlung von agitiertem Verhalten und Aggression bei Demenzkranken mit Antipsychotika vor. Häufig haben die betroffenen Demenzkranken auch psychotische Symptome (Wahn/Halluzinationen) und die Substanzen wurden für beide Symptomkomplexe gleichzeitig geprüft, sodass eine exakte Auftrennung der Studien nach diesen Symptomkomplexen nicht immer möglich ist.

Die Teilnehmer an den Studien befanden sich überwiegend im mittleren bis schweren Krankheitsstadium. Die Studien sind zum Teil bei Demenzkranken im häuslichen Umfeld, aber auch bei Pflegeheimbewohnern durchgeführt worden. Das Alter der Demenzkranken lag bei den meisten Studien mit über 80 Jahren höher als das Alter der Demenzkranken in den meisten Antidementivastudien. Frauen waren mit bis zu 80 % in den Studien deutlich häufiger als Männer vertreten. Das Protokoll erlaubte bei einigen Studien neben dem Einschluss von Demenzkranken mit Alzheimer-Demenz auch den Einschluss von Demenzkranken mit gemischter oder vaskulärer Demenz. Die Dauer der Studien betrug im Regelfall 6–12 Wochen (▶ Abschn. 4.3.3.1 »Antipsychotika«).

▪ Haloperidol

Die Dosierung in klinischen Prüfungen zu Haloperidol bei Demenzkranken lag im Regelfall zwischen 0,5 und 2 mg. Ein Cochrane-Review zu Haloperidol zur Behandlung von agitiertem Verhalten bei Demenzkranken über fünf Studien fand keinen Hinweis für die Wirksamkeit von Haloperidol gegenüber Placebo. Es fanden sich allerdings Hinweise für eine Abnahme von aggressivem Verhalten in drei RCTs (d = 0,31). Unter der Behandlung mit Haloperidol zeigte sich ein erhöhtes Auftreten von extrapyramidalen Nebenwirkungen [277].

Im einem RCT zu Risperidon (0,5–2 mg) und Haloperidol (0,5–2 mg) bei 58 Demenzkranken mit agitiertem Verhalten zeigte Haloperidol gleiche Wirksamkeit bei vermehrten extrapyramidalmotorischen Nebenwirkungen [278]. In einem weiteren RCT bei 120 Demenzkranken war Haloperidol (0,5–1,5 mg) Risperidon (0,5–1,5 mg) in der Wirksamkeit auf Agitation und aggressives Verhalten unterlegen und zeigte mehr Nebenwirkungen [279]. In einem RCT bei 58 Demenzkranken zeigte sich in Bezug auf Wirksamkeit und Nebenwirkungen kein Unterschied zwischen Olanzapin (mittlere Dosis: 4,71 mg) und Haloperidol (mittlere Dosis: 1,75 mg) [280].

Bei allen Vergleichsstudien ohne Placebo kann nur ein Wirksamkeitsunterschied zwischen Substanzen getestet werden, nicht aber die Wirksamkeit der Substanz per se.

60

Haloperidol wird aufgrund fehlender Evidenz für Wirksamkeit nicht zur Behandlung von Agitation empfohlen. Es gibt Hinweise auf Wirksamkeit von Haloperidol auf aggressives Verhalten mit geringer Effektstärke. Unter Beachtung der Risiken (extrapyramidale Nebenwirkungen, zerebrovaskuläre Ereignisse, erhöhte Mortalität) kann der Einsatz bei diesem Zielsymptom erwogen werden.
Empfehlungsgrad A, Evidenzebene Ia

▪ Atypische Antipsychotika

Ein Cochrane-Review über 15 RCTs (neun in der metaanalytischen Auswertung) berichtet eine Überlegenheit von Risperidon gegenüber Placebo in der Behandlung von Aggressivität und Agitation. Es zeigte sich zusätzlich ein erhöhtes Auftreten zerebrovaskulärer Ereignisse, extrapyramidaler Symptome und weiterer Nebenwirkungen und höhere Drop-out-Raten in den Verumgruppen im Vergleich zu den placebobehandelten Demenzkranken sowie eine erhöhte Mortalität [281].

Nach Aussage des genannten Reviews standen für weitere Antipsychotika keine ausreichenden Daten zur Verfügung, um eine Beurteilung vornehmen zu können.

In einer weiteren Metaanalyse über 16 Studien (fünf mit Risperidon, fünf mit Olanzapin, drei mit Quetiapin, drei mit Aripiprazol) mit zum Teil überlappenden Studien der o. g. Metaanalyse zeigte sich eine Wirksamkeit von Risperidon (0,5–2 mg) und Aripiprazol (2,5–15 mg) auf Agitation. Olanzapin (1–10 mg) und Quetiapin (25–600 mg) zeigten keine Wirksamkeit auf Agitation. Bei der Behandlung mit Antipsychotika zeigten sich vermehrt Somnolenz, Harnwegsinfektionen, Inkontinenz und zerebrovaskuläre Ereignisse. Unter Risperidon und Olanzapin traten zusätzlich extrapyramidale Symptome und Verschlechterung des Gehens auf. Die kognitive Leistung verschlechterte sich unter der Behandlung mit allen Antipsychotika [229].

In einer Effectiveness-Studie sollten neben der Wirksamkeit auch andere Einflussfaktoren, wie z. B. Medikamenteneinnahme, unter realen Versorgungsbedingungen untersucht werden. 421 ambulante, an Alzheimer-Demenz Erkrankte wurden in die vierarmige Studie mit freier Dosiswahl (Risperidon mittlere Dosis 1,0 mg; Olanzapin mittlere Dosis 5,5 mg; Quetiapin mittlere Dosis 56,5 mg; Placebo) eingeschlossen. Es zeigte sich kein Unterschied zwischen den Armen in der Länge der Einnahme. Hinsichtlich des Absetzens aufgrund mangelnder Wirksamkeit zeigte sich eine Überlegenheit von Olanzapin (22,1 Wochen) und Risperidon (26,7 Wochen) gegenüber Quetiapin (9,1 Wochen) und Placebo (9,0 Wochen). Hinsichtlich Absetzens wegen Nebenwirkungen zeigte sich eine Überlegenheit von Placebo (5 %) gegenüber Olanzapin (24 %), Risperidon (18 %) und Quetiapin (16 %) [282]. Bezüglich der Wirksamkeit waren die medikamentösen Therapien teilweise einer Placebobehandlung überlegen, u. a. in Hinsicht auf den NPI-Gesamtwert [Olanzapin (n = 99) d = 0,15; Risperidon (n = 84) d = 0,42]. Olanzapin zeigte auch Wirksamkeit auf Agitation (d = 0,27) und Aggression (d = 0.24) und Risperidon auf Aggression (d = 0.33). Die Verumgruppen waren zum Teil mit einer signifikanten Verschlechterung des allgemeinen Funktionsniveaus (Risperidon d = 0,5) und mit einer Zunahme von depressivem Rückzug assoziiert (Olanzapin d = 0,33) [283].

Risperidon ist zur Behandlung der schweren chronischen Aggressivität bei Demenz, durch die sich der Erkrankte selbst oder andere gefährdet, in Deutschland zugelassen.

Zu weiteren Studien und Aussagen zur Antipsychotikabehandlung bei Demenz ▶ Abschn. 4.2.3.

61

Wenn zur Behandlung von agitiertem und aggressivem Verhalten Antipsychotika erforderlich werden, dann sollte Risperidon bevorzugt werden.
Empfehlungsgrad B, Evidenzebene Ia

62

Olanzapin soll aufgrund des anticholinergen Nebenwirkungsprofils und heterogener Datenlage bezüglich Wirksamkeit nicht zur Behandlung von agitiertem und aggressivem Verhalten bei Patienten mit Demenz eingesetzt werden.
Empfehlungsgrad A, Evidenzebene Ia, Ib

63

Aripiprazol kann aufgrund seiner Wirksamkeit gegen Agitation und Aggression als alternative Substanz empfohlen werden.
Empfehlungsgrad 0, Evidenzebene Ia

Die Behandlung von Agitation und Aggressivität bei Demenz mit Aripiprazol ist eine Off-label-Behandlung und die Schwierigkeit des Off-label-Gebrauchs ist adäquat zu berücksichtigen.

4.3.2.1.3 Antikonvulsiva

Zu Carbamazepin sind placebokontrollierte RCTs zur Behandlung von agitiertem Verhalten mit kleinen Fallzahlen (n = 21, mittlere Dosis: 400 mg [238]; n = 43, mittlere Dosis: 300 mg) über jeweils sechs Wochen durchgeführt worden. Es zeigte sich Wirksamkeit von Carbamazepin auch bei Demenzkranken, bei denen Antipsychotika nicht zu einer Symptomverbesserung geführten hatten [284]. In den Studien zeigte sich eine gute Verträglichkeit. Es fehlen jedoch kontrollierte Studien, die einen längeren Therapiezeitraum abbilden.

Im Gegensatz dazu zeigten kleine placebokontrollierte RCTs zu Valproat keinen Hinweis für Wirksamkeit und vermehrt Nebenwirkungen [285].

64

Es gibt Hinweise auf eine günstige Wirkung von Carbamazepin auf Agitation und Aggression. Carbamazepin kann nach fehlendem Ansprechen anderer Therapien empfohlen werden. Es ist auf Medikamenteninteraktionen zu achten.
Empfehlungsgrad 0, Evidenzebene Ib

Die Behandlung von Agitation und Aggressivität bei Demenz mit Carbamazepin ist eine Off-label-Behandlung und die Schwierigkeit des Off-label-Gebrauchs ist adäquat zu berücksichtigen.

65

Eine Behandlung von Agitation und Aggression mit Valproat wird nicht empfohlen.
Empfehlungsgrad B, Evidenzebene Ib

4.3.2.1.4 Antidepressiva

In einer randomisierten Vergleichsstudie mit Citalopram und Risperidon (n=103) zeigte sich gleiche Wirksamkeit beider Medikamente auf agitiertes Verhalten [286]. Die gleiche Arbeitsgruppe zeigte in einem früheren RCT eine Überlegenheit von Citalopram gegenüber Placebo zur Behandlung von agitiertem Verhalten bei Demenzkranken (n= 85), bei einer Drop-out-Rate von über 50% in jeder der Gruppen [287].

In einem placebokontrollierten RCT mit Trazodon, Haloperidol und psychosozialer Intervention (n=149) zeigte sich eine Abnahme von agitiertem Verhalten bei Demenzkranken in jeder Gruppe, so dass eine Überlegenheit gegenüber Placebo für keine der Intervention gezeigt werden konnte [288].

In einem RCT mit 186 Patienten mit Alzheimer-Demenz und agitiertem Verhalten wurde die Behandlung mit Citalopram (Zieldosis 30 mg) über 9 Wochen verglichen mit einer Placebobehandlung. Alle Patienten erhielten zusätzlich eine psychosoziale Intervention. In der Verumgruppe zeigte sich eine signifikant stärkere Reduktion des agitierten Verhaltens, gemessen mit der Neurobehavioral Rating Scale-Agitation Subscale (NBRS-A), und des klinischen Gesamteindrucks (ADCS-CGIC) (primäre Endpunkte). Zusätzlich zeigten sich signifikante Effekte auf den sekundären Endpunkten CMAI, NPI-Gesamtscore und Angehörigenbelastung [289].

Anzumerken ist, dass die Maximaldosis von Citalopram beim älteren Patienten in Deutschland aufgrund von QT-Zeit Verlängerung 20mg beträgt [290].

66

Es gibt Hinweise für die Wirksamkeit von Citalopram bei agitiertem Verhalten von Demenzkranken. Ein Behandlungsversuch kann erwogen werden.
Empfehlungsgrad 0, Evidenzebene Ib

Die Behandlung von Agitation und Aggressivität bei Demenz mit Citalopram ist eine Off-label-Behandlung und die Schwierigkeit des Off-label-Gebrauchs ist adäquat zu berücksichtigen.

4.3.2.2 Disinhibition/Enthemmung

Phänomene der Disinhibition können bei Demenzkranken auftreten. Dies kann u. a. Sozialverhalten inklusive sexueller Disinhibition, wie auch andere Bereiche, z. B. die Nahrungsaufnahme, betreffen.

Statement
Es gibt keine belastbare Evidenz für eine bestimmte pharmakologische Behandlung bei enthemmtem Verhalten im Rahmen einer Demenzerkrankung.

4.3.2.3 Euphorie

Eine euphorische Stimmungslage kann ebenfalls bei Demenzkranken auftreten. Sie führt selten zu einer Behandlungsbedürftigkeit. Es existiert aktuell keine höhergradige Evidenz für die Behandlung von Euphorie bei Demenzerkrankten.

4.3.2.4 Gesteigerte Psychomotorik

Gesteigerte Bewegung und repetitives Durchführen gleicher Bewegungsabläufe ist ein häufiges Phänomen bei Demenzkranken. Bei gesteigertem Bewegungsdrang ohne erkennbares Leid für den Betroffenen ergibt sich keine unmittelbare Interventionsnotwendigkeit. Bewegungsdrang kann aber auch zur Belastung des Erkrankten werden und z. B. zur Gewichtsabnahme führen. Umgebungsgestaltung und psychosoziale Interventionen können die gesteigerte Psychomotorik dämpfen. Bei quälendem Bewegungsdrang kann eine medikamentöse Behandlung in Erwägung gezogen werden.

Von besonderer Bedeutung ist, dass die motorische Unruhe eines Erkrankten, insbesondere in Pflegeeinrichtungen, als Belastung für die Mitarbeiter empfunden werden kann. Aus dieser Belastung leitet sich jedoch keine pharmakologische und freiheitsentziehende Indikation ab. Die Indikation einer Intervention ergibt sich generell, wenn die Unruhe für den Betroffenen leidvoll ist oder zu einer Gefährdung führt. In der häuslich-familiären Pflegesituation kann es zu starker Belastung der pflegenden Angehörigen durch gesteigerte Psychomotorik des Erkrankten kommen, was im Einzelfall und bei unzureichender Wirksamkeit anwendbarer psychosozialer Verfahren eine medikamentöse Behandlung erforderlich machen kann.

Eine Post-hoc-Analyse von placebokontrollierten RCTs zu Risperidon bei Demenzkranken mit mittlerer bis schwerer Demenz zeigte eine Wirksamkeit auf repetitive Bewegungen und scheinbar zielloses Umhergehen [291].

67

Bei schwerer psychomotorischer Unruhe, die zu deutlicher Beeinträchtigung des Betroffenen und/oder der Pflegenden führt, kann ein zeitlich begrenzter Therapieversuch mit Risperidon empfohlen werden.
Empfehlungsgrad 0, Evidenzebene II

Die Behandlung der psychomotorischen Unruhe bei Demenz mit Risperidon ist eine Off-label-Behandlung und die Schwierigkeit des Off-label-Gebrauchs ist adäquat zu berücksichtigen.

4.3.3 Psychotische Symptome (Halluzination, Wahn)

Halluzinationen und Wahn sind häufige Phänomene bei Demenz. Die Beeinträchtigung des Betroffenen entsteht häufig durch die damit ausgelösten Affekte, wie z. B. Angst oder Wut. Bevor eine medikamentöse Behandlung eingeleitet wird, soll die mögliche Induktion der psychotischen Symptome durch Medikamente oder andere Ursachen (z. B. Delir) geprüft werden.

4.3.3.1 Antipsychotika

Zur Behandlung von psychotischen Symptomen müssen gelegentlich Antipsychotika eingesetzt werden. Es sind auch hier Nebenwirkungen und Risiken gegenüber dem potenziellen Nutzen abzuwägen. Die Behandlung ist kurz zu halten, regelmäßig zu kontrollieren und in der niedrigsten möglichen Dosis durchzuführen (▶ Abschn. 4.3.2.1.2).

4.3.3.1.1 Haloperidol

In einem RCT (n = 256) war eine Dosierung von 2–3 mg Haloperidol einer Dosierung von 0,5–0,75 mg Haloperidol und Placebo in der Behandlung von psychotischen Symptomen bei an Alzheimer-Demenz Erkrankten überlegen (Reduktion von ≥ 25 % des BPRS-Psychose-Wertes, Psychose-Item des SADS oder psychomotorischer Agitation: Responder-Raten: 60 % bei der Standarddosis (2–3 mg), 30 % bei niedriger Dosierung (0,5–0,75 mg), 30 % bei Placebo). In der Dosierung mit 2–3 mg traten bei 20 % der Demenzkranken extrapyramidale Nebenwirkungen auf [292].

4.3.3.1.2 Atypische Antipsychotika

In einem Review über 16 Studien, von denen neun metaanalytisch ausgewertet wurden, zeigte Risperidon eine signifikante Wirkung auf psychotische Symptome gegenüber Placebo. Olanzapin zeigte in diesem Review keine antipsychotische Wirkung [281]. In einer weiteren Metaanalyse über 16 Studien zeigte sich ebenfalls nur für Risperidon eine Wirksamkeit auf psychotische Symptome. Olanzapin, Aripiprazol und Quetiapin (Risperidon 0,5–2 mg; Aripiprazol 2,5–15 mg; Olanzapin 1–10 mg, Quetiapin 25–600 mg) zeigten keine antipsychotische Wirksamkeit bei Demenzkranken [229].

In einem placebokontrollierten RCT bei an Alzheimer-Demenz Erkrankten (n = 40) zeigte Quetiapin in einer Mediandosierung von 200 mg keine antipsychotische Wirksamkeit [293].

In einer vierarmigen Effectiveness-Studie (s. oben) zeigte sich eine antipsychotische Wirksamkeit von Risperidon (d = 0,5), nicht aber von Olanzapin und Quetiapin gegenüber Placebo (Risperidon: mittlere Dosis 1,0 mg; Olanzapin: mittlere Dosis 5,5 mg; Quetiapin: mittlere Dosis 56,5 mg; Placebo) [283].

68

Die günstige Wirkung von Risperidon auf psychotische Symptome bei Demenz ist belegt. Falls eine Behandlung mit Antipsychotika bei psychotischen Symptomen (Wahn, Halluzinationen) notwendig ist, wird eine Behandlung mit Risperidon (0,5–2 mg) empfohlen.
Empfehlungsgrad B, Evidenzebene Ia

Risperidon ist zur Behandlung von psychotischen Symptomen bei Demenz, durch die der Demenzkranke erheblich beeinträchtigt ist, zugelassen.

In einem placebokontrollierten RCT bei 487 Demenzkranken in Pflegeheimen, die in der oben aufgeführten Metaanalyse unter Zusammenfassung aller Dosisbereiche bereits berücksichtigt wurde, zeigte sich eine dosisabhängige Überlegenheit von Aripiprazol 10 mg in Bezug auf psychotische Symptome. 5 mg und 2 mg Aripiprazol zeigten keinen spezifisch antipsychotischen Effekt [294].

69

Für die Wirksamkeit von Aripiprazol 10 mg bei psychotischen Symptomen bei Patienten mit Demenz gibt es Hinweise. Die Datenlage ist jedoch heterogen.
Empfehlungsgrad 0, Evidenzebene Ib

Die Behandlung von psychotischen Symptomen bei Demenz mit Aripiprazol ist eine Off-label-Behandlung und die Schwierigkeit des Off-label-Gebrauchs ist adäquat zu berücksichtigen.

70

Für andere atypische Antipsychotika gibt es keine Evidenz für Wirksamkeit bei psychotischen Symptomen bei Demenz, daher wird der Einsatz nicht empfohlen.
Empfehlungsgrad B, Evidenzebene Ia

Zu weiteren Studien und Aussagen zur Antipsychotikabehandlung bei Demenz ▶ Abschn. 4.2.3.

4.3.4 Apathie

Das häufigste Verhaltenssymptom bei Demenzkranken ist die Apathie, definiert durch reduzierten Antrieb und Initiative. Die Apathie führt zu einer emotionalen Belastung der Pflegenden und verhindert die Teilnahme von Demenzkranken am Alltagsleben und psychosozialen Interventionen.

Ein kleiner placebokontrollierter RCT (n = 13) zeigte Wirksamkeit von Methylphenidat [295]. Basierend auf dieser Studie wurde von der gleichen Gruppe eine Studie mit 60 Patienten mit Alzheimer-Demenz und Apathie zur Behandlung mit Methylphenidat durchgeführt. In dem primären Endpunkt (Apathy Evaluation Scale) zeigte sich keine Überlegenheit von Methylphenidat, wohl aber in auf dem sekundären Endpunkt des NPI-Apathie-Items [296]. Eine Behandlungsempfehlung leitet sich aus diesem Ergebnis noch nicht ab.

In einer Übersichtsarbeit zu 13 Antidementiva-RCTs [261] zeigt sich ein Hinweis für eine Wirksamkeit von Acetylcholinesterase-Hemmern auf Apathie, basierend auf Einzel-Item-Analysen sekundärer Endpunkte. Eine Behandlungsempfehlung lässt sich hieraus nicht ableiten.

4.3.5 Schlafstörungen

Störungen des Nachtschlafes und des Tag-Nacht-Rhythmus sind häufig bei Demenzkranken und führen insbesondere bei Pflegenden im häuslichen Umfeld zu einer erheblichen Belastung. Aufgrund von Sedierung, Sturzgefahr und Verschlechterung der Kognition sollten Hypnotika nur in Situationen angewendet werden, die durch Verhaltensempfehlungen und Interventionen [297] nicht ausreichend verbessert werden können und die zu einer erheblichen Belastung des Betroffenen und der Pflegenden führen. Störungen von Arbeitsabläufen und Organisationsstrukturen in Heimen durch gestörten Schlaf von Betroffenen stellen keine Indikation für den Einsatz von Hypnotika dar. Es liegen keine RCTs zum Einsatz von Hypnotika bei Demenzkranken vor.

In einem doppelblinden placebokontrollierten RCT führte 2,5 mg Melatonin zu einer Verkürzung der Einschlafzeit (um 8 Minuten) und einer verlängerten Gesamtschlafzeit (um 27 Minuten). Allerdings zeigte sich auch eine Zunahme von negativem und Abnahme von positivem Affekt bei den Demenzkranken sowie ein vermehrter Rückzug [298]. Helles Licht während des Tages vermindert diesen Effekt. Die Kombination aus hellem Licht und Melatonin zeigte auch positive Effekte auf die Schlafqualität und führte zu einer Abnahme von agitiertem Verhalten. In einer placebokontrollierten Studie zeigten 5 mg Melatonin in Kombination mit Lichttherapie keinen Einfluss auf den Nachtschlaf. Es fand sich in dieser Studie ein positiver Einfluss auf den Wachanteil am Tag, jedoch nicht bei der Anwendung der Lichttherapie allein [299].

Weitere placebokontrollierte RCTs zeigten keinen Effekt von Melatonin auf den Nachtschlaf bei Demenzkranken [300, 301]. Zusammenfassend ist die Datenlage zum Einsatz von Melatonin bei Demenzkranken als uneinheitlich zu werten, sodass der Einsatz nicht empfohlen werden kann.

71

Melatonin ist in der Behandlung von Schlafstörungen bei Demenz nicht wirksam. Eine Anwendung wird nicht empfohlen.
Empfehlungsgrad A, Evidenzebene Ib

Für die in der Praxis häufige Anwendung von Antipsychotika oder Antidepressiva zur Schlafinduktion liegt keine höhergradige Evidenz vor. Ein RCT aus Japan mit 34 Demenzkranken konnte eine Abnahme nächtlicher motorischer Aktivität durch eine Einnahme von 1 mg Risperidon nachweisen [302].

Es existiert keine höhergradige Evidenz für eine Behandlung von Schlafstörungen bei Demenzerkrankten mit anderen pharmakologischen Ansätzen. Eine Empfehlung kann nicht gegeben werden.

72

Für eine medikamentöse Therapie von Schlafstörungen bei Demenz kann keine evidenzbasierte Empfehlung ausgesprochen werden.
Empfehlungsgrad B, Evidenzebene IV

4.3.6 Appetit- und Essstörungen

Demenzkranke leiden häufig unter Appetitstörungen und als Folge an Gewichtsverlust.

In einem doppelblinden RCT zu Memantin als Add-on-Therapie zu Donepezil bei Demenzkranken mit moderater bis schwerer Demenz zeigte sich eine Zunahme des Appetits bei einer Einzel-Item-Analyse sekundärer Endpunkte [303]. Diese Datenlage reicht nicht aus, eine medikamentöse Therapieempfehlung zu formulieren.

4.3.6.1 Ernährung mittels perkutaner endoskopischer Gastrostomie (PEG)

Es liegen keine randomisierten, placebokontrollierten Studien zur Verwendung von PEG-Sonden zur enteralen Ernährung im Stadium der schweren Demenz vor. Basierend auf der bisherigen Datenlage ist eine positive Beeinflussung der Überlebenszeit, der klinischen Symptomatik, des Auftretens von Infektionen oder Dekubitalulzera durch den Einsatz der PEG nicht gegeben [304, 305]. Bei der Anlage einer PEG sind insbesondere Patientenverfügungen zu beachten und es ist der mutmaßliche Wille des Erkrankten zu ermitteln.

4.4 Psychosoziale Interventionen

Psychosoziale Interventionen sind zentraler und notwendiger Bestandteil der Betreuung von Demenzerkrankten und deren Angehörigen. Ansätze und Ziele dieser Verfahren sind wesentlich breiter als die der pharmakologischen Therapien. Gleichzeitig ist aus methodischen Gründen die Qualität der Studien zu den einzelnen Verfahren oft geringer als bei pharmakologischen Prüfungen.

Ursächlich hierfür sind methodische Schwierigkeiten (z. B. Verblindung) und auch eine geringere systematische Finanzierung von Studien, wie sie durch die Industrie auf Seiten der pharmakologischen Behandlung geleistet wird. Allerdings sind seit der Erstausgabe dieser Leitlinie Studien mit zunehmend hoher Qualität erschienen. Die methodischen Verbesserungen betreffen u. a. verbesserte Kontrollbedingungen, verblindetes Erfassen von Endpunkten durch unabhängige Beobachter und größere Fallzahlen.

Die Schwierigkeit einer systematischen Evidenzbewertung wird in der Entwicklung von europäischen Leitlinien zur Ergebnismessung psychosozialer Interventionen aufgegriffen, die für die Zukunft eine weitere Verbesserung der wissenschaftlichen Bewertungsgrundlagen erhoffen lassen [306].

Aufgrund der teilweise nicht standardisierten Interventionen und der Heterogenität der Behandlungsansätze ist die Evidenz für Wirksamkeit von spezifischen Interventionen oft nur begrenzt beurteilbar. Die methodischen Schwächen übertragen sich auf die Metaanalysen und systematischen Reviews. Die Uneindeutigkeit der Wirksamkeitsbeurteilung ist allerdings nicht auf eine generell begrenzte Wirksamkeit der Verfahren zurückzuführen.

Als Folge davon ist die Benennung eines Empfehlungsgrads ebenfalls limitiert. Aufgrund der hohen Relevanz psychosozialer Interventionen ist es Ziel der Leitlinie, trotzdem Handlungsempfehlungen zu geben.

Eine umfassende systematische Literaturrecherche zu psychosozialen Interventionen bei Demenz hinsichtlich patientenrelevanter Endpunkte wurde vom IQWiG durchgeführt (5.535 Zitate, inklusive 54 systematischen Übersichtsarbeiten) [307]. Es wurde eine Begrenzung auf Studien mit patientenbezogenen Endpunkten, entsprechend den Bewertungen der Antidementivawirkung vorgenommen (▶ Abschn. 4.3). Das IQWiG hat nach zuvor definierten Kriterien eine Auswahl von 28 Arbeiten als Grundlage für die Analyse herangezogen. Die Auswahlkriterien des IQWiG sind eng gefasst (z. B. Studienzeitraum von mehr als 16 Wochen) und schließen u. a. angehörigenbezogene Endpunkte aus. Im Folgenden werden daher neben den vom IQWiG bewerteten Studien zu einzelnen Teilbereichen auch weitere systematische Reviews und Metaanalysen herangezogen, die in der umfassenden IQWiG-Literaturrecherche identifiziert, aber nicht berücksichtigt wurden. Diese wurden ergänzt um systematische Reviews und Metaanalysen, die nach dem Abschluss der IQWiG-Literaturrecherche erschienen sind. Zusätzlich sind herausragende randomisierte kontrollierte Studien Grundlage der Empfehlungen.

Es gibt einzelne Studien zur Kombination von Verfahren (z. B. kognitive Verfahren und körperliche Aktivierung). Studien mit kombinierten Ansätzen werden in dieser Leitlinie nicht aufgenommen, da es sich um sehr spezifische und komplexe Interventionen handelt, die in der Versorgung kaum in ähnlicher Weise angeboten werden können. Generell sind sich ergänzende Effekte durch die Kombination von einzelnen Verfahren möglich.

Verschiedene Interventionen haben häufig unterschiedliche Ziele und wurden in verschiedenen Stichproben und in verschiedenen Settings untersucht. Die Gliederung richtet sich zunächst nach Interventionstyp (◘ Abb. 4.1) und im Weiteren nach der Zielsymptomatik (◘ Abb. 4.2).

In dem Zeitraum zwischen der ersten Auflage der Leitlinie und der Aktualisierung sind neue Metaanalysen und einzelne hochwertige Studien erschienen, die berücksichtigt werden.

4.4.1 Kognitive Verfahren

Unter kognitiven Verfahren werden Interventionen verstanden, bei denen kognitive Funktionen (Gedächtnis, Aufmerksamkeit, Sprache etc.) aktiviert werden. Eine allgemeingültige Definition kognitiver Verfahren oder eine allgemeingültige scharfe Abgrenzung von Unterformen existiert nicht. Grob eingeteilt werden können diese Verfahren in:

a. *Kognitives Training*: Durchführung von Übungen kognitiver Funktionen
b. *Kognitive Stimulation*: Anregung kognitiver Aktivität, z. B. über Aktivierung von Altgedächtnisinhalten oder Einbindung in Konversation
c. *Kognitive Rehabilitation*: unterschiedliche Kombination aus (a) und (b)
d. *Realitätsorientierung*: Förderung der Orientierung in Zeit und Raum durch Hinweise und Hilfen
e. *Reminiszenz/autobiographische Arbeit*: Aktivierung von autobiographischen, insbesondere emotional positiv besetzten Altgedächtnisinhalten

Alle Verfahren werden einzeln oder in der Gruppe und durch einen Therapeuten oder trainierte Angehörige durchgeführt. Zielgrößen von Studien sind häufig die kognitive Leistung, Fähigkeit in Alltagsfunktionen und Verhaltenssymptome.

In einem Bericht des IQWiG wurden insgesamt sieben randomisierte kontrollierte Studien mit weitgehend manualisierten Verfahren bei ambulant betreuten Demenzkranken mit leichter bis mittelschwerer Alzheimer-Demenz berücksichtigt, wobei diese Studien eine zum Teil geringe Studienqualität und mangelhafte Berichtsqualität aufwiesen [307].

In einer metaanalytischen Auswertung von drei der sieben identifizierten Studien [308–310] findet sich im Vergleich zu keiner Behandlung Evidenz für die Wirksamkeit von kognitiven Trainings- und Stimulationsverfahren, inklusive Realitätsorientierung, auf die kognitive Leistungsfähigkeit (geschätzte Effektstärke über drei Studien ca. d = 0,5). Gegenüber einer unspezifischen Behandlung zeigte sich kein Hinweis für Wirksamkeit auf Kognition [309]. In einer Studie wurde eine Überlegenheit bei leichter Demenz von kognitiver Rehabilitation gegenüber mentaler Stimulation mittels Computerübungsaufgaben in Bezug auf Kognition gezeigt [311]. Ein Effekt auf Alltagsfunktionen wird nach dem IQWiG-Bericht durch kognitive Verfahren nicht erreicht.

Demgegenüber kam ein Cochrane-Review über sechs RCTs zu kognitivem Training und kognitiver Stimulation zu dem Schluss, dass kein Hinweis für Wirksamkeit auf kognitive Funktionen durch kognitives Training bzw. kognitive Stimulation bei Demenzkranken mit leichter Alzheimer-Demenz oder vaskulärer Demenz in den Studien vorliegt [312].

In einer Metaanalyse über 19 kontrollierte Studien zu kognitiven Verfahren zeigte sich ein geschätzter Effekt von d = 0,47 über alle kognitiven Domänen hinweg [313]. In dieser Übersicht sind allerdings auch Studien von geringerer Qualität (z. B. nichtrandomisierte Studie, Wartelistenbedingung als Kontrollgruppe) eingeschlossen. Eine Subanalyse der fünf hochwertigen Studien (insbesondere mit aktiver Kontrollbedingung) zeigte eine Reduktion des geschätzten Effekts auf d = 0,16 auf Maße für kognitive Leistung. In der Arbeit werden im Besonderen kognitive Stimulations- und Trainingsverfahren (Aktivierung von Altgedächtnisinhalten, Problemlöseaufgaben, verbale Kommunikation und kreative Aktivitäten) im Gegensatz zu stützenden Verfahren, wie Einsatz von Gedächtnishilfen, als wirksam hervorgehoben. In sechs der 19 Studien gibt es Hinweise für überdauernde Effekte auf kognitive Leistung von mehreren Monaten.

Aus zwei Studien [311, 314] dieser Übersichtsarbeit ergeben sich Hinweise für die wirksame direkte Trainierbarkeit von Alltagsfunktionen, wobei zur Generalisierung auf andere, nichttrainierte Alltagsfunktionen keine Aussage gemacht wird.

In einer erneuten Cochrane-Metaanalyse aus dem Jahr 2013 über 11 Studien zu kognitivem Training und kognitiver Rehabilitation bei Patienten mit leichter bis mittelschwerer Alzheimer-Demenz und vaskulärer Demenz kommen die Autoren erneut zu dem Schluss, dass es keine Effekte dieser Interventionen auf primäre oder sekundäre Endpunkte gibt [315].

In einem multizentrischen, einfach-blinden RCT zeigte eine Gruppenintervention über 14 Sitzungen mit kognitiver Stimulation im Vergleich zu keiner spezifischen Intervention bei Demenzkranken mit mittelschwerer Alzheimer-Demenz (n = 201) in Pflegeeinrichtungen einen signifikanten Effekt auf die Kognition (geschätzte Effektstärke d = 0,37) und auf die Lebensqualität (geschätzte Effektstärke d = 0,39) mit überdauernden Effekten [316]. Für dieses Verfahren liegt ein deutsches Manual vor. In einer neuen Studie wurde dieses Verfahren über einen Zeitraum von 6 Monaten angewandt und zeigte positive Effekte auf die Kognition und auf Lebensqualität auch nach diesem Zeitraum [317].

Eine Cochrane-Metaanalyse über 15 Studien zur kognitiven Stimulation kommt zu dem Schluss, dass kognitive Stimulation einen positiven Effekt auf die Kognition im Vergleich zu Kontrollbedingungen hat (d = 0,41). Es gibt Hinweise dafür, dass dieser Effekt bis zu drei Monate nach Behandlungsende anhält. Positive Effekte zeigten sich auch auf Lebensqualität, Kommunikation und soziale Interaktion [318].

Ein »Health Technology Assessment« (HTA) des Deutschen Instituts für Medizinische Dokumentation und Information über kognitive Verfahren bei Demenz und anderen Erkrankungen mit kognitiven Störungen über insgesamt 33 RCTs zeigte bei der Realitätsorientierung bei Menschen mit schwerer Demenz kleine Effekte in Bezug auf die Kognition [319].

In einer systematischen Übersichtsarbeit zur psychosozialen Intervention bei leichter Demenz mit engen Einschlusskriterien werden zwei Arbeiten zum Realitätsorientierungstraining berichtet, die einen kleinen, aber überdauernden Effekt auf den MMST zeigen, aber keinen Hinweis für Verbesserung von Alltagsfunktionen. Prozedurales Gedächtnistraining oder allgemeine Beratung zeigten keinen Effekt auf die kognitive Leistung [320].

In einer Metaanalyse zur Reminiszenztherapie über vier Studien zeigten sich auch nach Beendigung der Intervention in einer Follow-up-Untersuchung Wirksamkeit auf Kognition und Stimmung. Es zeigte sich ferner in einer Studie eine signifikante Reduktion der Beanspruchung der pflegenden Angehörigen am Ende der Behandlungsphase. Von den Autoren wird auf die Heterogenität und begrenzte Qualität der Studien hingewiesen [321]. In einem Update dieser Metaanalyse wird von den Autoren die gleiche Schlussfolgerung gezogen [318]. Erste Ergebnisse weisen darauf hin, dass Reminiszenztherapie möglicherweise im Einzelsetting wirksamer ist [322].

Wie eine aktuelle große Metaanalyse zeigt, ist ebenfalls ein Effekt von Reminiszenztherapie bei Patienten mit Alzheimer-Demenz, insbesondere auf Depression, Kognition und Lebensqualität-bezogene Endpunkte feststellbar [323].

In einer Beobachter-verblindeten sprachtherapeutischen Studie zur lexikalisch-semantischen Stimulation wurden bei 40 Patienten mit Alzheimer-Demenz positive Effekte auf allgemeine Kognition, Benennleistung und Gedächtnis gefunden [324].

Zusammenfassend ist in der jüngeren Zeit ist deutlich geworden, dass die kognitive Stimulation positive Effekte auf Kognition und weitere Endpunkte zeigt, wohingegen dies für kognitives Training bzw. kognitive Rehabilitation nicht zutrifft.

Für Realitätsorientierung und Reminiszenzverfahren finden sich Hinweise auf Wirkung für alle Schweregrade der Demenz.

Die Effekte sind generell klein. Überdauernde Wirkungen nach Beendigung der Therapien können nur teilweise gezeigt werden. Daraus kann indirekt abgeleitet werden, dass kognitive Verfahren dauerhaft angewendet werden sollten. Es kann vermutet werden, dass hochfrequente Verfahren niederfrequenten und Einzeltherapien Gruppentherapien überlegen sind. Hochwertige Evidenz fehlt aber für diese Annahmen.

Ausreichende Evidenz für Effekte von kognitiven Verfahren auf Alltagsfunktionen oder Verhaltenssymptome gibt es nicht.

73

Es gibt Evidenz für die Wirksamkeit von kognitiver Stimulation auf die kognitive Leistung bei Patienten mit leichter bis moderater Demenz. Kognitive Stimulation sollte empfohlen werden.
Empfehlungsgrad B, Evidenzebene IIb, Leitlinienadaptation NICE-SCIE 2007

74

Reminiszenzverfahren können in allen Krankheitsstadien aufgrund von Effekten auf die kognitive Leistung, Depression und lebensqualitätsbezogene Faktoren zur Anwendung kommen.
Empfehlungsgrad B, Evidenzebene IIb

4.4.2 Ergotherapie

Die Ergotherapie (»Occupational Therapy«) wird hier verstanden als Intervention zur Verbesserung und Stützung von Alltagsfunktionen und Handlungsfähigkeit mit dem Ziel der Verbesserung von Teilhabe und Lebensqualität im individuellen Alltag und Lebenskontext.

Betätigungsorientierte Ergotherapie im häuslichen Umfeld mit Anwendung von Kompensationsstrategien für Erkrankte mit leichter bis mittelschwerer Demenz und zur Erlernung von Bewältigungsstrategien für die Angehörigen zeigte in einem einfach-blinden unizentrischen RCT signifikante Wirksamkeit im Bereich von Alltagsfunktionen (Abläufe: d = 2,5; Ergebnisse: d = 2,3) und der Belastung der pflegenden Angehörigen (d = 1,2). Die Effekte waren in ähnlicher Stärke sechs Wochen nach Beendigung der Intervention noch nachweisbar [325], [326]. Bei den hohen Effektstärken in dieser Studie sind die fehlende Verblindung und die fehlende Kontrollbedingung zu berücksichtigen. Die Ergebnisse konnten in einer multizentrischen Studie in Deutschland mit sehr ähnlichem Studiendesign nicht repliziert werden [327].

In einer weiteren Untersuchung mit individuell an den einzelnen Demenzkranken angepasstem Behandlungsplan im häuslichen Umfeld unter Einbeziehung der Angehörigen und mit einer Warteliste als Kontrollbedingung in einem Cross-over-Design fanden sich Hinweise für Wirkung im Bereich der Motivierbarkeit (d = 0,61) sowie eine Reduktion von Verhaltenssymptomen (d = 0,72) [328].

In einem 2009 erschienenen HTA des »Deutschen Instituts für Medizinische Dokumentation und Information« wurden die oben stehende Untersuchung [325] sowie eine weitere Studie mit positivem Ergebnis im Bereich der Alltagsaktivität [329] und eine Studie über die Anpassung der häuslichen Umgebung [330] zusammengefasst. In der Gesamtinterpretation wurden positive Hinweise für Wirksamkeit von Ergotherapie, insbesondere im häuslichen Umfeld, berichtet [331].

Ein HTA aus dem Jahr 2013 mit 14 eingeschlossenen Arbeiten zu sehr unterschiedlichen Interventionen mit verschiedenen Zielsetzungen und mit sehr unterschiedlicher Qualität , die auch Reviews und Metaanalysen enthalten, kommt zu dem Schluss, dass durch die beschriebenen Interventionen teilweise positive Effekte auf Apathie, Lebensqualität und bei leichter Demenz auch auf Kognition erreicht werden kann [332].

McLaren et al. berichten in ihrem systematischen Review mit 18 eingeschlossenen Studien von sieben Studien, die sich auf ergotherapeutische Interventionen beziehen. Zwei werden als hochwertig beschrieben. Diese sind die oben bereits beschriebene niederländische Studie zur Ergotherapie im häuslichen Umfeld und eine weitere, die positive Effekte auf Verhaltenssymptome zeigt [333].

In einem systematischen Review der »American Occupational Therapy Association« zur Intervention in Bezug auf Selbstversorgungstätigkeiten und Freizeittätigkeiten bei Alzheimer-Demenz wird zusammengefasst, dass folgende Wirkfaktoren wesentlich sind: (1) Individualisierung der Therapie, (2) Hilfereize sollen kurz sein und eindeutig die Richtung der Aktivität anzeigen, (3) Umweltmodifikationen und technische Hilfen sollen den spezifischen Bedürfnissen des Individuums angepasst sein, (4) Einbindung und Schulung pflegender Angehöriger [334].

Thinnes et al. zeigen in ihrem systematischen Review, dass Interventionen, die die pflegende Person miteinbeziehen und Edukation und Training beinhalten, erfolgreicher sind als Interventionen, die sich ausschließlich an den Demenzerkrankten richten [335].

Positive Auswirkungen auf die Selbstständigkeit im Alltag von Demenzerkrankten und auf das Wohlbefinden der pflegenden Angehörigen konnte im Rahmen einer randomisierten klinischen Studie bei 209 Dyaden (Demenzerkrankter – pflegender Angehöriger) für das »Care of Persons with Dementia in their Environments (COPE)«-Programm gezeigt werden. Hierbei handelte es sich um eine 4-monatige Zuhause- und Telefonberatung zum Umgang mit Alltagsaufgaben und zur Stressreduktion. Bei einer Follow-up-Untersuchung nach 9 Monaten zeigten sich noch positive Effekte bei den Angehörigen, nicht aber bei den Patienten [336].

In einer vergleichbaren Studie mit 272 Dyaden und Zuhause- und Telefonberatung wurden bei den Erkrankten potenzielle Auslöser problematischen Verhaltens in der Kommunikation, der Umgebungsgestaltung und medizinischer Umstände identifiziert und pflegende Angehörige wurde geschult, solche Auslöser und Auslöser eigener Gereiztheit zu erkennen (Advanced Caregiver Training, ACT). Es konnte über 16 Wochen im Vergleich zu einer Kontrollgruppe ohne Intervention eine signifikant bessere Erkennung von Auslösern problematischen Verhaltens und höheres Selbstvertrauen im Umgang damit, wie reduzierter Ärger bei den pflegenden Angehörigen, erreicht werden. Außerdem wurden positive Effekte auf die psychische Gesundheit der pflegenden Angehörigen erreicht [336].

Clare et al. zeigten in einem einfach-blinden RCT, dass eine kognitive ergotherapeutische Rehabilitation, die sich an persönlichen und alltagsrelevanten Zielen orientiert, die Ausführung (Performanz) der selbstgewählten Aktivitäten (Betätigungen) und die Zufriedenheit mit der Betätigungsperformanz von Demenzerkrankten (MMST > 18) signifikant verbessern kann [337].

Es existieren insgesamt Hinweise für die Wirksamkeit von Ergotherapie bei Demenzerkrankten, insbesondere wenn Ergotherapie im häuslichen Umfeld stattfindet und individuell ausgerichtet ist. Ein Einbezug der pflegenden Angehörigen in die ergotherapeutische Intervention kann deren psychische Belastung vermindern.

75

Es gibt Evidenz, dass ergotherapeutische, individuell angepasste Maßnahmen bei Patienten mit leichter bis mittelschwerer Demenz unter Einbeziehung der Bezugspersonen zum Erhalt der Alltagsfunktionen beitragen. Der Einsatz sollte angeboten werden.
Empfehlungsgrad B, Evidenzebene Ib, Leitlinienadaptation NICE-SCIE 2007

4.4.3 Körperliche Aktivität

Körperliche Aktivierung und leichtes körperliches Training zeigten in einem RCT bei 20 Demenzerkrankten mit Stürzen Wirkung in Bezug auf Beweglichkeit und Balance [338].

In einer Metaanalyse des Cochrane-Instituts zu körperlichen Aktivierungsverfahren bei Demenzerkrankten wird betont, dass es nur eine sehr geringe Anzahl von höherwertigen Studien zu diesen Verfahren gibt. Es wurden zwei Arbeiten in eine Metaanalyse einbezogen. Basierend hierauf fand sich kein Hinweis für Wirksamkeit von körperlicher Aktivierung auf Kognition, Alltagsfunktionen, Verhaltenssymptome, Depressivität oder Mortalität [339]. In einem Update dieser Metaanalyse wurden 13 Studien analysiert. Es zeigte sich ein signifikanter Effekt auf kognitive Leistung (d = 0,55). Dieser Effekt blieb allerdings nicht signifikant nach dem Ausschluss einer Studie mit mittelschwerer bis schwerer Demenz. Es zeigte sich auch ein positiver Effekt auf Alltagsfähigkeiten (d = 0,68). Die Autoren weisen auf die Heterogenität der Daten hin [340].

In einer Arbeit bei 134 Demenzkranken mit leichter bis schwerer Alzheimer-Demenz, die nicht in die Metaanalyse einbezogen wurde [341], wird ein signifikanter Effekt in der Interventionsgruppe (eine Stunde körperliche Bewegung/Woche) auf Alltagsfunktionen nach 12 Monaten im Vergleich zur regulären Pflege beschrieben.

In einer systematischen Übersichtsarbeit, die auch Studien geringerer Qualität berücksichtigt, zeigen sich in einigen Untersuchungen positive Effekte durch körperliche Aktivität auf Stimmung, Alltagsfunktionen und Schlafverhalten bei Demenzerkrankten. Der überwiegende Teil der Studien dieser Übersichtsarbeit wurde in Pflegeheimen durchgeführt [342].

In einer 3-armigen Studie mit insgesamt 210 Patienten mit Alzheimer-Demenz (mittlerer MMST: 18 Punkte) über 12 Monate mit körperlichem Gruppentraining (2 × 2 Std. pro Woche), individualisiertem körperlichem Training im häuslichen Umfeld (2 × 1 Std. pro Woche) und einer Kontrollgruppe ohne spezifische Intervention zeigte sich eine signifikant verzögerte Abnahme in dem »Functional Independence Measure« (FIM) in beiden Interventionsgruppen. Hierbei handelt es sich um eine Befragung von Angehörigen zur körperlichen Alltagsfähigkeit der Patienten. Eine Verblindung der Angehörigen bezüglich der Intervention bestand nicht [343].

76

Es gibt Hinweise, dass körperliche Aktivierung positive Wirksamkeit auf kognitive Funktionen, Alltagsfunktionen, psychische und Verhaltenssymptome, Beweglichkeit und Balance hat. Körperliche Aktivität sollte empfohlen werden. Es existiert jedoch keine ausreichende Evidenz für die systematische Anwendung bestimmter körperlicher Aktivierungsverfahren.
Empfehlungsgrad B, Evidenzebene Ib

4.4.4 Künstlerische Therapien

Künstlerische Therapien (u. a. Musiktherapie, Kunsttherapie, Tanztherapie, Theatertherapie) nutzen in der therapeutischen Interaktion nonverbale und prozedurale Kommunikation, um mit künstlerischen Medien und Prozessen wahrnehmungs- und gestaltungsorientiert Fähigkeiten zu stärken und Ressourcen zu aktivieren. Die Stimulation visueller, auditiver und taktiler Wahrnehmung, Aufmerksamkeit, Konzentration und Orientierung soll über nonverbale und verbale Aktivität kommunikative und soziale Kompetenz fördern.

4.4.4.1 Musiktherapie

Musiktherapie wird einerseits als aktive Beteiligung des Demenzkranken mittels Stimme oder Instrument am musikalischen Geschehen innerhalb einer therapeutischen Beziehung definiert (aktive Musiktherapie). Andererseits wird auch das gezielte Abspielen von Musik unter diesen Begriff gefasst (rezeptive Musiktherapie). Diese Verfahren nutzen emotional positiv besetzte Altgedächtnisinhalte und fördern interpersonale Erfahrungen.

In einem Cochrane-Review wurden fünf RCTs zur Musiktherapie bei Demenzerkrankten eingeschlossen. Drei der Studien verfolgten einen aktiven Ansatz, zwei einen rezeptiven. Aufgrund der Studienqualität war es nicht möglich, eine abschließende Bewertung über die Wirksamkeit vorzunehmen [344].

In einem RCT bei 32 Bewohnern eines Pflegeheims mit Demenz und Apathie zeigte sich unabhängig vom Schweregrad der Demenz eine signifikante Zunahme von Anteilnahme der Teilnehmer durch interaktives Musizieren im Vergleich zu einer Ruhephase (Responder-Rate: 69 %). Hören von aufgenommener Musik zeigte keine signifikante Zunahme des Antriebs im Vergleich zur Ruhe (Responder-Rate: 25 %) [345].

In einem RCT bei 59 Bewohnern in drei Pflegeeinrichtungen mit moderater bis schwerer Demenz zeigte sich eine signifikante Verbesserung der mit dem NPI gemessenen psychischen und Verhaltenssymptome nach acht und 16 Wochen (Ende der Intervention) und vier Wochen darüber hinaus mit aktiver Musiktherapie. Positive Effekte zeigten sich insbesondere auf Wahnerleben, agitiertes Verhalten, Angst, Apathie, Reizbarkeit, Unruhezustände sowie Schlafrhythmusstörungen [346].

In einer aktuellen Metaanalyse über 20 Studien zur Musiktherapie bei Alzheimer-Demenz wird der positive Effekt auf psychische und Verhaltenssymptome bestätigt. Insbesondere wird der positive Effekt auf Angst hervorgehoben [347].

77

Es gibt Hinweise, dass aktive Musiktherapie günstige Effekte auf psychische und Verhaltenssymptome bei Menschen mit Demenz hat, insbesondere auf Angst. Musiktherapie kann bei psychischen und Verhaltenssymptomen bei Alzheimer-Demenz angeboten werden.
Empfehlungsgrad 0, Evidenzebene IIa

In einer weiteren Übersichtsarbeit wurde im Speziellen die Anwendung persönlich bevorzugter Musik (»preferred music«) auf agitiertes und aggressives Verhalten bei Demenzkranken untersucht. Es wurde über sieben, vorwiegend kleine Studien berichtet, die überwiegend positive Effekte auf agitiertes Verhalten berichteten. Es wird in dieser Übersichtsarbeit ebenfalls auf die schlechte Studienqualität hingewiesen [348].

78

Rezeptive Musiktherapie, insbesondere das Vorspielen von Musik mit biographischem Bezug (»preferred music«) kann geringe Effekte auf agitiertes und aggressives Verhalten haben. Sie kann empfohlen werden.
Empfehlungsgrad 0, Evidenzebene III

4.4.4.2 Kunsttherapie

In der kunsttherapeutischen Behandlung von Demenzen finden verhaltens- und tiefenpsychologische sowie heilpädagogisch-rehabilitative Ansätze Anwendung. Kunsttherapie mit Demenzerkrankten arbeitet im stützenden, strukturierten Einzel- oder Gruppensetting mit nonverbalen Ausdrucksmöglichkeiten, wenn kognitive Leistungen wie Sprach- und Erinnerungsvermögen beeinträchtigt sind [349].

In einem RCT bei 45 Demenzkranken wurden Verbesserungen im Bereich der Stimmung, der Gesamtbefindlichkeit im Lebensalltag sowie der kognitiven Leistungen älterer Demenzerkrankter, die an einer psychodynamisch orientierten Kunsttherapie in der Gruppe teilnahmen, berichtet. Aufgrund der hohen Drop-out-Rate von mehr als 50 % der Versuchsgruppe sind diese Effekte aber unsicher [350].

4.4.4.3 Tanztherapie

In der Tanztherapie bei Demenz werden Bewegung und Tanz zur Interaktion mit dem Demenzkranken eingesetzt. Die Tanztherapie kann insbesondere bei Störungsbildern mit eingeschränkter sprachlicher Kommunikation bei Demenz einen ressourcenstärkenden Effekt haben. Ausreichende Evidenz für eine Empfehlung liegt aber nicht vor.

4.4.5 Sensorische Verfahren

Unter sensorischen Verfahren werden Interventionen verstanden, die unmittelbar sensorisches Empfinden bei den Betroffenen ansprechen. Dieser Ansatz trägt insbesondere der Beeinträchtigung verbaler Kommunikation bei Demenzerkrankungen Rechnung.

4.4.5.1 Aromatherapie

Der Einsatz von Geruchsstoffen zur positiven Beeinflussung von Verhaltenssymptomen bei Demenz wird als Aromatherapie bezeichnet. In einer Übersichtsarbeit wurden vier RCTs zur Aromatherapie identifiziert, von denen nur eine Arbeit als qualitativ ausreichend bewertet wurde [351]. In dieser cluster-randomisierten Studie [352] wurde Melissenöl auf den Arm und das Gesicht von Pflegeheimbewohnern mit Demenz täglich über vier Wochen aufgetragen. Als Vergleichsbedingung diente Sonnenblumenöl. Es konnte eine signifikante Wirksamkeit auf agitiertes Verhalten und allgemeine Verhaltenssymptome (»Cohen-Mansfield Agitation Inventory«, CMAI) gezeigt werden.

In einem Cochrane-Review über drei RCTs, die den Cochrane-Kriterien entsprechen, werden widersprüchliche Ergebnisse berichtet mit Studien, die positive Effekte auf agitiertes Verhalten und weitere psychische und Verhaltenssymptome zeigen, und anderen, die dies nicht bestätigen [353].

79

Die Anwendung von Aromastoffen kann geringe Effekte auf agitiertes Verhalten und allgemeine Verhaltenssymptome bei Patienten mit mittel- bis schwergradiger Demenz haben. Sie kann empfohlen werden.
Empfehlungsgrad 0, Evidenzebene Ib

4.4.5.2 Snoezelen/multisensorische Verfahren

Unter Snoezelen wird die multisensorische Anwendung von Stimuli mit dem Ziel der beruhigenden und entspannenden Wirkung auf Demenzkranke verstanden. In einer Übersichtsarbeit wurde über zwei RCTs von ausreichender Qualität berichtet [354]. In einer zitierten Arbeit zeigen sich positive Effekte von individualisiertem und biographiebezogenem 24-Stunden-Snoezelen auf emotionale Teilaspekte wie Freude und Aktivität sowie Apathie bei einer Studie mit 120 Bewohnern von Pflegeheimen mit mittelschwerer bis schwerer Demenz [355]. Die zweite Studie zeigte keine Effekte durch einen Snoezelen-Session-Ansatz [356]. Beide Studien zeigten keine überdauernden Effekte.

80

Multisensorische Verfahren (Snoezelen) mit individualisierten, biographiebezogenen Stimuli im 24-Stunden-Ansatz können geringe Effekte auf Freude und Aktivität bei Patienten mit moderater bis schwerer Demenz haben. Sie können empfohlen werden.
Empfehlungsgrad 0, Evidenzebene Ib

4.4.5.3 Massagen/Berührung

Körperliche Berührung wurde als Mittel zur Kommunikation bei Menschen mit Demenz untersucht. Eine Übersichtsarbeit kommt zu dem Schluss, dass nur sehr wenige Studien zu Interventionen dieser Art vorliegen [357]. Es wird über Wirksamkeit durch Körperkontakt in Bezug auf agitiertes Verhalten aus einer Untersuchung [358] und Essverhalten aus einer anderen Untersuchung [359] berichtet. Körperliche Berührung kann beruhigende Wirkung haben. Es ist allerdings das individuelle Bedürfnis nach Distanz und Privatsphäre des Erkrankten zu beachten.

4.4.5.4 Lichttherapie

Durch den Einsatz von hellem Licht sollen bei Menschen mit Demenz positive Effekte auf den Schlaf-Wach-Rhythmus und auf psychische und Verhaltenssymptome erreicht werden. In einer Metaanalyse des Cochrane-Instituts zur Lichttherapie wurden fünf RCTs identifiziert und drei aufgrund ausreichender Ergebnisdarstellung in die Analyse einbezogen. Eine Wirksamkeit von Lichttherapie zur Behandlung der häufig auftretenden Schlafstörungen und Verhaltenssymptome (u. a. Agitation, Depression) konnte nicht gezeigt werden [360]. In einer weiteren Übersichtsarbeit, bei der fünf RCTs berücksichtigt wurden, wird über Hinweise für Wirksamkeit auf den Schlaf-Wach-Rhythmus durch Lichttherapie berichtet. Diese Hinweise seien aber zu wenig eindeutig, um eine Empfehlung abzuleiten [361].

In einer aktuellen Cochrane-Metaanalyse über 8 Studien zur Lichttherapie bei Demenz zeigten sich keine Effekte auf kognitive Funktionen, Schlaf oder psychische und Verhaltenssymptome [340].

81

Es gibt keine ausreichenden Hinweise für einen therapeutischen Effekt von Licht, die eine spezielle Empfehlung in der Anwendung bei Menschen mit Demenz erlauben.
Evidenzebene Ib

4.4.6 Angehörigenbasierte Verfahren mit dem Ziel der Verbesserung der Situation des Erkrankten

In dem IQWiG-Bericht zur nichtmedikamentösen Behandlung der Alzheimer-Demenz wird in einer Metaanalyse über 14 Studien Evidenz für Wirkung von Angehörigentraining auf Verhaltenssymptome bei Erkrankten im Allgemeinen und Depressivität im Speziellen berichtet. Aufgrund der geringen Größe der Effekte und methodischen Schwächen seien diese Effekte unsicher [307].

Zusätzlich zeigte ein RCT bei 406 Teilnehmern mit einer Intervention mit intensivem Angehörigentraining Evidenz für Verzögerung der Aufnahme in ein Pflegeheim [362]. In den anderen Studien zeigte sich hierfür kein Hinweis. Kein Effekt zeigte sich auf Alltagsfunktionen, Aggressivität/Agitation und Kognition des Erkrankten. Das Training umfasste Aufklärung über die Krankheit sowie verhaltenstherapeutische Elemente (z. B. Verhaltensmanagement, Stressbewältigung) [307].

82

Angehörigentraining zum Umgang mit psychischen und Verhaltenssymptomen bei Demenz können geringe Effekte auf diese Symptome beim Erkrankten haben. Sie sollten angeboten werden.
Empfehlungsgrad B, Evidenzebene Ib

4.5 Empfehlungen für den Einsatz psychosozialer Interventionen bei speziellen Indikationen

Im Folgenden werden häufige Konstellationen beschrieben, die bei Demenzerkrankten problematisch sein können und für die im Speziellen psychosoziale Interventionen untersucht wurden.

4.5.1 Psychosoziale Interventionen bei psychischen und Verhaltenssymptomen

Psychische und Verhaltenssymptome, wie aggressives oder agitiertes Verhalten, sind häufig [67]. Sie stellen oft eine besonders belastende Situation für den Erkrankten und eine schwierige Herausforderung für die Pflegenden sowie die Umgebung des Erkrankten dar. Begünstigender Faktor für das Auftreten von Verhaltenssymptomen ist die Missinterpretation der Umwelt, bedingt u. a. durch sensorische Beeinträchtigungen, Störung der zeitlich-räumlichen Orientierung und Gedächtnisstörungen [363].

Psychische und Verhaltenssymptome entstehen ferner häufig im interaktionellen Kontext. Um die Verantwortungszuweisung an den Erkrankten zu verhindern, sind solche Symptome als herausforderndes Verhalten konzeptualisiert worden. Hiermit ist gemeint, dass die umgebenden Personen des Erkrankten gefordert sind, ihr Verhalten oder die Umgebung zu reflektieren und zu modifizieren, da das Verhalten des Erkrankten Ausdruck von einer für ihn unangenehmen, schwierigen oder ängstigenden Situation ist.

Vor diesem konzeptuellen Hintergrund und dem Umstand, dass pharmakologische Behandlung von psychischen und Verhaltenssymptomen begrenzte Wirkung zeigt und im Fall von Antipsychotika zusätzlich mit Risiken für Nebenwirkungen und erhöhter Mortalität assoziiert ist, kommt den psychosozialen Interventionen in diesem Bereich eine besondere Rolle zu.

Die prinzipielle Möglichkeit, durch Modifikation und Intensivierung psychosozialer Umgebungsfaktoren die Gabe von Antipsychotika in Pflegeheimen zu reduzieren, ist in RCTs gezeigt worden. Zum Beispiel konnte in einer cluster-randomisierten multizentrischen Studie über 12 Pflegeeinrichtungen mit insgesamt 346 Teilnehmern durch ein 10-monatiges Programm intensivierter psychosozialer Maßnahmen eine Reduktion der Antipsychotikamedikation von 42,1 % auf 23 % erreicht werden. In den Einrichtungen, bei denen die Intervention nicht durchgeführt wurde, zeigte sich im Untersuchungszeitraum eine Reduktion von 49,7 % auf 47 % [364].

In einer systematischen Übersichtsarbeit über 162 Studien zu psychosozialen Interventionen bei Demenzkranken mit psychischen und Verhaltenssymptomen wird Evidenz für einen verbessernden Einfluss von patientenzentriertem Verhaltensmanagement, von Angehörigenedukation und kognitiver Stimulation beschrieben. Diese Verfahren zeigten überdauernde Effekte. Schulungsprogramme für Mitarbeiter in Pflegeeinrichtungen zeigten ebenfalls positive Effekte [365].

Musiktherapie, Snoezelen und sensorische Stimulation zeigten Wirkung während der Anwendung, aber keine überdauernden Effekte [365]. In einer weiteren Übersichtsarbeit zu psychosozialen Interventionen auf psychische und Verhaltenssymptome zeigten Programme zur Verhaltensschulung von Pflegenden Wirkung [366].

Im Kontext der stationären Pflege wurden im Auftrag des Bundesministeriums für Gesundheit (BMG) Rahmenempfehlungen für psychische und Verhaltenssymptome (hier konzeptualisiert als herausforderndes Verhalten) bei Demenzerkrankten entwickelt [367].

Durch systematische Literaturrecherche und Expertenkonsens wurde folgende Empfehlung abgegeben:

a. Verstehende Diagnostik zur Identifizierung von Bedingungsfaktoren
b. Einsatz von Assessment-Instrumenten zur systematischen Aufdeckung und Dokumentation von herausforderndem Verhalten
c. Validierendes Verhalten
d. Erinnerungspflege
e. Basale Stimulation, Snoezelen, körperliche Berührung
f. Bewegungsförderung
g. Handeln in Krisensituationen

Über diese Hinweise aus zahlreichen Untersuchungen mit sehr unterschiedlicher Methodik hinaus lassen sich keine evidenzbasierten Empfehlungen zur speziellen Kombination von Verfahren oder dem spezifischen Einsatz einzelner Verfahren in eng definierten Situationen ableiten.

Die genannten Verfahren stellen nicht nur Interventionen dar, die bei bestehenden psychischen und Verhaltenssymptomen zur Anwendung kommen sollen, um solche Symptome zu reduzieren. Es ist davon auszugehen, dass die Anwendung dieser Verfahren auch zur Prävention von psychischen und Verhaltenssymptomen beiträgt und daher allgemeiner Bestandteil der Betreuung von Demenzerkrankten und Angehörigen sein sollte.

Statement

Zur Prävention und Behandlung von psychischen und Verhaltenssymptomen (herausforderndes Verhalten) bei Demenzerkrankten kann verstehende Diagnostik, validierendes Verhalten und Erinnerungspflege eingesetzt werden. In der akuten Situation können basale bzw. sensorische Stimulation, der Einsatz von Musiktherapie, Snoezelen, körperliche Berührung und körperliche Bewegung wirksam sein. Individuelles Verhaltensmanagement, Angehörigen- und Pflegendenschulungen sowie kognitive Stimulation sind wichtige Elemente bei der Behandlung von psychischen und Verhaltenssymptomen.

4.5.2 Psychosoziale Interventionen zur Behandlung von Depression

In einer systematischen Übersichtsarbeit über RCTs zur Behandlung von Depression bei Demenzerkrankten in Pflegeheimen wurde Evidenz für Wirksamkeit von dem Einsatz supervidierter ehrenamtlicher Kontakte, kognitiver Gruppentherapie und Therapie durch Freizeitaktivitäten beschrieben [368].

In einer weiteren Übersichtarbeit zur Behandlung von Depression bei Demenzerkrankten über 11 RCTs wurde im Besonderen die Wirkung von Unterstützung und Edukationsprogrammen für Pflegende als wirksam herausgestellt. Betont wird die Wirksamkeit durch Individualisierung der Programme, den Einsatz verschiedener kombinierter Verfahren und die Auswahl der Themen in einer Intervention (z. B. Problemlösestrategien, Durchführung angenehmer Tätigkeiten durch Angehörige) [369].

In einem RCT bei 72 Demenzkranken zeigte sich Evidenz für Wirksamkeit auf depressive Symptome durch Verhaltenstherapie (Erhöhung angenehmer Tätigkeiten) [370]. Eine Cochrane-Metaanalyse zu verhaltenstherapeutischen Verfahren zur Behandlung der Depression bei Demenz zeigte positive Effekte ($d = -0{,}22$). Die Autoren weisen daraufhin, dass 5 der 6 RCTs ein methodisch bedingtes mittleres bis hohes Risiko für Verzerrung (Bias) haben [371].

In einem weiteren RCT finden sich Hinweise für Wirkung von körperlichen Übungen auf Depressionssymptome bei Betroffenen mit mittelschwerer bis schwerer Alzheimer-Demenz in Pflegeheimen (n = 45) [372].

83

Zur Behandlung depressiver Symptome bei Demenzerkrankten sind Edukations- und Unterstützungsprogramme von Pflegenden und Betreuenden wirksam und sollten eingesetzt werden.
Empfehlungsgrad B, Evidenzebene Ib

Statement
Zur Behandlung depressiver Symptome bei der leichten Demenz können individualisierte patientenbezogene Interventionen, kognitiv-verhaltenstherapeutische Verfahren und strukturierte Freizeitaktivitäten positive Effekte erzielen.

4.5.3 Psychosoziale Interventionen bei agitiertem Verhalten

In einem Health Technology Assessment (HTA), der 160 Publikationen umfasst, wurde Evidenz für Wirksamkeit auf agitiertes Verhalten bei Demenz beschrieben für personenzentrierte Pflege, Ausbildung besonderer Kommunikationstechniken und Dementia Care Mapping (DCM) unter Supervision sowie für Musiktherapie [373].

4.5.4 Behandlung eines erhöhten Bewegungsdrangs (»Wandering«)

Viele Demenzerkrankte haben einen hohen Bewegungsdrang. Behinderungen der Bewegung können von den Betroffenen als belastend erlebt werden. Es sollte eine Umgebung geschaffen werden, die freie Bewegung ohne Gefährdung ermöglicht. Kann eine solche Umgebung nicht geschaffen werden oder kommt es bei sehr großem Bewegungsdrang zu einer Gefährdung des Erkrankten können Interventionen zur Reduktion der Bewegung erforderlich sein.

Eine systematische Übersichtsarbeit kommt zu dem Schluss, dass keine aussagekräftigen Studien zu psychosozialer Beeinflussung des Bewegungsdrangs bei Menschen mit Demenz vorliegen [374]. In einem »Health Technology Assessment« (HTA) werden 10 Studien zu verschiedenen Ansätzen der Behandlung des erhöhten Bewegungsdrangs benannt. Es wird über methodisch schwach belegte Evidenz für Wirkung für die gezielte Anwendung körperlicher Aktivität und für multisensorische Stimulation berichtet [375].

Statement
Es lässt sich aus der aktuellen Literatur keine Empfehlung zur nichtmedikamentösen Behandlung von hohem Bewegungsdrang von Demenzerkrankten ableiten.

4.5.5 Verbesserung der Nahrungsaufnahme

Angehörige und andere an der Versorgung Demenzerkrankter beteiligte Personen (Ärzte, Pflegepersonal) müssen insbesondere auf einen Gewichtsverlust der Erkrankten achten. Sollte sich eine deutliche Gewichtsreduktion einstellen, sollte frühzeitig eine Anpassung der Ernährung mit ergänzenden hochkalorischen Nahrungsmitteln durchgeführt werden [376].

In einer kontrollierten Studie mit 151 an Alzheimer-Demenz Erkrankten konnte durch ein Trainingsprogramm für die Angehörigen zur Ernährung (neun Beratungsstunden in einem Jahr) eine positive Beeinflussung des Gewichts und der kognitiven Leistung erreicht werden. Nach einem Jahr zeigten weniger Erkrankte in der Interventionsgruppe als in der Kontrollgruppe einen deutlichen Gewichtsverlust. Die kognitive Leistung, gemessen mit dem MMST, nahm in der Interventionsgruppe weniger als in der Kontrollgruppe ab [377].

Demenzerkrankte haben häufig ein deutlich verringertes Bedürfnis nach flüssiger und fester Nahrung und zeigen im Stadium der mittelschweren bis schweren Demenz Beeinträchtigungen beim selbstständigen Essen. In einer Übersichtsarbeit über Studien zur Verbesserung der Nahrungsaufnahme bei Menschen mit Demenz wurde ein RCT herausgestellt [378]. In dieser Studie wurden verbale Aufforderung und positive Verstärkung als Intervention bei 24 Demenzkranken eingesetzt. Es konnte eine Verbesserung des selbstständigen Essverhaltens, aber keine Zunahme der Häufigkeit des Essens erreicht werden [379].

In einem cluster-randomisierten RCT bei 178 Bewohnern von Pflegeheimen mit Demenz über sechs Monate wurde das Essen in einer familienähnlichen Situation (u. a. gedeckter gemeinsamer Tisch, Essen in Schüsseln serviert etc.) verglichen mit einer standardisierten krankenhausähnlichen Essensausgabe (u. a. vorgefertigte Tabletts). Es zeigten sich durch die familienähnliche Essenssituation signifikante Effekte auf das Körpergewicht, die Feinmotorik und die Lebensqualität der Teilnehmer [380].

Ferner gibt es Hinweise darauf, dass visuelle Farbkontraste die Nahrungs- und Flüssigkeitsaufnahme von Menschen mit Demenz erhöhen [381].

84

Familienähnliche Esssituationen, verbale Unterstützung und positive Verstärkung können das Essverhalten von Menschen mit Demenz verbessern und können empfohlen werden.
Empfehlungsgrad B, Evidenzebene Ib

4.5.6 Behandlung von Schluckstörungen

Im Verlauf von Demenzerkrankungen können Schluckstörungen auftreten. Bei Anzeichen einer möglichen Schluckstörung (z. B. Anzeichen einer Mangelernährung, Dehydration, ungewollter Gewichtsverlust, Nahrungsverweigerung, unklare Fieberschübe, Verschleimung, vermehrtes Husten) kann eine Schluckdiagnostik durchgeführt werden. Aufgrund der kognitiven Einschränkung ist eine transnasale Endoskopie (FEES) oder eine Videofluoroskopie möglicherweise nicht zielführend. Eine logopädische Diagnostik mit Hilfe einer Essensbeobachtung und einer strukturierten Befragung des betreuenden Umfeldes bezüglich des Essverhaltens kann die Grundlage für weitere schlucktherapeutische Maßnahmen sein. Im Rahmen der funktionellen Schlucktherapie (Schröter-Moratsch/Bartolome) liegt der Schwerpunkt der therapeutischen Interventionen auf den adaptiven Maßnahmen. Hierzu zählen die sichere Koststufenwahl unter der Berücksichtigung der Aspekte einer ausgewogenen Ernährung, Adaptieren der Konsistenz bei Flüssigkeiten, Auswahl von geeigneten Hilfsmitteln. Eine Schulung des Umfeldes (pflegende Angehörige, Pflegedienste etc.) gehört zum Konzept einer sicheren und zielführenden

Schlucktherapie. Die Beachtung des individuellen Umfeldes des Betroffenen ist für die realistische Umsetzung der adaptiven Maßnahmen notwendig.

4.5.7 Verbesserung des Schlafrhythmus

Veränderungen des Tag-Nacht- bzw. des Schlafrhythmus sind häufig bei Demenzerkrankten. Sie stellen in der häuslichen Pflegesituation eine große Belastung dar. In Pflegeeinrichtungen kann es auch zu Beeinträchtigungen der Qualität des Nachtschlafs von anderen Bewohnern kommen. Eine Regulierung des Tag-Nacht-Rhythmus mit Verbesserung des Nachtschlafs ist somit anzustreben. Organisatorische Abläufe in Pflegeeinrichtungen sind alleine keine Indikation für Maßnahmen zur Verbesserung des Tag-Nacht-Rhythmus.

In einem multizentrischen RCT bei 147 Menschen mit Demenz in Pflegeeinrichtungen führte ein 1- bis 2-stündiges individuelles Aktivitätsprogramm zu einer signifikanten Verminderung (d = 0,57) des Tagschlafes und zu einer signifikanten Abnahme des Tag-Nacht-Schlafverhältnisses (d = 0,23) [382].

85

Angemessene strukturierte soziale Aktivierung während des Tages kann zu einer Besserung des Tag-Nacht-Schlafverhältnisses führen und sollte eingesetzt werden.
Empfehlungsgrad B , Evidenzebene Ib

4.6 Schutz der Gesundheit von pflegenden Angehörigen

Die psychische und körperliche Gesundheit von pflegenden Angehörigen von Demenzerkrankten sind häufig beeinträchtigt. Im Vergleich zu Kontrollpersonen berichten pflegende Angehörige über reduzierte Lebensqualität und erhöhte körperliche und psychische Morbidität [224, 383, 384].

Darüber hinaus existiert ein Zusammenhang zwischen Belastung der Angehörigen und Aufnahme des Erkrankten in eine vollstationäre Pflegeeinrichtung [385]. Zur Erfassung von Angehörigenbelastung stehen Fragebögen zur Verfügung (z. B. CBS, »Caregiver Burden Scale«, BIZA-D, Berliner Inventar zur Angehörigenbelastung-Demenz).

4.6.1 Reduktion von psychischer Belastung pflegender Angehöriger

In einer Übersichtsarbeit zu psychologischen Verfahren bei Angehörigen von Demenzerkrankten werden Hinweise für Wirkung in Bezug auf die Stimmung der pflegenden Angehörigen durch Verhaltensmanagementansätze (sechs oder mehr Stunden) und Bewältigungsstrategien bezogen auf das Verhalten des Erkrankten berichtet. Diese Verfahren hatten bei den pflegenden Angehörigen überdauernde Effekte. Gruppeninterventionen zeigen generell weniger Wirkung als Einzeltherapie. Nicht wirksam in dieser Auswahl von Studien waren Aufklärung über Demenzerkrankungen allgemein, Gruppenverhaltenstherapie und supportive Therapien [386].

In einer weiteren Übersichtsarbeit über 14 RCTs zeigte sich Evidenz für Wirksamkeit von Trainingsmaßnahmen zu Verhaltens-, Depressions- und Ärgermanagement, kognitiv-behaviorale Therapie, individuelle Beratung und Besuch von Supportgruppen [387].

In einer Cochrane-Metaanalyse wurde kognitive Umstrukturierung (*cognitive reframing)* als Methode der kognitiven Verhaltenstherapie bei Angehörigen von Demenzpatienten untersucht. In der gepoolten Analyse zeigten sich positive Effekte bei Angehörigen auf Angst (d = 0,21), Depression (d = 0,66) und subjektiven Stress (d = 0,23) [388].

In einer weiteren Metaanalyse über 44 Studien zeigte sich Evidenz für Wirksamkeit von edukativen und supportiven Gruppen auf depressive Symptome von Angehörigen Demenzerkrankter [389].

In einer Metaanalyse über 30 Studien (21 RCTs) mit 34 unterschiedlichen Interventionen und erheblicher methodischer Variabilität wird eine mittlere geschätzte Effektstärke von d = 0,3 für die Reduktion von psychologischem Stress sowie Effekte auf weitere, angehörigenbezogene Zielgrößen berichtet. Es wurden im Besonderen die Wichtigkeit des langfristigen Kontakts des Angehörigen mit einer Angehörigengruppe und die mögliche Einbindung des Erkrankten herausgestellt. Es zeigte sich auch der fehlende Effekt reiner Informationsgruppen oder unstrukturierter Unterstützungsgruppen [390].

Die Wirkung auf angehörigenrelevante Zielgrößen mit ähnlicher Effektstärke, insbesondere von Psychoedukations- und Psychotherapiegruppen wird in einer weiteren Metaanalyse über 78 Studien herausgestellt [391].

In einer neueren Metaanalyse über 30 Studien zeigte sich erneut ein positiver Effekt von Angehörigengruppen auf das psychologische Wohlbefinden der Angehörigen (d = 0,44), auf Depression bei Angehörigen (d = 0,40), auf Belastung der Angehörigen (d = 0,23) und auf soziale Endpunkte (d = 0,40). Modulatoren dieser Effekte waren die Dauer und Intensität der Angehörigengruppen und das therapeutische Konzept [392].

Um der Situation Rechnung zu tragen, dass der pflegende Angehörige häufig die erkrankte Person nicht allein lassen kann und somit nicht in der Lage ist, an Gruppenangeboten teilzunehmen, sind telefonbasierte Interventionen erprobt worden, die ebenfalls positive Effekte auf die psychische Belastung und depressiven Symptome von pflegenden Angehörigen zeigen [393, 394].

86

Zur Prävention von Erkrankungen, die durch die Pflege und Betreuung hervorgerufen werden, und zur Reduktion von Belastung der pflegenden Angehörigen sollten strukturierte Angebote für Bezugspersonen von Demenzerkrankten vorgesehen werden. Inhaltlich sollten neben der allgemeinen Wissensvermittlung zur Erkrankung das Management in Bezug auf Patientenverhalten, Bewältigungsstrategien und Entlastungsmöglichkeiten für die Angehörigen sowie die Integration in die Behandlung des Demenzkranken im Vordergrund stehen. Hierbei können auch kognitiv-verhaltenstherapeutische Verfahren eingesetzt werden.
Empfehlungsgrad B, Evidenzebene Ia

4.7 Rehabilitation bei Demenz

Häufig werden Demenzkranke im Akutkrankenhaus oder in der stationären und ambulanten Altenpflege als körperlich und kognitiv so stark eingeschränkt angesehen, dass man ihnen spezifische Rehabilitations- und Übungsprogramme, die zum Behandlungsstandard bei somatischen Erkrankungen gehören, nicht mehr zukommen lässt. Personen mit einem MMST ≤ 24 Punkte werden von frührehabilitativen oder weiterführenden rehabilitativen Behandlungsprogrammen oftmals ausgeschlossen.

Bezüglich der Trainierbarkeit körperlicher Kraft verglichen Heyn et al. in einer Metaanalyse kognitiv eingeschränkte (MMST < 24) mit kognitiv nicht beeinträchtigten Personen (MMST > 23), die an identischen Kraft-/Ausdauertrainingsmaßnahmen teilnahmen (mittlere Trainingsfrequenz dreimal in der Woche für 50 Minuten von zwei bis 40 Wochen Dauer). 21 RCTs mit kognitiv eingeschränkten (n = 1.411, MMST: Mittelwert 16 Punkte) und 20 RCTs mit kognitiv nicht beeinträchtigten Personen (n = 1.510, MMST: Mittelwert 28 Punkte) wurden eingeschlossen (mittleres Alter in beiden Gruppen: 81 Jahre). Signifikante Steigerungen wurden für die Endpunkte Kraft und Ausdauer und deren Kombination gleichermaßen für die kognitiv beeinträchtigten Personen als auch für die kognitiv nicht beeinträchtigten berichtet. Der Trainingseffekt in den Studien der kognitiv beeinträchtigten Personen wies eine größere Varianz als bei den kognitiv nicht beeinträchtigten Personen auf. Beide Gruppen unterschieden sich in den Therapieerfolgen aber nicht signifikant voneinander [395].

In einem unizentrischen RCT (n = 243) wurden die Effekte multiprofessioneller, stationärer geriatrischer Rehabilitation Demenzerkrankter nach Schenkelhalsfraktur verglichen mit einer regulären Krankenhausbehandlung. Die Hauptzielgrößen waren die Dauer des Krankenhausaufenthaltes, Mortalität und Wohnsituation nach drei Monaten und nach einem Jahr. Der Median des Krankenhausaufenthaltes in der Interventionsgruppe betrug 47 Tage (MMST: 12–17 Punkte) und 29 Tage (MMST: 18–23 Punkte) im Vergleich zu 147 Tagen (MMST: 12–17 Punkte) bzw. 46 Tagen (MMST: 18–23 Punkte) in der Kontrollgruppe. Dieser Unterschied war signifikant. Nach drei Monaten lebten 63 % (MMST: 12–17 Punkte) bzw. 91 % (MMST: 18–23 Punkte) der Demenzkranken der Interventionsgruppe Zuhause. In der Kontrollgruppe lebten nach drei Monaten 17 % (MMST: 12–17 Punkte) bzw. 67 % (MMST: 18–23 Punkte) unabhängig Zuhause. Der Unterschied war für beide Subgruppen signifikant. Nach einem Jahr zeigten sich weiterhin numerische Unterschiede zwischen den Gruppen, die aber nicht signifikant waren. In der Gruppen der Demenzkranken mit einem MMST < 12 bzw. > 23 zeigten sich keine signifikanten Unterschiede in den genannten Zielgrößen [396].

Statement

Etablierte diagnostische und therapeutische Verfahren, einschließlich Frührehabilitationsprogramme, sollen im Falle körperlicher Erkrankungen Demenzkranken aller Schweregrade bei entsprechender Zielformulierung nicht vorenthalten werden.

87

Spezifische Behandlungsprogramme bewirken bei leicht- bis mittelgradig betroffenen Demenzkranken ähnliche, bis nur mäßig geringfügigere Therapieerfolge hinsichtlich Mobilität und Selbstversorgungsfähigkeit wie bei kognitiv Gesunden.

Empfehlungsgrad B, Evidenzebene IIb

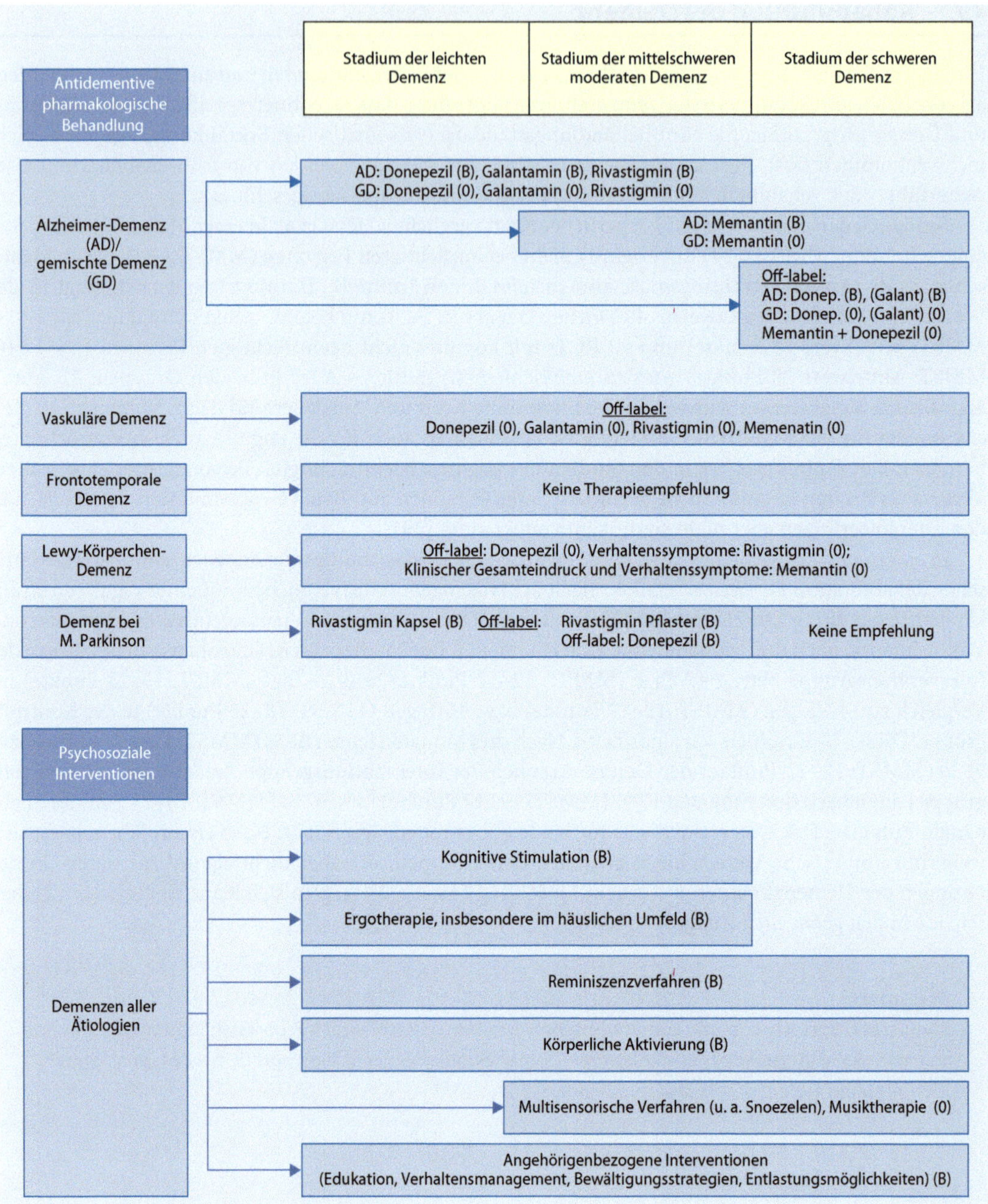

Abb. 4.1 Schematische Darstellung der Behandlung von Demenzen mit Empfehlungsgraden (A, B, 0)

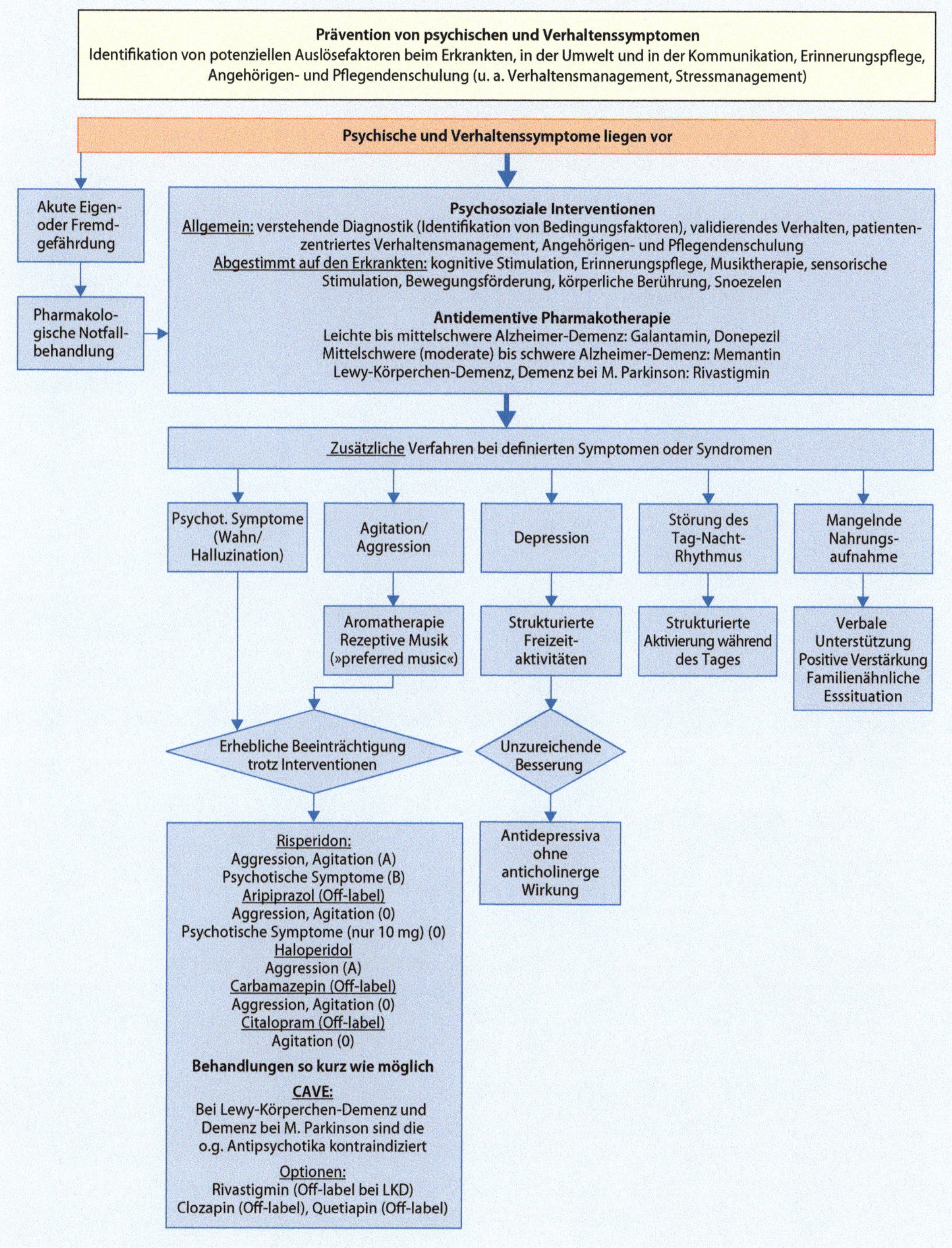

Abb. 4.2 Schematische Darstellung zur Prävention und Behandlung von psychischen und Verhaltenssymptomen bei Demenz mit Empfehlungsgraden (A, B, 0)

5 Hausärztliche Versorgung

Dieses Kapitel wurde von der Deutschen Gesellschaft für Allgemeinmedizin (DEGAM) verfasst.

Springer-Verlag GmbH Deutschland 2017
DGPPN, DGN (Hrsg.), *S3-Leitlinien Demenzen*
DOI 10.1007/978-3-662-53875-3_5

Allgemeine Anmerkung

Der hausärztliche Versorgungsbereich weist andere Bedingungen auf als der Versorgungsbereich der niedergelassenen und stationären Fachspezialisten, insbesondere sei auf den eher seltenen Beratungsanlass zur spezifischen Diagnostik bei Demenzverdacht hingewiesen.

Während in Demenzambulanzen und/oder Spezialisten-Sprechstunden eine selektionierte Patientenpopulation erwartet werden darf, welche häufig selbst oder auf Wunsch der Familie die Indikation zur erweiterten Diagnostik und Beratung gestellt hat, liegt die Prätestwahrscheinlichkeit für das Vorliegen einer Demenz in der Hausarztpraxis deutlich unter der solcher Einrichtungen, Besuche und Bitten um Beratungen sind seltener geplant.

Selbst bei über 75-Jährigen ist der Wunsch um Thematisierung der Erkrankung oder ihrer Symptome nicht unter den Top 20 der häufigen Beratungsanlässe (Kühlein et al., 2008[1]).

Auch erfolgt die Betreuung der Patientinnen und Patienten mit unterschiedlichsten Problemen langzeitig unter Kenntnis ihrer individuellen Eigenschaften, Präferenzen und Bedürfnisse. Hausärztinnen und Hausärzte betreuen häufig multimorbide Patientinnen und Patienten, bei denen Störungen der Kognition ein Problem von oft vielen darstellen. Hier heißt es, eine ganzheitliche Sicht zu wahren und im besten Sinne der partizipativen Entscheidungsfindung gemeinsam klug die einzelnen Gesundheitsprobleme zu priorisieren.

Darum – und weil die vorhandene Evidenz für unterschiedliche Patientenkollektive unterschiedlich interpretiert werden kann – formuliert die Deutsche Gesellschaft für Allgemeinmedizin und Familienmedizin (DEGAM) für den hausärztlichen Versorgungsbereich Empfehlungen, die in einigen Punkten die Empfehlungen der S3-Leitlinie »Demenzen« modifizieren oder sie ergänzen.

Hausärztliche Empfehlungen zur Diagnose und Therapie demenzieller Erkrankungen

1. **Eine Demenz-Diagnostik im Sinne eines case-findings soll nur im Einverständnis mit und nach Information der Betroffenen durchgeführt werden. Dabei sind mögliche Vor- und Nachteile einer Diagnosestellung sowie der Grundsatz zu berücksichtigen, dass es ein Recht auf Nicht-Wissen gibt. Der Einsatz neuropsychologischer Tests soll nur im Einklang mit dem Willen und Bedürfnissen der Betroffenen erfolgen.**
   So, wie die Stellung einer Demenzdiagnose eine Entlastung bedeuten kann, kann sie bei Betroffenen ebenso eine schwere Krise hervorrufen und als Angriff auf ihre Identität verstanden werden. Dementsprechend erfordert die Diagnostik vorab eine adäquate Aufklärung und Einverständnis. Auch die Tiefe der ätiologischen Ausdifferenzierung der Diagnose mithilfe von Bildgebung, Labor, neuropsychologsicher Testung etc. ist im Gespräch mit dem Patienten vor dem Hintergrund seiner klinischen Situation und seiner Präferenzen und der gemeinsamen Priorisierung der Gesundheitsprobleme zu bestimmen.
2. **Eine Demenzdiagnostik und -therapie kann auch allein in der Hausarztpraxis durchgeführt werden und erfordert nicht obligat die Überweisung zu Fachspezialisten.**
   Gerade die langjährige Kenntnis der Patientinnen und Patienten und ihres Umfeldes ermöglicht hier Einschätzungen, die über das hinausgehen, was Testbatterien zu bieten haben.
3. **Eine Liquordiagnostik kann in einzelnen Fällen veranlasst werden, wenn sich aus Anamnese und gesammelten Befunden Hinweise auf eine reversible Ursache ergeben.**
   Potenziell behandelbare, beispielsweise durch zerebrale Entzündungen verursachte Demenzursachen sind in der Hausarztpraxis eine solche Rarität, dass die in der S3-Leitlinie gewählte Empfehlungsstärke der Empfehlungen 17–19 für die hausärztliche Situation nicht angemessen erscheint.

---

[1] http://www.content-info.org/public/Berichtsband/CONTENT_Berichtsband_1.pdf (S. 57)

4. **Bevor Patientinnen und Patienten mit Demenz in der Hausarzt-Praxis medikamentös behandelt werden, soll nach Möglichkeit eine Medikation mit anticholinergen Substanzen beendet werden.**
   Neben einer Hyponatriämie ist eine laufende Medikation mit anticholinergen Substanzen wie Amitriptylin, Tiotropium, Scopolamin und Oxybutynin häufige Ursache für kognitive Störungen in der Hausarzt-Praxis. Bevor eine potenziell mit eigenen unerwünschten Wirkungen behaftete Demenztherapie begonnen wird, sollte das Potenzial unerwünschter Wirkungen beider Substanzgruppen minimiert werden.
5. **Bei Hinweisen auf behandelbare Demenzen soll mit den Patientinnen und Patienten bzw. ihren gesetzlichen Vertretern die Möglichkeit einer bildgebenden Diagnostik besprochen werden. Es fehlt die Evidenz, dass eine routinemäßige Bildgebung das Outcome der Patienten und Patientinnen verbessert.**
   Wir weisen in diesem Zusammenhang auch auf die Problematik einer starken Empfehlung für eine Bildgebung bei allen neu diagnostizierten Demenzfällen hin. Die Indikation zur Bildgebung orientiert sich an Hinweisen auf potenziell behandelbare Demenzen, am Wunsch der Patienten nach Abklärung unter Berücksichtigung ihres klinischen Zustandes und den möglicherweise aus der Bildgebung sich ergebenden Konsequenzen.
6. **Die Arzneimittelrichtlinie lässt eine Verordnung von Antidementiva zu Lasten der GKV nur zu, wenn Verlaufskontrollen durchgeführt werden und diese Kontrollen nicht eine deutliche Verschlechterung zeigen. Vor einer Behandlung sollen darum die Betroffenen und ggf. ihre Angehörigen darauf hingewiesen werden, dass eine Verlaufskontrolle geplant wird und ggf. zu einem Abbruch der Behandlung führen kann.**
   Die Arzneimittelrichtlinie des G-BA reflektiert die o. a. Tatsache, dass ein Behandlungsversuch gerechtfertigt ist, um herauszufinden, ob sich individuell Hinweise für eine positive Wirkung zeigen. Einem Off-label-Einsatz von Antidementiva steht die DEGAM sehr kritisch gegenüber.
7. **In den meisten Fällen zieht die Demenz eines Betroffenen die ganze Familie in Mitleidenschaft. Subjektiv leiden die An- und Zugehörigen häufig stärker unter der Demenz als die Betroffenen selbst. In der hausärztlichen Behandlung von Personen mit Demenz soll ein besonderer Fokus auf die spezifischen Risiken der übrigen Familienmitglieder als besonders vulnerabler Gruppe gelegt werden.**

Die DEGAM verweist in diesem Zusammenhang auf die DEGAM-Leitlinie Nr. 6 Pflegende Angehörige, die sich derzeit im Überarbeitungsprozess befindet:
http://www.degam.de/files/Inhalte/Leitlinien-Inhalte/Dokumente/DEGAM-S3-Leitlinien/LL-06_PA_003.pdf)
Bezüglich Details und genauerer Begründungen wird auf die hausärztliche Leitlinie Demenz der DEGAM verwiesen, die sich derzeit im Update-Prozess befindet:
http://www.degam.de/files/Inhalte/Leitlinien-Inhalte/Dokumente/DEGAM-S3-Leitlinien/LL- 12_Langfassung_TJ_03_korr_01.pdf

6 Leichte kognitive Störung, »Mild Cognitive Impairment« (MCI)

Springer-Verlag GmbH Deutschland 2017
DGPPN, DGN (Hrsg.), *S3-Leitlinien Demenzen*
DOI 10.1007/978-3-662-53875-3_6

Die pathologischen Gehirnveränderungen, die die neurodegenerativen Demenzerkrankungen charakterisieren, beginnen viele Jahre vor dem Auftreten erster klinischer Symptome. Die Symptommanifestation ist ein meist langsam progredienter Prozess mit kognitiver Leistungsverschlechterung. Darauf aufbauend wurde das Syndrom der leichten kognitiven Störung (»Mild Cognitive Impairment«, MCI) als Prodromal- oder Risikosyndrom einer Demenz konzeptualisiert. MCI ist definiert als subjektive und objektivierbare kognitive Einbuße bei erhaltener Alltagskompetenz.

MCI mit Gedächtnisstörungen als Leitsymptom (»amnestic MCI«) ist in besonderem Maße mit dem Risiko für eine Alzheimer-Demenz assoziiert. Die jährliche Übergangshäufigkeit von MCI zur Demenz wird je nach Untersuchungssetting und MCI-Definition mit bis zu 10 % angegeben. Zum Beispiel ist die jährliche Übergangswahrscheinlichkeit von einem MCI zu einer Demenz, Alzheimer-Demenz und vaskulären Demenz nach einer Metaanalyse von 41 Kohortenstudien im Spezialistensetting 9,6 %, 8,1 % und 1,9 % [397]. In nicht spezialisierten Settings sind die Übergangsraten tendenziell niedriger.

Es ist allerdings bis heute nicht gelungen, eine exakte und allgemeingültige MCI-Definition festzulegen [398]. MCI ist ein Syndrom und beinhaltet keine ätiologische Zuordnung. Bei einem Teil von MCI-Betroffenen, der wiederum in der Größe in Abhängigkeit von der Untersuchungsstichprobe variiert, ist MCI reversibel.

Das Syndrom MCI kann anhand des klinischen Bildes und unter Einbezug neuropsychologischer Testverfahren festgestellt werden. Kurztests wie der MMST, der DemTect und der TFDD haben keine hinreichende Sensitivität für die Feststellung des MCIs, weil sie zu Deckeneffekten führen können. Die neuropsychologische Diagnostik sollte mindestens ein Verfahren zur Messung des verzögerten Abrufs umfassen, da diese Leistung einen Frühindikator für eine beginnende Alzheimer-Demenz darstellen kann, sowie Testungen zu Aufmerksamkeitsleistung und Exekutivfunktionsleistung beinhalten [57]. Wie bei der Demenzdiagnostik sollen für die Interpretation der Ergebnisse neuropsychologischer Verfahren alle aus der Anamnese sich ergebenden Informationen berücksichtigt werden, die einen Einfluss auf das Leistungsvermögen der untersuchten Person haben können, wie soziokultureller Hintergrund, Ausbildungsgrad, besondere Fähigkeiten, früheres Leistungsniveau, Sprachkompetenz, sensorische Funktionen, psychiatrische oder körperliche Erkrankungen sowie Testerfahrungen, auch wenn nicht für alle Faktoren validierte Normwerte in Bezug auf das kognitive Leistungsniveau zur Verfügung stehen.

Im Einzelfall kann eine Abgrenzung zur Demenz schwierig sein, da der Übergang von MCI zur leichten Demenz fließend ist.

88

MCI als klinisches Syndrom ist uneinheitlich definiert. Bei Hinweisen auf Vorliegen von Gedächtnisstörungen sollten diese objektiviert werden.
Good clinical practice, Expertenkonsens

89

Aufgrund des erhöhten Risikos für Demenz bedürfen Betroffene mit MCI im weiteren Verlauf erhöhter Aufmerksamkeit.
Good clinical practice, Expertenkonsens

Die zugrunde liegende Ursache von MCI kann eine beginnende neurodegenerative Demenz sein, ist es aber nicht in jedem Fall. Andere häufige mögliche Ursachen sind vaskuläre Läsionen, depressive Episoden, Medikamentennebenwirkungen und Alkoholabusus oder -abhängigkeit.

90

Mögliche Ursachen eines MCI sollten mit angemessenen diagnostischen Maßnahmen geklärt werden.
Good clinical practice, Expertenkonsens

6.1 MCI bei Alzheimer-Krankheit

Durch eine Arbeitsgruppe des National Institute on Aging und der Alzheimer's Association (NIA-AA) wurden folgende klinische Kriterien für die MCI im Kontext der Alzheimer-Krankheit (MCI due to Alzheimer's Disease) vorgeschlagen [399]:

Klinische NIA-AA-Kriterien für MCI im Kontext der Alzheimer-Krankheit (nach Albert et al., 2011 [399])

- Sorgen um kognitive Verschlechterung berichtet von dem Patienten oder durch einen Informanten oder empfunden durch den Arzt
- Objektive Leistungsbeeinträchtigung in einer oder mehrerer kognitiver Domänen, typischerweise das Gedächtnis umfassend, nachgewiesen durch kognitive Testung oder »Bedside«-Testung verschiedener kognitiver Domänen
- Erhalt der Unabhängigkeit im täglichen Leben
- Keine Demenz

Folgende Maßnahmen werden vorgeschlagen, um die Diagnose MCI due to AD zu stützen:

- Untersuchung der Ätiologie des MCI auf vereinbar mit einer Alzheimer-Krankheit
- Ausschluss von vaskulären, traumatischen oder anderen medizinischen Ursachen der kognitiven Verschlechterung, wenn möglich
- Darstellung von Evidenz für längsschnittliche kognitive Verschlechterung, wenn möglich
- Darstellung relevanter genetischer Bezüge zur Alzheimer-Krankheit, wenn relevant (familiäre Alzheimer-Krankheit)

Zusätzlich zu diesen klinischen Kriterien wurden Biomarker-Kriterien vorgeschlagen, die die Wahrscheinlichkeit angeben, mit der ein MCI mit oben genannter Charakteristik durch eine Alzheimer-Krankheit bedingt ist. Hierfür werden die bekannten Biomarker und Bildgebungsmarker wie folgt eingeteilt in Marker für Amyloid-Deposition und für neuronale Schädigung (Tab. 6.1).

Tab. 6.1 Marker für Amyloid-Deposition und neuronale Schädigung

Amyloid-Marker	Marker für neuronale Schädigung
Erniedrigung von Aβ42 im Liquor	Erhöhung von Tau/phosphoTau im Liquor
Positives Amyloid-PET	Hippokampusatrophie im MRT
	Im Wesentlichen posterior zingulärer/präkunealer bzw. temporoparietaler Hypometabolismus im [^{18}F]FDG-PET

Tab. 6.2 Wahrscheinlichkeitsniveaus für das Vorliegen einer Alzheimer-Demenz

Wahrscheinlichkeitsniveau	Amyloid-Marker	Marker für neuronale Schädigung
Geringe Wahrscheinlichkeit	Unauffällig	Unauffällig
Mittlere Wahrscheinlichkeit	Auffällig Nicht untersucht	Nicht untersucht Auffällig
Hohe Wahrscheinlichkeit	Auffällig	Auffällig
Keine Aussage über das klinische MCI-Syndrom hinaus möglich	Widersprüchlich oder grenzwertig oder nicht untersucht	Widersprüchlich oder grenzwertig oder nicht untersucht

In Abhängigkeit von der Kombination von Veränderungen der Marker werden verschiedene Wahrscheinlichkeitsniveaus für das Vorliegen einer Alzheimer-Krankheit bei MCI nach oben beschriebenen klinischen Kriterien angegeben (Tab. 6.2).

Longitudinale Untersuchungen konnten zeigen, dass Personen mit MCI, die in der neuropsychologischen Untersuchung ein Defizit im verzögerten Abruf (»delayed recall«) [400] zeigen sowie in der zerebralen Bildgebung eine Atrophie des Hippokampus oder im Liquor Veränderungen der Marker beta-Amyloid-42, Gesamt-Tau und Phospho-Tau [91, 401–403] aufweisen, ein höheres Risiko haben, an einer Alzheimer-Demenz zu erkranken, als Betroffene mit einer leichten kognitiven Störung, die diese Veränderungen nicht zeigen. Daraus leitet sich ab, dass Veränderungen der Alzheimer-Krankheit bei betroffenen Personen häufig schon im MCI-Stadium nachweisbar sein können.

In den letzten Jahren sind sehr viele Studien publiziert worden, die dieses Konzept bestätigen. Sowohl mittels Liquormarkern als auch mittels Amyloid- oder FDG-PET ist eine deutliche Verbesserung der Vorhersage einer Alzheimer-Demenz bei Patienten mit MCI möglich im Vergleich zu der Vorhersage einer Demenz basierend auf rein klinischen Kriterien (z. B. Mattson et al. 2009 [404], Yuan et al. 2009 [405], Nordberg et al. 2013 [406]). Die Prädiktionsstärken liegen typischerweise deutlich über 50 %.

Bisher ist kein allgemeingültiges Verfahren für die biomarkerbasierte Prädiktion der Alzheimer-Demenz bei MCI etabliert worden. Auch ein verbindlicher Methodenstandard bei den diagnostischen Prädiktoren ist noch nicht verfügbar. Ferner sind die Prädiktionsstärken einzelner Marker abhängig von Patientencharakteristika (z. B. Alter, Komorbidität, Untersuchungssetting). Die Beratung eines Patienten über biomarkerbasierte Demenzprädiktion ist daher komplex und kann nur von Experten mit sowohl detaillierter Kenntnis der aktuellen Datenlage als auch ausreichender klinischer Erfahrung mit dieser Fragestellung vorgenommen werden. Da die Frage der Prädiktion einer Demenz im Stadium des MCI seitens Patienten zunehmend gestellt und die Möglichkeiten hierzu prinzipiell bestehen, sollte für diese Fragestellung an entsprechende Experten verwiesen werden. Durch den Experten ist zunächst eine umfassende Aufklärung über die Möglichkeiten und Grenzen der biomarkerbasierten Demenzprädiktion zu leisten. Erst nach dieser Aufklärung und der Zustimmung seitens des Patienten sollen entsprechende Untersuchungen durchgeführt werden.

91

Wenn ein Ratsuchender mit MCI eine Risikoabschätzung wünscht im Hinblick auf die Prädiktion einer Alzheimer-Demenz, dann soll die Aufklärung über die möglichen Verfahren, inklusive Vorhersagestärken, sowie über die Konsequenzen der verschiedenen Ergebnismöglichkeiten vor der Durchführung der Untersuchungen durch einen Experten erfolgen. Die Aufklärung über die Ergebnisse der Untersuchungen sowie die Nachbetreuung des Patienten sollen ebenfalls durch Experten durchgeführt werden.
Good clinical practice, Expertenkonsens

6.2 Behandlung von MCI

Es sind große RCTs zur medikamentösen Behandlung von Personen mit einem MCI durchgeführt worden. Durch die Gabe der für die Alzheimer-Demenz zugelassenen Acetylcholinesterase-Hemmer konnte keine Verzögerung des Übergangs von MCI zu Demenz erreicht werden [407].

In einem multizentrischen RCT zeigten 240 mg Ginkgo/Tag über 6,5 Jahre (Median) bei 482 MCI-Betroffenen keine Verzögerung des Übergangs zur Demenz [408]. Vitamin E zeigte ebenfalls keine Verzögerung des Übergangs zur Demenz bei Personen mit MCI [409].

92

Es gibt keine Evidenz für eine wirksame Pharmakotherapie zur Risikoreduktion des Übergangs von MCI zu einer Demenz.
Evidenzebene Ib

Die methodische Schwierigkeit bei Studien zu nichtpharmakologischen Therapien ist bei Betroffenen mit MCI durch die Unschärfe des MCI-Konstruktes noch verstärkt, sodass sich bei der aktuellen Literaturlage keine Empfehlungen ableiten lassen.

93

Es gibt keine Evidenz für wirksame nichtpharmakologische Therapien zur Risikoreduktion des Übergangs von MCI zu einer Demenz.
Evidenzebene IV

Das Risiko einer Demenz ist bei Personen mit MCI erhöht. Es sollten daher die Maßnahmen zur Demenzprävention empfohlen werden (► Kap. 7).

7 Risikofaktoren und Prävention

Springer-Verlag GmbH Deutschland 2017
DGPPN, DGN (Hrsg.), *S3-Leitlinien Demenzen*
DOI 10.1007/978-3-662-53875-3_7

Aus der epidemiologischen Forschung sind anhand von prospektiven Studien Risikofaktoren insbesondere für die Alzheimer-Demenz identifiziert worden. Zu unterscheiden sind beeinflussbare und nichtbeeinflussbare Risikofaktoren.

Präventionsempfehlungen leiten sich im Wesentlichen aus den modifizierbaren Risikofaktoren ab. Prospektive Studien zur Primärprävention werden aktuell durchgeführt. Die Untersuchungen, die bisher publiziert wurden, lassen noch keine Präventionsempfehlungen zu. Möglicherweise decken die bisher durchgeführten Studien einen zu kurzen Zeitraum ab. Diese These stützt sich auf den epidemiologischen Befund, dass viele Risikofaktoren, die im mittleren Lebensalter bereits vorliegen, das Risiko einer Demenz beeinflussen. Daher gelten Präventionsempfehlungen ab dem mittleren Lebensalter.

Jüngere Publikationen aus großen epidemiologischen Longitudinaluntersuchungen haben die Relevanz von kardiovaskulären Risikofaktoren im mittleren Lebensalter für Demenz, insbesondere auch für die Alzheimer-Demenz dargestellt [410, 411]. Rauchen wurde in longitudinalen Studien als unabhängiger Risikofaktor für Demenzerkrankungen identifiziert [411].

94

Vaskuläre Risikofaktoren und einzelne Erkrankungen (z. B. Hypertonie, Diabetes mellitus, Hyperlipidämie, Adipositas, Nikotinabusus) stellen auch Risikofaktoren für eine spätere Demenz dar. Daher trägt deren leitliniengerechte Diagnostik und frühzeitige Behandlung zur Primärprävention einer späteren Demenz bei.
Empfehlungsgrad B, Leitlinienadaptation NICE-SCIE 2007

Es gibt Hinweise, dass bestimmte Ernährungsgewohnheiten (u. a. Konsum von Fisch, mediterrane Diät) protektiv bezüglich des Auftretens einer Demenz sein können. Es ist allerdings nicht möglich, aus der aktuellen Datenlage eine Ernährungsempfehlung abzuleiten, die über einer allgemein ausgewogenen Ernährung mit der Vermeidung von Übergewicht hinaus geht [412, 413].

Statement:
Eine ausgewogene Ernährung (z. B. mediterrane Diät) wird zur allgemeinen Risikoreduktion empfohlen.

Leichter bis moderater Alkoholkonsum zeigte protektive Effekte bezüglich des Auftretens einer Demenz in einigen Studien [414]. Eine individuelle Schwellendosis wie auch eine besondere Art des Alkohols kann aber nicht angegeben werden. Aufgrund der Abhängigkeitsgefahr und toxischer Eigenschaften von Alkohol wird Alkoholkonsum nicht zur Prävention von Demenz empfohlen [415].

Statement:
Regelmäßiger Alkoholkonsum wird nicht zur Prävention einer Demenz empfohlen.

Ein aktiver Lebensstil mit körperlicher Bewegung, sportlicher, sozialer und geistiger Aktivität ist epidemiologisch protektiv bezüglich des Auftretens einer Demenz [416, [417].

95

Regelmäßige körperliche Bewegung und ein aktives geistiges und soziales Leben sollten empfohlen werden.
Empfehlungsgrad B, Leitlinienadaptation NICE-SCIE 2007

In einer prospektiven, randomisierten Studie zur Prävention von Demenz zeigte Ginkgo Biloba keine Wirkung [403].

96

Ginkgo Biloba wird nicht zur Prävention von Demenz empfohlen.
Empfehlungsgrad B, Evidenzebene Ib

Es gibt epidemiologische Hinweise für die Erhöhung des Demenzrisikos durch die Einnahme von Hormonersatzpräparaten [418].

97

Hormontherapie wird zur Prävention von Demenz nicht empfohlen.
Empfehlungsgrad B, Leitlinienadaptation NICE-SCIE 2007

Anhang

A B C

Springer-Verlag GmbH Deutschland 2017
DGPPN, DGN (Hrsg.), *S3-Leitlinien Demenzen*
DOI 10.1007/978-3-662-53875-3

Übersicht über Abbildungen und Tabellen

Abbildungen

Tabellen

1

Erklärung über Interessenkonflikte

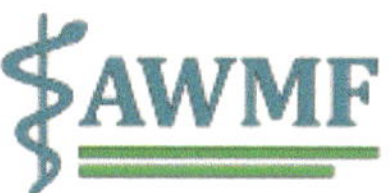

(Titel, AWMF-Registernummer)

zu Händen

(Leitlinienkoordinator)

Vorbemerkung

Die Entwicklung von Leitlinien für die medizinische Versorgung verlangt über die fachliche Expertise hinaus eine Vermeidung kommerzieller Abhängigkeiten oder anderer Interessenkonflikte, die die Leitlinieninhalte beeinflussen. Es gibt eine Vielzahl von materiellen (z.B. finanzielle oder kommerzielle) und immateriellen (z.B. politische, akademische oder persönliche) Beziehungen, deren Ausprägungsgrade und Bedeutungen variieren können. Interessenkonflikte sind somit zumeist unvermeidbar, aber nicht zwangsläufig problematisch in Hinblick auf eine Beeinflussung der Leitlinieninhalte.

Eine Erklärung zu den Beziehungen und den daraus entstehenden Interessenkonflikten durch die Autoren der Leitlinien und die Teilnehmer am Konsensusverfahren ist für die Qualitätsbeurteilung von Leitlinien, aber auch für ihre allgemeine Legitimation und Glaubwürdigkeit in der Wahrnehmung durch Öffentlichkeit und Politik entscheidend.

Die Erklärungen werden zu Beginn des Leitlinienprojekts gegenüber dem Leitlinienkoordinator abgegeben. Bei länger andauernden Projekten kann eine zusätzliche Abgabe im Verlauf erforderlich sein. Ob davon die erforderliche Neutralität für die Mitarbeit bei der Leitlinienentwicklung in Frage gestellt ist oder in welchen Bereichen das professionelle Urteilsvermögen eines Experten durch die Interessen Dritter unangemessen beeinflusst sein könnte, ist in der Leitliniengruppe zu diskutieren und zu bewerten.

Die Inhalte der Erklärungen und die Ergebnisse der Diskussion zum Umgang mit Interessenkonflikten sollten im Leitlinienreport offen dargelegt werden. In der Langfassung der Leitlinien ist auf das Verfahren der Sammlung und Bewertung der Erklärungen hinzuweisen.

Wir möchten Sie bitten, untenstehende Erklärung auszufüllen und zu unterzeichnen.

2

Erklärung

Die Erklärung betrifft finanzielle und kommerzielle (materielle) sowie psychologische und soziale (immaterielle) Aspekte sowie Interessen der Mitglieder selbst und/oder ihrer persönlichen/professionellen Partner innerhalb **der letzten 3 Jahre**. Bitte machen Sie **konkrete Angaben zu folgenden Punkten**:

1. Berater- bzw. Gutachtertätigkeit oder bezahlte Mitarbeit in einem wissenschaftlichen Beirat eines Unternehmens der Gesundheitswirtschaft (z.B. Arzneimittelindustrie, Medizinproduktindustrie), eines kommerziell orientierten Auftragsinstituts oder einer Versicherung

☐ Nein
☐ Ja

Falls ja, bitte konkrete Angabe:

2. Honorare für Vortrags- und Schulungstätigkeiten oder bezahlte Autoren- oder Co-Autorenschaften im Auftrag eines Unternehmens der Gesundheitswirtschaft, eines kommerziell orientierten Auftragsinstituts oder einer Versicherung

☐ Nein
☐ Ja

Falls ja, bitte konkrete Angabe:

3. Finanzielle Zuwendungen (Drittmittel) für Forschungsvorhaben oder direkte Finanzierung von Mitarbeitern der Einrichtung von Seiten eines Unternehmens der Gesundheitswirtschaft, eines kommerziell orientierten Auftragsinstituts oder einer Versicherung

☐ Nein
☐ Ja

Falls ja, bitte konkrete Angabe:

4. Eigentümerinteresse an Arzneimitteln/Medizinprodukten (z. B. Patent, Urheberrecht, Verkaufslizenz)

☐ Nein
☐ Ja

Falls ja, bitte konkrete Angabe:

5. Besitz von Geschäftsanteilen, Aktien, Fonds mit Beteiligung von Unternehmen der Gesundheitswirtschaft

☐ Nein
☐ Ja

Falls ja, bitte konkrete Angabe:

3

6. Persönliche Beziehungen zu einem Vertretungsberechtigten eines Unternehmens Gesundheitswirtschaft

☐ Nein
☐ Ja

Falls ja, bitte konkrete Angabe:

7. Mitglied von in Zusammenhang mit der Leitlinienentwicklung relevanten Fachgesellschaften/Berufsverbänden, Mandatsträger im Rahmen der Leitlinienentwicklung

☐ Nein
☐ Ja

Falls ja, bitte konkrete Angabe:

8. Politische, akademische (z.B. Zugehörigkeit zu bestimmten „Schulen"), wissenschaftliche oder persönliche Interessen, die mögliche Konflikte begründen könnten

☐ Nein
☐ Ja

Falls ja, bitte konkrete Angabe:

9. Gegenwärtiger Arbeitgeber, relevante frühere Arbeitgeber der letzten 3 Jahre

Bewertung

Ergeben sich aus allen oben angeführten Punkten nach Ihrer Meinung für Sie oder die ganze Leitliniengruppe bedeutsame Interessenkonflikte?

☐ Nein
☐ Ja

Falls ja, bitte Angabe eines Vorschlags zur Diskussion in der Leitliniengruppe (z.B. Stimmenthaltung zu speziellen Fragestellungen):

Ort, Datum

Name (bitte Druckschrift) Unterschrift

Adresse (Einrichtung, Strasse, Ort, Emailadresse)

Literaturverzeichnis

1. National Collaborating Centre for Mental Health (commissioned by the Social Care Institute for Excellence and the National Institute for Health and Clinical Excellence): *Dementia. A NICE-SCIE Guideline on supporting people with dementia and their carers in health and social care.* National clinical practice guideline, number 42. London, The British Psychological Society and Gaskell 2007
2. Scottish Intercollegiate Guidelines Network (SIGN): *Management of patients with dementia.* A national clinical guideline, volume 86. Edinburgh, SIGN 2006.
3. Scottish Intercollegiate Guidelines Network (SIGN): *A guideline developer's handbook*, volume 86. Edinburgh, SIGN 2008.
4. Helmchen H: Zur Methodik klinischer Forschung. *Fortschr Neurol Psychiatr* 2001; 69: 291-299.
5. WHO, Dilling H, Mombour W, et al.: *Internationale Klassifikation psychischer Störungen.* ICD-10 Kapitel V (F), Klinisch-diagnostische Leitlinien. 6. Aufl. Bern, Huber 2008.
6. McKhann GM, Knopman DS, Chertkow H, et al.: The diagnosis of dementia due to Alzheimer's disease: recommendations from the National Institute on Aging-Alzheimer's Association workgroups on diagnostic guidelines for Alzheimer's disease. *Alzheimers Dement* 2011; 7: 263-269.
7. McKhann G, Drachman D, Folstein M, et al.: Clinical diagnosis of Alzheimer's disease: report of the NINCDS-ADRDA Work Group under the auspices of Department of Health and Human Services Task Force on Alzheimer's Disease. *Neurology* 1984; 34: 939-944.
8. Dubois B, Feldman HH, Jacova C, et al.: Advancing research diagnostic criteria for Alzheimer's disease: the IWG-2 criteria. *Lancet Neurol* 2014; 13: 614-629.
9. Roman GC, Tatemichi TK, Erkinjuntti T, et al.: Vascular dementia: diagnostic criteria for research studies. Report of the NINDS-AIREN International Workshop. *Neurology* 1993; 43: 250-260.
10. Jellinger KA, Attems J: Neuropathological evaluation of mixed dementia. *J Neurol Sci* 2007; 257: 80-87
11. Rascovsky K, Hodges JR, Knopman D, et al. Sensitivity of revised diagnostic criteria for the behavioural variant of frontotemporal dementia. *Brain* 2011; 134: 2456-2477.
12. Gorno-Tempini ML, Hillis AE, Weintraub S, et al.: Classification of primary progressive aphasia and its variants. *Neurology* 2011; 76: 1006-1014.
13. Neary D, Snowden JS, Gustafson L, et al.: Frontotemporal lobar degeneration: a consensus on clinical diagnostic criteria. *Neurology* 1998; 51: 1546-1554.
14. Goetz CG, Emre M, Dubois B: Parkinson's disease dementia: definitions, guidelines, and research perspectives in diagnosis. *Ann Neurol* 2008; 64, Suppl 2: S81-92.
15. McKeith IG, Dickson DW, Lowe J, et al.: Diagnosis and management of dementia with Lewy bodies: third report of the DLB Consortium. *Neurology* 2005; 65: 1863-1872.
16. Ziegler U, Doblhammer G: Prevalence and incidence of dementia in Germany – a study based on data from the public sick funds in 2002. *Gesundheitswesen* 2009; 71: 281-290.
17. Qiu C, De Ronchi D, Fratiglioni L: The epidemiology of the dementias: an update. *Curr Opin Psychiatry* 2007; 20: 380-385.
18. Weder ND, Aziz R, Wilkins K, et al.: Frontotemporal dementias: a review. *Ann Gen Psychiatry* 2007; 6: 15.
19. Buter TC, van den Hout A, Matthews FE, et al.: Dementia and survival in Parkinson disease: a 12-year population study. *Neurology* 2008; 70: 1017-1022.
20. Hobson P, Meara J: Risk and incidence of dementia in a cohort of older subjects with Parkinson's disease in the United Kingdom. *Mov Disord* 2004; 19: 1043-1049.
21. Aarsland D, Andersen K, Larsen JP, et al.: Risk of dementia in Parkinson's disease: a community-based, prospective study. *Neurology* 2001; 56: 730-736.
22. Zaccai J, McCracken C, Brayne C: A systematic review of prevalence and incidence studies of dementia with Lewy bodies. *Age Ageing* 2005; 34: 561-566.
23. Brayne C, Richardson K, Matthews FE, et al.: Neuropathological correlates of dementia in over-80-year-old brain donors from the population-based Cambridge City over-75s Cohort (CC75C) study. *J Alzheimers Dis* 2009; 18: 645-658.
24. Statistisches Bundesamt (Hrsg): Gesundheit. Ausgaben, Krankheitskosten und Personal 2004. Wiesbaden, Statistisches Bundesamt 2006.
25. Quentin W, Riedel-Heller SG, Luppa M, et al.: Cost-of-illness studies of dementia: a systematic review focusing on stage dependency of costs. *Acta Psychiatr Scand* 2010; 121: 243-259 (Epub 2009, August 19.
26. Jonsson L, Wimo A: The cost of dementia in Europe: a review of the evidence, and methodological considerations. *Pharmacoeconomics* 2009; 27: 391-403.
27. Andlin-Sobocki P, Jonsson B, Wittchen HU, et al.: Cost of disorders of the brain in Europe. *Eur J Neurol* 2005; 12, Suppl 1: 1-27.
28. Bloom BS, de Pouvourville N, Straus WL: Cost of illness of Alzheimer's disease: how useful are current estimates? *Gerontologist* 2003; 43: 158-164.

29. Schulenburg JMG von, Grobe-Einsler R, Bernhardt T, et al.: Kostenanalyse der Behandlung hirnleistungsgestörter Patienten. *Geriatrie Forschung* 1995; 5: 31-40.
30. Schulenburg JMG von, Schulenberg I, Horn R, et al.: Cost of treatment and care of Alzheimer's disease in Germany. In: Wimo A, Jönsson B, Karlsson G, et al (eds). *Health Econmiocs of Dementia*. Chichester, Wiley 1998: 217-230.
31. Hallauer JFS, Smala A, Berger K: Untersuchung von Krankheitskosten bei Patienten mit Alzheimer-Erkrankung in Deutschland. *Gesundheitsökon Qualitätsmanag* 2001; 5: 73-79.
32. Leicht H, Heinrich S, Heider D, et al.: Net costs of dementia by disease stage. *Acta Psychiatr Scand* 2011; 124: 384-395.
33. Cohen JT, Neumann PJ: Decision analytic models for Alzheimer's disease: state of the art and future directions. *Alzheimers Dement* 2008; 4: 212-222.
34. Loveman E, Green C, Kirby J, et al.: The clinical and cost-effectiveness of donepezil, rivastigmine, galantamine and memantine for Alzheimer's disease. *Health Technol Assess* 2006; 10: iii-iv, ix-xi, 1-160.
35. Nepal B, Ranmuthugala G, Brown L, et al.: Modelling costs of dementia in Australia: evidence, gaps, and needs. *Aust Health Rev* 2008; 32: 479-487.
36. Oxley J, Whelan M: It cannot be all about safety: the benefits of prolonged mobility. *Traiffic Inj Prev* 2008; 9: 367-378.
37. Mosimann UP, Bächli-Biétry J, Boll J, et al.: Konsensusempfehlungen zur Beurteilung der medizinischen Mindestanforderungen für Fahreignung bei kognitiver Beeinträchtigung. Praxis 2012; 101: 451-464.
38. Ernst J, Krapp S, Schuster T, et al.: Fahrtauglichkeit bei Patienten mit frontotemporaler und Alzheimer-Demenz. *Nervenarzt* 2010; 81: 79-85.
39. Dawson JD, Anderson SW, Uc EY, et al.: Predictors of driving safety in early Alzheimer disease. *Neurology* 2009; 72: 521-527.
40. Wolter DK: Beginnende Demenz und Fahreignung. Teil 2: Das Assessment und seine praktischen Konsequenzen. *Z Gerontol Geriat* 2014; 47: 345-355.
41. Martin AJ, Marottoli R, O'Neill-D: Driving assessment for maintaining mobility and safety in drivers with dementia. *Cochrane Database Syst Rev* 2013 (8):CD006222.
42. Lukas A, Nikolaus T: Fahreignung bei Demenz. *Z Gerontol Geriatr* 2009; 42: 205-211.
43. Carriere I, Fourrier-Reglat A, Dartigues JF, et al.: Drugs with anticholinergic properties, cognitive decline, and dementia in an elderly general population: the 3-city study. *Arch Intern Med* 2009; 169:1317-1324.
44. Mitchell AJ: A meta-analysis of the accuracy of the mini-mental state examination in the detection of dementia and mild cognitive impairment. *J Psychiatr Res* 2009; 43: 411-431.
45. Kalbe E, Kessler J, Calabrese P, et al.: DemTect: a new, sensitive cognitive screening test to support the diagnosis of mild cognitive impairment and early dementia. *Int J Geriatr Psychiatr* 2004; 19:136-143.
46. Ihl R, Grass-Kapanke B, Lahrem P, et al.: Entwicklung und Validierung eines Tests zur Früherkennung der Demenz mit Depressionsabgrenzung (TFDD)]. *Fortschr Neurol Psychiatr* 2000; 68: 413-422.
47. Nasreddine ZS, Phillips NA, Bédirian V, et al.: The Montreal Cognitive Assessment, MoCA: a brief screening tool for mild cognitive impairment. *J Am Geriatr Soc* 2005; 53:695–699.
48. Cullen B, O'Neill B, Evans JJ, et al.: A review of screening tests for cognitive impairment. *J Neurol Neurosurg Psychiatr* 2007; 78: 790-799.
49. Trenkle DL, Shankle WR, Azen SP: Detecting cognitive impairment in primary care: performance assessment of three screening instruments. *J Alzheimers Dis* 2007; 11: 323-335.
50. Institut für Qualität und Wirtschaftlichkeit im Gesundheitswesen (IQWiG) (Hrsg.): *Cholinesterasehemmer bei Alzheimer Demenz*. Abschlussbericht A05-19A (Version 1.0, Stand: 7.2.2007). Köln, IQWiG 2007.
51. Hutchinson AD, Mathias JL: Neuropsychological deficits in frontotemporal dementia and Alzheimer's disease: a meta-analytic review. *J Neurol Neurosurg Psychiatry* 2007; 78: 917-928.
52. Morris JC, Heyman A, Mohs RC, et al.: The Consortium to Establish a Registry for Alzheimer's Disease (CERAD). Part I. Clinical and neuropsychological assessment of Alzheimer's disease. *Neurology* 1989; 39: 1159-1165.
53. Verhey FR, Houx P, Van Lang N, et al.: Cross-national comparison and validation of the Alzheimer's Disease Assessment Scale: results from the European Harmonization Project for Instruments in Dementia (EURO-HARPID). *Int J Geriatr Psychiatry* 2004; 19: 41-50.
54. Bickel H, Mosch E, Forstl H: Screening of cognitive functions and the prediction of incident dementia by means of the SIDAM. *Psychiatr Prax* 2007; 34: 139-144.
55. Morris J C: .The Clinical Dementia Rating Scale (CDR): current version and scoring rules. *Neurology* 1993; 43: 2412-2414.
56. Schmitt FA, Ashford W, Ernesto C, et al.: The severe impairment battery: concurrent validity and the assessment of longitudinal change in Alzheimer's disease. The Alzheimer's Disease Cooperative Study. *Alzheimer Dis Assoc Disord* 1997; 11, Suppl 2: S51-56.
57. Bondi MW, Jak AJ, Delano-Wood L, et al.: Neuropsychological contributions to the early identification of Alzheimer's disease. *Neuropsychol Rev* 2008; 18: 73-90.
58. Grober E, Buschke H, Crystal H, et al.: Screening for dementia by memory testing. *Neurology* 1988; 38: 900-903.

59. Gainotti G, Marra C: Some aspects of memory disorders clearly distinguish dementia of the Alzheimer's type from depressive pseudo-dementia. *J Clin Exp Neuropsychol* 1994; 16: 65-78.
60. Hildebrandt H, Haldenwanger A, Eling P: False recognition helps to distinguish patients with Alzheimer's disease and amnestic MCI from patients with other kinds of dementia. *Dement Geriatr Cogn Disord* 2009; 28: 159-167.
61. Jacova C, Kertesz A, Blair M, et al.: Neuropsychological testing and assessment for dementia. *Alzheimers Dement* 2007; 3: 299-317.
62. Hachinski V, Iadecola C, Petersen RC, et al.: National Institute of Neurological Disorders and Stroke-Canadian Stroke Network vascular cognitive impairment harmonization standards. *Stroke* 2006; 37: 2220-2241.
63. Rascovsky K, Salmon DP, Hansen LA, et al.: Disparate letter and semantic category fluency deficits in autopsy-confirmed frontotemporal dementia and Alzheimer's disease. *Neuropsychology* 2007; 21: 20-30.
64. Gainotti G, Marra C, Villa G: A double dissociation between accuracy and time of execution on attentional tasks in Alzheimer's disease and multi-infarct dementia. *Brain* 2001;124: 731-738.
65. Oguro H, Yamaguchi S, Abe S, et al.: Differentiating Alzheimer's disease from subcortical vascular dementia with the FAB test. *J Neurol* 2006; 253: 1490-1494.
66. Graham NL, Emery T, Hodges JR: Distinctive cognitive profiles in Alzheimer's disease and subcortical vascular dementia. *J Neurol Neurosurg Psychiatry* 2004; 75: 61-71.
67. Reed BR, Mungas DM, Kramer JH, et al.: Profiles of neuropsychological impairment in autopsy-defined Alzheimer's disease and cerebrovascular disease. *Brain* 2007; 130: 731-739.
68. Garbutt S, Matlin A, Hellmuth J, et al.: Oculomotor function in frontotemporal lobar degeneration, related disorders and Alzheimer's disease. *Brain* 2008; 131: 1268-1281.
69. Marra C, Quaranta D, Zinno M, et al.: Clusters of cognitive and behavioral disorders clearly distinguish primary progressive aphasia from frontal lobe dementia, and Alzheimer's disease. *Dement Geriatr Cogn Disord* 2007; 24: 317-326.
70. Fukui T, Lee E: Progressive agraphia can be a harbinger of degenerative dementia. *Brain Lang* 2008; 104: 201-210.
71. Mori E, Shimomura T, Fujimori M, et al.: Visuoperceptual impairment in dementia with Lewy bodies. *Arch Neurol* 2000; 57: 489-493.
72. Williams VG, Bruce JM, Westervelt HJ, et al.: Boston naming performance distinguishes between Lewy body and Alzheimer's dementias. *Arch Clin Neuropsychol* 2007; 22: 925-931.
73. Ballard C, O'Brien J, Gray A, et al.: Attention and fluctuating attention in patients with dementia with Lewy bodies and Alzheimer disease. *Arch Neurol* 2001; 58: 977-982.
74. Troster AI: Neuropsychological characteristics of dementia with Lewy bodies and Parkinson's disease with dementia: differentiation, early detection, and implications for »mild cognitive impairment« and biomarkers. *Neuropsychol Rev* 2008;18: 103-119.
75. Lees AJ, Smith E: Cognitive deficits in the early stages of Parkinson's disease. *Brain.*1983;106: 257-270.
76. Metzler-Baddeley C: A review of cognitive impairments in dementia with Lewy bodies relative to Alzheimer's disease and Parkinson's disease with dementia. *Cortex* 2007; 43: 583-600.
77. Gélinas I., Gauthier L., McIntyre MC, Gauthier S: Development of a functional measure for persons with Alzheimer disease: The Disability Assessment for Dementia. *Am J Occup Ther* 1999; 53: 471-481.
78. Lawton M, Brody E: Assessment of older people: self-maintaining and instrumental activities of daily living. Gerontologist 1969; 9: 179-186.
79. Wahle M, Haller S, Spiegel R: Validation of the NOSGER (Nurses' Observation Scale for Geriatric Patients): reliability and validity of a caregiver rating instrument. *Int Psychogeriatr* 1996; 8: 525-547.
80. Cummings JL: The Neuropsychiatric Inventory: assessing psychopathology in dementia patients. *Neurology* 1997; 48, Suppl 6: S10-16.
81. Bouwens SF, van Heugten CM, Aalten P, et al.: Relationship between measures of dementia severity and observation of daily life functioning as measured with the Assessment of Motor and Process Skills (AMPS). *Dement Geriatr Cogn Disord* 2008; 25: 81-87.
82. Ministry of Health Singapore (ed.): *Clincial practice guidelines: dementia.* MOH clinical practice guidelines 3/2007. Singapore, Ministry of Health 2007.
83. Clarfield AM: The decreasing prevalence of reversible dementias: an updated meta-analysis. *Arch Intern Med* 2003; 163: 2219-2229.
84. Bertram L, Tanzi RE: Thirty years of Alzheimer's disease genetics: the implications of systematic meta-analyses. *Nat Rev Neurosci* 2008; 9: 768-778.
85. Mayeux R, Saunders AM, Shea S, et al.: Utility of the apolipoprotein E genotype in the diagnosis of Alzheimer's disease. Alzheimer's Disease Centers Consortium on Apolipoprotein E and Alzheimer's Disease. *N Engl J Med* 1998; 338: 506-511.
86. Working Group on Molecular and Biochemical Markers of Alzheimer'sDisease: Consensus report of the Working Group on: »Molecular and Biochemical Markers of Alzheimer's Disease«. The Ronald and Nancy Reagan Research Institute of the Alzheimer's Association and the National Institute on Aging Working Group. *Neurobiol Aging* 1998; 19: 109-116.

87. Sunderland T, Linker G, Mirza N, et al.: Decreased beta-amyloid1-42 and increased tau levels in cerebrospinal fluid of patients with Alzheimer disease. *JAMA* 2003; 289: 2094-2103.
88. Mitchell AJ: CSF phosphorylated tau in the diagnosis and prognosis of mild cognitive impairment and Alzheimer's disease: a meta-analysis of 51 studies. *J Neurol Neurosurg Psychiatry* 2009; 80: 966-975.
89. Engelborghs S, De Vreese K, Van de Casteele T, et al.: Diagnostic performance of a CSF-biomarker panel in autopsy-confirmed dementia. *Neurobiol Aging* 2008; 29: 1143-1159.
90. Frankfort SV, Tulner LR, van Campen JP, et al.: Amyloid beta protein and tau in cerebrospinal fluid and plasma as biomarkers for dementia: a review of recent literature. *Curr Clin Pharmacol* 2008; 3: 123-131.
91. Andreasen N, Blennow K: CSF biomarkers for mild cognitive impairment and early Alzheimer's disease. *Clin Neurol Neurosurg* 2005; 107: 165-173.
92. Popp J, Riad M, Freymann K, Jessen F: Ambulante Durchführung einer diagnostischen Lumbalpunktion in der Gedächtnissprechstunde. Häufigkeit und Risikofaktoren eines postpunktionellen Syndroms. *Nervenarzt* 2007; 78: 547-551.
93. Kommission «Leitlinien der Deutschen Gesellschaft für Neurologie", Diener H-C, Putzki N, et al. (Hrsg.): *Leitlinien für Diagnostik und Therapie in der Neurologie*, Abschnitt: Diagnostische Liquorpunktion. 4. Aufl. Stuttgart, Thieme 2008: 854-859.
94. Gifford DR, Holloway RG, Vickrey BG: Systematic review of clinical prediction rules for neuroimaging in the evaluation of dementia. *Arch Intern Med* 2000; 160: 2855-2862.
95. Hejl A, Hogh P, Waldemar G: Potentially reversible conditions in 1000 consecutive memory clinic patients. *J Neurol Neurosurg Psychiatry* 2002; 73: 390-394.
96. Patterson C, Gauthier S, Bergman H, et al.: The recognition, assessment and management of dementing disorders: conclusions from the Canadian Consensus Conference on Dementia. *Can J Neurol Sci* 2001; 28, Suppl 1: S3-16.
97. Feldman HH, Jacova C, Robillard A, et al.: Diagnosis and treatment of dementia: 2. Diagnosis. *CMAJ* 2008; 178: 825-836.
98. Dormont D, Seidenwurm DJ: Dementia and movement disorders. *AJNR Am J Neuroradiol* 2008; 29: 204-206.
99. Zakzanis KK, Graham SJ, Campbell Z: A meta-analysis of structural and functional brain imaging in dementia of the Alzheimer's type: a neuroimaging profile. *Neuropsychol Rev* 2003; 13: 1-18.
100. Likeman M, Anderson VM, Stevens JM, et al.: Visual assessment of atrophy on magnetic resonance imaging in the diagnosis of pathologically confirmed young-onset dementias. *Arch Neurol* 2005; 62: 1410-1415.
101. Krueger CE, Dean DL, Rosen HJ, et al.: Longitudinal rates of lobar atrophy in frontotemporal dementia, semantic dementia, and Alzheimer's disease. *Alzheimer Dis Assoc Disord* 2010; 24: 43-48 (Epub 2009, June 30).
102. Mathias JL, Burke J: Cognitive functioning in Alzheimer's and vascular dementia: a meta-analysis. *Neuropsychology* 2009; 23: 411-423.
103. Targosz-Gajniak M, Siuda J, Ochudlo S, et al.: Cerebral white matter lesions in patients with dementia – from MCI to severe Alzheimer's disease. *J Neurol Sci* 2009; 283: 79-82.
104. Whitwell JL: Longitudinal imaging: change and causality. *Curr Opin Neurol* 2008; 21: 410-416.
105. Patwardhan MB, McCrory DC, Matchar DB, et al.: Alzheimer disease: operating characteristics of PET – a meta-analysis. *Radiology* 2004; 231: 73-80.
106. Dougall NJ, Bruggink S, Ebmeier KP: Systematic review of the diagnostic accuracy of 99mTc-HMPAO-SPECT in dementia. *Am J Geriatr Psychiatry* 2004; 12: 554-570.
107. Bloudek LM, Spackman DE, Blankenburg M, et al.: Review and meta-analysis of biomarkers and diagnostic imaging in Alzheimer's disease. *J Alzheimers Dis* 2011; 26: 627-645.
108. Foster NL, Heidebrink JL, Clark CM, et al.: FDG-PET improves accuracy in distinguishing frontotemporal dementia and Alzheimer's disease. *Brain* 2007; 130: 2616-2635.
109. Pimlott SL, Ebmeier KP: SPECT imaging in dementia. *Br J Radiol* 2007; 80, Spec No 2: S153-159.
110. Herholz K, Carter SF, Jones M: Positron emission tomography imaging in dementia. *Br J Radiol* 2007; 80, Spec No 2: S160-167.
111. McKeith I, O'Brien J, Walker Z, et al.: Sensitivity and specificity of dopamine transporter imaging with 123I-FP-CIT SPECT in dementia with Lewy bodies: a phase III, multicentre study. *Lancet Neurol* 2007; 6: 305-313.
112. Walker Z, Jaros E, Walker RW, et al.: Dementia with Lewy bodies: a comparison of clinical diagnosis, FP-CIT single photon emission computed tomography imaging and autopsy. *J Neurol Neurosurg Psychiatry* 2007; 78: 1176-1181.
113. Clark CM, Schneider JA, Bedell BJ, et al.: Use of florbetapir-PET for imaging beta-amyloid pathology. *JAMA* 2011; 305: 275-283.
114. Clark CM, Pontecorvo MJ, Beach TG, et al.: Cerebral PET with florbetapir compared with neuropathology at autopsy for detection of neuritic amyloid-β plaques: a prospective cohort study. *Lancet Neurol* 2012; 11: 669-678.
115. Jack CR Jr, Wiste HJ, Weigand SD, et al.: Age-specific population frequencies of cerebral β-amyloidosis and neurodegeneration among people with normal cognitive function aged 50-89 years: a cross-sectional study. *Lancet Neurol* 2014; 13: 997-1005.
116. Jelic V, Kowalski J: Evidence-based evaluation of diagnostic accuracy of resting EEG in dementia and mild cognitive impairment. *Clin EEG Neurosci* 2009; 40: 129-142.

117. Andersson M, Hansson O, Minthon L, et al.: Electroencephalogram variability in dementia with lewy bodies, Alzheimer's disease and controls. *Dement Geriatr Cogn Disord* 2008; 26: 284-290.
118. Chan D, Walters RJ, Sampson EL, et al.: EEG abnormalities in frontotemporal lobar degeneration. *Neurology* 2004; 62: 1628-1630.
119. Wieser HG, Schwarz U, Blattler T, et al.: Serial EEG findings in sporadic and iatrogenic Creutzfeldt-Jakob disease. *Clin Neurophysiol* 2004;115: 2467-2478.
120. Hogh P, Smith SJ, Scahill RI, et al.: Epilepsy presenting as AD: neuroimaging, electroclinical features, and response to treatment. *Neurology* 2002; 58: 298-301.
121. Kommission »Leitlinien der Deutschen Gesellschaft für Neurologie«, Diener H-C, Putzki N, et al. (Hrsg.): *Leitlinien für Diagnostik und Therapie in der Neurologie*, Abschnitt: Diagnostik zerebrovaskulärer Erkrankungen. 4. Aufl. Stuttgart, Thieme 2008: 234-242.
122. Williamson J, Goldman J, Marder KS: Genetic aspects of Alzheimer disease. *Neurologist* 2009; 15: 80-86.
123. Rohrer JD, Guerreiro R, Vandrovcova J, et al.: The heritability and genetics of frontotemporal lobar degeneration. *Neurology* 2009; 73: 1451–1456.
124. Rademakers R, Neumann M, Mackenzie IR: Advances in understanding the molecular basis of frontotemporal dementia. *Nat Rev Neurol* 2012; 8: 423-434.
125. Committee for Medicinal Products for Human Use (CHMP): *Guideline on medicinal products for the treatment of Alzheimer's Disease and other dementias (*Doc. Ref. CPMP/EWP/553/95 Rev. 1). London, European Medicines Agency 2008.
126. Kaduszkiewicz H, Zimmermann T, Beck-Bornholdt HP, et al.: Cholinesterase inhibitors for patients with Alzheimer's disease: systematic review of randomised clinical trials. *BMJ* 2005; 331: 321-327.
127. Birks J: Cholinesterase inhibitors for Alzheimer's disease. *Cochrane Database Syst Rev.* 2006(1):CD005593.
128. Institut für Qualität und Wirtschaftlichkeit im Gesundheitswesen (IQWiG) (Hrsg.): Cholinesterasehemmer bei Alzheimer Demenz: Ergänzungsauftrag Rivastigmin-Pflaster und Galantamin. Abschlussbericht A09-05 (Version 1.0, Stand 3.2.2012). Köln, IQWiG 2012.
129. National Institute for Clinical Excellence (NICE). Donepezil, Galantamine, Rivastigmine and Memantine for the Treatment of Alzheimer's Disease. NICE Technology Appraisal Guidance 217 (Review of NICE Technology Appraisal Guidance 111). National Institute for Clinical Excellence, 2011.
130. Winblad B, Wimo A, Engedal K, et al.: 3-year study of donepezil therapy in Alzheimer's disease: effects of early and continuous therapy. *Dement Geriatr Cogn Disord* 2006; 21: 353-363.
131. Cummings J, Froelich L, Black SE, et al.: Randomized, double-blind, parallel-group, 48-week study for efficacy and safety of a higher-dose rivastigmine patch (15 vs. 10 cm^2) in Alzheimer's disease. *Dement Geriatr Cogn Disord* 2012; 33: 341-353.
132. Gill SS, Anderson GM, Fischer HD, et al.: Syncope and its consequences in patients with dementia receiving cholinesterase inhibitors: a population-based cohort study. *Arch Intern Med* 2009; 169: 867-873.
133. Kim DH, Brown RT, Ding EL, et al.: Dementia medications and risk of falls, syncope, and related adverse events: meta-analysis of randomized controlled trials. *J Am Geriatr Soc* 2011; 59: 1019-1031.
134. Winblad B, Grossberg G, Frolich L, et al.: IDEAL: a 6-month, double-blind, placebo-controlled study of the first skin patch for Alzheimer disease. *Neurology* 2007; 69, Suppl 1: S14-22.
135. Winblad B, Engedal K, Soininen H, et al.: A 1-year, randomized, placebo-controlled study of donepezil in patients with mild to moderate AD. *Neurology* 2001; 57: 489-495.
136. Howard R, McShane R, Lindesay J, et al.: Donepezil and memantine for moderate-to-severe Alzheimer's disease. *N Engl J Med* 2012; 366: 893-903.
137. Emre M: Switching cholinesterase inhibitors in patients with Alzheimer's disease. *Int J Clin Pract Suppl* 2002: (127): 64-72.
138. Gauthier S, Emre M, Farlow MR, et al.: Strategies for continued successful treatment of Alzheimer's disease: switching cholinesterase inhibitors. *Curr Med Res Opin* 2003; 19: 707-714.
139. Winblad B, Kilander L, Eriksson S, et al.: Donepezil in patients with severe Alzheimer's disease: double-blind, parallel-group, placebo-controlled study. *Lancet* 2006; 367: 1057-1065.
140. Black SE, Doody R, Li H, et al.: Donepezil preserves cognition and global function in patients with severe Alzheimer disease. *Neurology* 2007; 69: 459-469.
141. Homma A, Imai Y, Tago H, et al.: Donepezil treatment of patients with severe Alzheimer's disease in a Japanese population: results from a 24-week, double-blind, placebo-controlled, randomized trial. *Dement Geriatr Cogn Disord* 2008; 25: 399-407.
142. Burns A, Bernabei R, Bullock R, et al.: Safety and efficacy of galantamine (Reminyl) in severe Alzheimer's disease (the SERAD study): a randomised, placebo-controlled, double-blind trial. *Lancet Neurol* 2009; 8: 39-47.
143. Winblad B, Black SE, Homma A, et al.: Donepezil treatment in severe Alzheimer's disease: a pooled analysis of three clinical trials. *Curr Med Res Opin* 2009; 25: 2577-2587.
144. Burns A, Bernabei R, Bullock R, et al.: Safety and efficacy of galantamine (Reminyl) in severe Alzheimer's disease (the SERAD study): a randomised, placebo-controlled, double-blind trial. *Lancet Neurol* 2009; 8:39-47.

145. Farlow MR, Grossberg GT, Sadowsky CH, et al.: A 24-week, randomized, controlled trial of rivastigmine patch 13.3 mg/24 h versus 4.6 mg/24 h in severe Alzheimer's dementia. *CNS Neurosci Ther* 2013; 19: 745-752.
146. McShane R, Areosa Sastre A, Minakaran N: Memantine for dementia. *Cochrane Database Syst Rev* 2006 (2): CD003154.
147. Winblad B, Jones RW, Wirth Y, et al.: Memantine in moderate to severe Alzheimer's disease: a meta-analysis of randomised clinical trials. *Dement Geriatr Cogn Disord* 2007; 24: 20-27.
148. Institut für Qualität und Wirtschaftlichkeit im Gesundheitswesen (IQWiG) (Hrsg.): *Memantin bei Alzheimer Demenz.* Abschlussbericht A05-19C (Version 1.0, Stand: 8.7.2009). Köln, IQWiG 2009.
149. Cohen J (ed): *Statistical power analysis for the behavioral sciences.* 2nd ed. Hillsdale, Erlbaum 1988.
150. Institut für Qualität und Wirtschaftlichkeit im Gesundheitswesen (IQWiG) (Hrsg.): Responderanalysen zu Memantin bei Alzheimer Demenz. Rapid Report A10-06 (Version 1.0, Stand 28.3.2011). Köln, IQWiG 2011.
151. Schneider LS, Dagerman KS, Higgins JP, McShane R: Lack of evidence for the efficacy of memantine in mild Alzheimer disease. *Arch Neurol* 2011; 68: 991-998.
152. Dysken MW, Sano M, Asthana S, et al.: Effect of vitamin E and memantine on functional decline in Alzheimer disease: the TEAM-AD VA cooperative randomized trial. *JAMA 2014*; 311: 33-44.
153. Tariot PN, Farlow MR, Grossberg GT, et al.: Memantine treatment in patients with moderate to severe Alzheimer disease already receiving donepezil: a randomized controlled trial. *JAMA* 2004; 291: 317-324.
154. Porsteinsson AP, Grossberg GT, Mintzer J, et al.: Memantine treatment in patients with mild to moderate Alzheimer's disease already receiving a cholinesterase inhibitor: a randomized, double-blind, placebo-controlled trial. *Curr Alzheimer Res* 2008; 5: 83-89.
155. Birks J, Grimley Evans J: Ginkgo biloba for cognitive impairment and dementia. *Cochrane Database Syst Rev* 2009(1): CD003120.
156. Institut für Qualität und Wirtschaftlichkeit im Gesundheitswesen (IQWiG) (Hrsg.): *Ginkgohaltige Präparate bei Alzheimer Demenz.* Abschlussbericht A05-19B (Version 1.0, Stand: 29.9.2008). Köln, IQWiG 2008.
157. Birks J, Grimley EV, Van Dongen M: Ginkgo biloba for cognitive impairment and dementia. *Cochrane Database Syst Rev* 2002(4): CD003120.
158. Arzneimittelkommission der deutschen Ärzteschaft (Hrsg.): Blutungen unter der Gabe von Ginkgo-biloba-Extrakten – Cave Kombination mit Gerinnungshemmern! (Mitteilungen aus der UAW-Datenbank). *Dtsch Ärztebl* 2002; 99(33): A-2214/B-1886/C-1770.
159. McCarney R, Fisher P, Iliffe S, et al.: Ginkgo biloba for mild to moderate dementia in a community setting: a pragmatic, randomised, parallel-group, double-blind, placebo-controlled trial. *Int J Geriatr Psychiatry* 2008; 23: 1222-1230.
160. Ihl R, Bachinskaya N, Korczyn AD, et al.: Efficacy and safety of a once-daily formulation of Ginkgo biloba extract EGb 761 in dementia with neuropsychiatric features: a randomized controlled trial. *Int J Geriatr Psychiatry* 2011; 26: 1186-1194.
161. Ihl R, Tribanek M, Bachinskaya N et al.: Efficacy and tolerability of a once daily formulation of Ginkgo biloba extract EGb 761® in Alzheimer's disease and vascular dementia: results from a randomised controlled trial. *Pharmacopsychiatry* 2012; 45: 41-46.
162. Herrschaft H, Nacu A, Likhachev S, et al.: Ginkgo biloba extract EGb 761® in dementia with neuropsychiatric features: a randomised, placebo-controlled trial to confirm the efficacy and safety of a daily dose of 240 mg. *J Psychiatr Res* 2012; 46: 716-723.
163. Boothby LA, Doering PL: Vitamin C and vitamin E for Alzheimer's disease. *Ann Pharmacother* 2005; 39: 2073-2080.
164. Isaac MG, Quinn R, Tabet N: Vitamin E for Alzheimer's disease and mild cognitive impairment. *Cochrane Database Syst Rev* 2008 (3): CD002854.
165. Tabet N, Feldman H: Indomethacin for the treatment of Alzheimer's disease patients. *Cochrane Database Syst Rev.* 2002 (2): CD003673.
166. Tabet N, Feldmand H: Ibuprofen for Alzheimer's disease. *Cochrane Database Syst Rev* 2003(2): CD004031.
167. Reines SA, Block GA, Morris JC, et al.: Rofecoxib: no effect on Alzheimer's disease in a 1-year, randomized, blinded, controlled study. *Neurology* 2004; 62: 66-71.
168. Aisen PS, Schafer KA, Grundman M, et al.: Effects of rofecoxib or naproxen vs placebo on Alzheimer disease progression: a randomized controlled trial. *JAMA* 2003; 289: 2819-2826.
169. Scharf S, Mander A, Ugoni A, et al.: A double-blind, placebo-controlled trial of diclofenac/misoprostol in Alzheimer's disease. *Neurology* 1999; 53: 197-201.
170. Martin BK, Szekely C, Brandt J, et al.: Cognitive function over time in the Alzheimer's Disease Anti-inflammatory Prevention Trial (ADAPT): results of a randomized, controlled trial of naproxen and celecoxib. *Arch Neurol* 2008; 65: 896-905.
171. Hogervorst E, Yaffe K, Richards M, et al.: Hormone replacement therapy to maintain cognitive function in women with dementia. *Cochrane Database Syst Rev* 2002 (3): CD003799.
172. Gabriel SR, Carmona L, Roque M, et al.: Hormone replacement therapy for preventing cardiovascular disease in post-menopausal women. *Cochrane Database Syst Rev* 2005 (2): CD002229.
173. Farquhar C, Marjoribanks J, Lethaby A, et al.: Long term hormone therapy for perimenopausal and postmenopausal women. *Cochrane Database Syst Rev* 2009 (2): CD004143.

174. Arbeitsgemeinschaft der Wissenschaftlichen Medizinischen Fachgesellschaften (AWMF) (Hrsg.): S3-Leitlinie Hormontherapie in der Peri- und Postmenopause (HT). AWMF-Leitlinien-Register Nr. 015/062, Entwicklungsstufe: 3 + IDA. AWMF online 2009.
175. Flicker L, Grimley Evans G: Piracetam for dementia or cognitive impairment. *Cochrane Database Syst Rev* 2001 (2): CD001011.
176. Fioravanti M, Flicker L: Efficacy of nicergoline in dementia and other age associated forms of cognitive impairment. *Cochrane Database Syst Rev* 2001 (4): CD003159.
177. Olin J, Schneider L, Novit A, et al.: Hydergine for dementia. *Cochrane Database Syst Rev* 2001 (2): CD000359.
178. Higgins JP, Flicker L: Lecithin for dementia and cognitive impairment. *Cochrane Database Syst Rev* 2003 (3): CD001015.
179. Lopez-Arrieta JM, Birks J: Nimodipine for primary degenerative, mixed and vascular dementia. *Cochrane Database Syst Rev* 2002 (3): CD000147.
180. Birks J, Flicker L: Selegiline for Alzheimer's disease. *Cochrane Database Syst Rev* 2003 (1): CD000442.
181. Wei ZH, He QB, Wang H, et al.: Meta-analysis: the efficacy of nootropic agent Cerebrolysin in the treatment of Alzheimer's disease. *J Neural Transm* 2007; 114: 629-634.
182. Alvarez XA, Cacabelos R, Laredo M, et al.: A 24-week, double-blind, placebo-controlled study of three dosages of Cerebrolysin in patients with mild to moderate Alzheimer's disease. *Eur J Neurol* 2006; 13: 43-54.
183. Scheltens P, Kamphuis PJ, Verhey FR, et al.: Efficacy of a medical food in mild Alzheimer's disease: A randomized, controlled trial. *Alzheimers Dement* 2010; 6: 1-10.
184. Scheltens P, Twisk JW, Blesa R, et al.: Efficacy of Souvenaid in mild Alzheimer's disease: results from a randomized, controlled trial. *J Alzheimers Dis* 2012; 31: 225-236.
185. Shah RC, Kamphuis PJ, Leurgans S, et al.: The S-Connect study: results from a randomized, controlled trial of Souvenaid in mild-to-moderate Alzheimer's disease. *Alzheimers Res Ther* 2013; 5:59. doi: 10.1186/alzrt224.
186. Kommission »Leitlinien der Deutschen Gesellschaft für Neurologie«, Diener H-C, Putzki N, et al. (Hrsg.): Leitlinien für Diagnostik und Therapie in der Neurologie, Abschnitt: Primär- und Sekundärprävention der zerebralen Ischämie. 4. Aufl. Stuttgart, Thieme 2008: 261-287.
187. Kavirajan H, Schneider LS: Efficacy and adverse effects of cholinesterase inhibitors and memantine in vascular dementia: a meta-analysis of randomised controlled trials. *Lancet Neurol* 2007; 6: 782-792.
188. Dichgans M, Markus HS, Salloway S, et al.: Donepezil in patients with subcortical vascular cognitive impairment: a randomised double-blind trial in CADASIL. *Lancet Neurol* 2008; 7: 310-318.
189. Sha MC, Callahan CM: The efficacy of pentoxifylline in the treatment of vascular dementia: a systematic review. *Alzheimer Dis Assoc Disord* 2003; 17: 46-54.
190. Parnetti L, Ambrosoli L, Agliati G, et al.: Posatirelin in the treatment of vascular dementia: a double-blind multicentre study vs placebo. *Acta Neurol Scand* 1996; 93: 456-463.
191. Fischhof PK, Moslinger-Gehmayr R, Herrmann WM, et al.: Therapeutic efficacy of vincamine in dementia. *Neuropsychobiology* 1996; 34: 29-35.
192. Moller HJ, Hartmann A, Kessler C, et al.: Naftidrofuryl in the treatment of vascular dementia. *Eur Arch Psychiatry Clin Neurosci* 2001; 251: 247-254.
193. Frampton M, Harvey RJ, Kirchner V: Propentofylline for dementia. *Cochrane Database Syst Rev* 2003 (2): CD002853.
194. Szatmari SZ, Whitehouse PJ: Vinpocetine for cognitive impairment and dementia. *Cochrane Database Syst Rev* 2003 (1): CD003119.
195. Treves TA, Korczyn AD: Denbufylline in dementia: a double-blind controlled study. *Dement Geriatr Cogn Disord* 1999; 10: 505-510.
196. Marigliano V, Abate G, Barbagallo-Sangiorgi G, et al.: Randomized, double-blind, placebo controlled, multicentre study of idebenone in patients suffering from multi-infarct dementia. *Arch Gerontol Geriatr* 1992; 15: 239-248.
197. Cucinotta D, Aveni Casucci MA, Pedrazzi F, et al.: Multicentre clinical placebo-controlled study with buflomedil in the treatment of mild dementia of vascular origin. *J Int Med Res* 1992; 20: 136-149.
198. Fischhof PK, Saletu B, Ruther E, et al.: Therapeutic efficacy of pyritinol in patients with senile dementia of the Alzheimer type (SDAT) and multi-infarct dementia (MID). *Neuropsychobiology* 1992; 26: 65-70.
199. Arrigo A, Casale R, Giorgi I, et al.: Effects of intravenous high dose co-dergocrine mesylate ('Hydergine') in elderly patients with severe multi-infarct dementia: a double-blind, placebo-controlled trial. *Curr Med Res Opin* 1989; 11: 491-500.
200. Parnetti L, Mari D, Abate G, et al.: Vascular dementia Italian sulodexide study (VA.D.I.S.S.). Clinical and biological results. *Thromb Res* 1997; 87: 225-233.
201. Herrmann WM, Stephan K, Gaede K, et al.: A multicenter randomized double-blind study on the efficacy and safety of nicergoline in patients with multi-infarct dementia. *Dement Geriatr Cogn Disord* 1997; 8: 9-17.
202. Saletu B, Paulus E, Linzmayer L, et al.: Nicergoline in senile dementia of Alzheimer type and multi-infarct dementia: a double-blind, placebo-controlled, clinical and EEG/ERP mapping study. *Psychopharmacology (Berl)* 1995; 117: 385-395.
203. Pantoni L, del Ser T, Soglian AG, et al.: Efficacy and safety of nimodipine in subcortical vascular dementia: a randomized placebo-controlled trial. *Stroke* 2005; 36: 619-624.

204. Weyer G, Eul A, Milde K, et al.: Cyclandelate in the treatment of patients with mild to moderate primary degenerative dementia of the Alzheimer type or vascular dementia: experience from a placebo controlled multi-center study. *Pharmacopsychiatry* 2000; 33: 89-97.
205. Williams PS, Rands G, Orrel M, et al.: Aspirin for vascular dementia. *Cochrane Database Syst Rev* 2000 (4): CD001296.
206. Erkinjuntti T, Kurz A, Gauthier S, et al.: Efficacy of galantamine in probable vascular dementia and Alzheimer's disease combined with cerebrovascular disease: a randomised trial. *Lancet* 2002; 359: 1283-1290.
207. Kertesz A, Morlog D, Light M, et al.: Galantamine in frontotemporal dementia and primary progressive aphasia. *Dement Geriatr Cogn Disord* 2008; 25: 178-185.
208. Lebert F, Stekke W, Hasenbroekx C, et al.: Frontotemporal dementia: a randomised, controlled trial with trazodone. *Dement Geriatr Cogn Disord* 2004; 17: 355-359.
209. Deakin JB, Rahman S, Nestor PJ, et al.: Paroxetine does not improve symptoms and impairs cognition in frontotemporal dementia: a double-blind randomized controlled trial. *Psychopharmacology (Berl)* 2004; 172: 400-408.
210. Vercelletto M, Boutoleau-Bretonnière C, Volteau C, et al.: Memantine in behavioral variant frontotemporal dementia: negative results. *J Alzheimers Dis* 2011; 23:749-759.
211. Boxer AL, Knopman DS, Kaufer DI, et al.: Memantine in patients with frontotemporal lobar degeneration: a multicentre, randomised, double-blind, placebo-controlled trial. Lancet Neurol 2013;12:149-156.
212. Poewe W, Gauthier S, Aarsland D, et al.: Diagnosis and management of Parkinson's disease dementia. *Int J Clin Pract* 2008; 62: 1581-1587.
213. Emre M, Aarsland D, Albanese A, et al.: Rivastigmine for dementia associated with Parkinson's disease. *N Engl J Med* 2004; 351: 2509-2518.
214. Maidment I, Fox C, Boustani M: Cholinesterase inhibitors for Parkinson's disease dementia. *Cochrane Database Syst Rev* 2006 (1): CD004747.
215. Dubois B, Tolosa E, Katzenschlager R, et al.: Donepezil in Parkinson's disease dementia: a randomized, double-blind efficacy and safety study. *Mov Disord* 2012; 27: 1230-1238.
216. Rolinski M, Fox C, Maidment I, McShane R.: Cholinesterase inhibitors for dementia with Lewy bodies, Parkinson's disease dementia and cognitive impairment in Parkinson's disease. *Cochrane Database Syst Rev* 2012;3: CD006504.
217. Aarsland D, Ballard C, Walker Z, et al.: Memantine in patients with Parkinson's disease dementia or dementia with Lewy bodies: a double-blind, placebo-controlled, multicentre trial. *Lancet Neurol* 2009; 8: 613-618.
218. Emre M, Tsolaki M, Bonuccelli U, et al.: Memantine for patients with Parkinson's disease dementia or dementia with Lewy bodies: a randomised, double-blind, placebo-controlled trial. *Lancet Neurol* 2010; 9: 969-977.
219. Mori E, Ikeda M, Kosaka K et al.: Donepezil for dementia with Lewy bodies: a randomized, placebo-controlled trial. *Ann Neurol* 2012; 72: 41-52.
220. McKeith I, Del Ser T, Spano P, et al.: Efficacy of rivastigmine in dementia with Lewy bodies: a randomised, double-blind, placebo-controlled international study. *Lancet* 2000; 356: 2031-2036.
221. Wild R, Pettit T, Burns A: Cholinesterase inhibitors for dementia with Lewy bodies. *Cochrane Database Syst Rev* 2003 (3): CD003672.
222. Savva GM, Zaccai J, Matthews FE, et al.: Prevalence, correlates and course of behavioural and psychological symptoms of dementia in the population. *Br J Psychiatry* 2009; 194: 212-219.
223. Robert PH, Verhey FR, Byrne EJ, et al.: Grouping for behavioral and psychological symptoms in dementia: clinical and biological aspects. Consensus paper of the European Alzheimer disease consortium. *Eur Psychiatry* 2005; 20: 490-496.
224. Bruce DG, Paley GA, Nichols P, et al.: Physical disability contributes to caregiver stress in dementia caregivers. *J Gerontol A Biol Sci Med Sci* 2005; 60: 345-349.
225. de Vugt ME, Stevens F, Aalten P, et al.: A prospective study of the effects of behavioral symptoms on the institutionalization of patients with dementia. *Int Psychogeriatr* 2005; 17: 577-589.
226. Birks J, Harvey RJ: Donepezil for dementia due to Alzheimer's disease. *Cochrane Database Syst Rev* 2006 (1): CD001190.
227. Loy C, Schneider L: Galantamine for Alzheimer's disease and mild cognitive impairment. *Cochrane Database Syst Rev* 2006 (1): CD001747.
228. Chew ML, Mulsant BH, Pollock BG, et al.: Anticholinergic activity of 107 medications commonly used by older adults. *J Am Geriatr Soc* 2008; 56: 1333-1341.
229. Schneider LS, Dagerman K, Insel PS: Efficacy and adverse effects of atypical antipsychotics for dementia: meta-analysis of randomized, placebo-controlled trials. *Am J Geriatr Psychiatry* 2006; 14: 191-210.
230. Gill SS, Seitz DP: Association of antipsychotics with mortality among elderly patients with dementia. *Am J Geriatr Psychiatry* 2007; 15: 983-984 (author reply 984-985).
231. Wang PS, Schneeweiss S, Avorn J, et al.: Risk of death in elderly users of conventional vs. atypical antipsychotic medications. *N Engl J Med* 2005; 353: 2335-2341.
232. Kales HC, Kim HM, Zivin K, et al.: Risk of mortality among individual antipsychotics in patients with dementia. *Am J Psychiatry* 2012; 169: 71-79.

233. Langballe EM, Engdahl B, Nordeng H, et al.: Short- and long-term mortality risk associated with the use of antipsychotics among 26,940 dementia outpatients: a population-based study. *Am J Geriatr Psychiatry* 2014; 22: 321-331.
234. Gerhard T, Huybrechts K, Olfson M, et al.: Comparative mortality risks of antipsychotic medications in community-dwelling older adults. *Br J Psychiatry* 2014; 205: 44-51.
235. Gardette V, Lapeyre-Mestre M, Coley N, et al.: Antipsychotic use and mortality risk in community-dwelling Alzheimer's disease patients: evidence for a role of dementia severity. *Curr Alzheimer Res* 2012; 9: 1106-1116.
236. Lopez OL, Becker JT, Chang YF, et al.: The long-term effects of conventional and atypical antipsychotics in patients with probable Alzheimer's disease. *Am J Psychiatry* 2013; 170: 1051-1058.
237. Rafaniello C1, Lombardo F, Ferrajolo C, et al.: Predictors of mortality in atypical antipsychotic-treated community-dwelling elderly patients with behavioural and psychological symptoms of dementia: a prospective population-based cohort study from Italy. *Eur J Clin Pharmacol* 2014; 70: 187-195.
238. Sultana J, Chang CK, Hayes RD, et al.: Associations between risk of mortality and atypical antipsychotic use in vascular dementia: a clinical cohort study. *Int J Geriatr Psychiatry* 2014; 29: 1249-1254.
239. Ballard C, Hanney ML, Theodoulou M, et al.: The dementia antipsychotic withdrawal trial (DART-AD): long-term follow-up of a randomised placebo-controlled trial. *Lancet Neurol* 2009; 8: 151-157.
240. Wooltorton E: Risperidone (Risperdal): increased rate of cerebrovascular events in dementia trials. *CMAJ* 2002; 167: 1269-1270.
241. Wooltorton E: Olanzapine (Zyprexa): increased incidence of cerebrovascular events in dementia trials. *CMAJ* 2004; 170:1395.
242. Layton D, Harris S, Wilton LV, et al.: Comparison of incidence rates of cerebrovascular accidents and transient ischaemic attacks in observational cohort studies of patients prescribed risperidone, quetiapine or olanzapine in general practice in England including patients with dementia. *J Psychopharmacol* 2005; 19: 473-482.
243. Douglas IJ, Smeeth L: Exposure to antipsychotics and risk of stroke: self controlled case series study. *BMJ* 2008; 337: a1227.
244. Sacchetti E, Turrina C, Valsecchi P.: Cerebrovascular accidents in elderly people treated with antipsychotic drugs: a systematic review. *Drug Saf* 2010; 33:273-288.
245. Vigen CL, Mack WJ, Keefe RS, et al.: Cognitive effects of atypical antipsychotic medications in patients with Alzheimer's disease: outcomes from CATIE-AD. *Am J Psychiatry* 2011; 168: 831-839.
246. Ballard C, Lana MM, Theodoulou M, et al.: A randomised, blinded, placebo-controlled trial in dementia patients continuing or stopping neuroleptics (the DART-AD trial). *PLoS Med* 2008;5 (4): e76.
247. Declercq T, Petrovic M, Azermai M, et al.: Withdrawal versus continuation of chronic antipsychotic drugs for behavioural and psychological symptoms in older people with dementia. *Cochrane Database Syst Rev* 2013; 3:CD007726.
248. Devanand DP, Mintzer J, Schultz SK, et al.:. Relapse risk after discontinuation of risperidone in Alzheimer's disease. *N Engl J Med* 2012;367: 1497-1507.
249. Weintraub D, Hurtig HI: Presentation and management of psychosis in Parkinson's disease and dementia with Lewy bodies. *Am J Psychiatry* 2007; 164: 1491-1498.
250. The French Clozapine Parkinson Study Group: Clozapine in drug-induced psychosis in Parkinson's disease. *Lancet* 1999; 353: 2041-2042.
251. The Parkinson Study Group: Low-dose clozapine for the treatment of drug-induced psychosis in Parkinson's disease. *N Engl J Med* 1999; 340: 757-763.
252. Ondo WG, Tintner R, Voung KD, et al.: Double-blind, placebo-controlled, unforced titration parallel trial of quetiapine for dopaminergic-induced hallucinations in Parkinson's disease. *Mov Disord* 2005; 20: 958-963.
253. Rabey JM, Prokhorov T, Miniovitz A, et al.: Effect of quetiapine in psychotic Parkinson's disease patients: a double-blind labeled study of 3 months' duration. *Mov Disord* 2007; 22: 313-318.
254. Ondo WG, Levy JK, Vuong KD, et al.: Olanzapine treatment for dopaminergic-induced hallucinations. *Mov Disord* 2002; 17: 1031-1035.
255. Breier A, Sutton VK, Feldman PD, et al.: Olanzapine in the treatment of dopamimetic-induced psychosis in patients with Parkinson's disease. *Biol Psychiatry* 2002; 52: 438-445.
256. Morgante L, Epifanio A, Spina E, et al.: Quetiapine and clozapine in parkinsonian patients with dopaminergic psychosis. *Clin Neuropharmacol* 2004; 27: 153-156.
257. Inouye SK: Delirium in older persons. *N Engl J Med* 2006; 354: 1157-1165.
258. Ozbolt LB, Paniagua MA, Kaiser RM: Atypical antipsychotics for the treatment of delirious elders. *J Am Med Dir Assoc* 2008; 9: 18-28.
259. Lonergan E, Britton AM, Luxenberg J, et al.: Antipsychotics for delirium. *Cochrane Database Syst Rev* 2007 (2): CD005594.
260. Aalten P, Verhey FR, Boziki M, et al.: Consistency of neuropsychiatric syndromes across dementias: results from the European Alzheimer Disease Consortium. Part II. *Dement Geriatr Cogn Disord* 2008; 25: 1-8.
261. Cummings JL, Mackell J, Kaufer D: Behavioral effects of current Alzheimer's disease treatments: a descriptive review. *Alzheimers Dement* 2008; 4: 49-60.

262. Thompson S, Herrmann N, Rapoport MJ, et al.: Efficacy and safety of antidepressants for treatment of depression in Alzheimer's disease: a metaanalysis. *Can J Psychiatry* 2007; 52: 248-255.
263. Roth M, Mountjoy CQ, Amrein R: Moclobemide in elderly patients with cognitive decline and depression: an international double-blind, placebo-controlled trial. *Br J Psychiatry* 1996; 168: 149-157.
264. Nyth AL, Gottfries CG, Lyby K, et al.: A controlled multicenter clinical study of citalopram and placebo in elderly depressed patients with and without concomitant dementia. *Acta Psychiatr Scand* 1992; 86: 138-145.
265. Karlsson I, Godderis J, Augusto De Mendonca Lima C, et al.: A randomised, double-blind comparison of the efficacy and safety of citalopram compared to mianserin in elderly, depressed patients with or without mild to moderate dementia. *Int J Geriatr Psychiatry* 2000; 15: 295-305.
266. Katona CL, Hunter BN, Bray J: A double-blind comparison of the efficacy and safely of paroxetine and imipramine in the treatment of depression with dementia. *Int J Geriatr Psychiatry* 1998; 13: 100-108.
267. Taragano FE, Lyketsos CG, Mangone CA, et al.: A double-blind, randomized, fixed-dose trial of fluoxetine vs. amitriptyline in the treatment of major depression complicating Alzheimer's disease. *Psychosomatics* 1997; 38: 246-252.
268. de Vasconcelos Cunha UG, Lopes Rocha F, Avila de Melo R, et al.: A placebo-controlled double-blind randomized study of venlafaxine in the treatment of depression in dementia. *Dement Geriatr Cogn Disord* 2007; 24: 36-41.
269. Lyketsos CG, DelCampo L, Steinberg M, et al.: Treating depression in Alzheimer disease: efficacy and safety of sertraline therapy, and the benefits of depression reduction: the DIADS. *Arch Gen Psychiatry 2003*; 60: 737-746.
270. Rosenberg PB, Drye LT, Martin BK, et al.: Sertraline for the treatment of depression in Alzheimer disease. *Am J Geriatr Psychiatry* 2010; 18: 136-145.
271. Banerjee S1, Hellier J, Dewey M, et al.: Sertraline or mirtazapine for depression in dementia (HTA-SADD): a randomised, multicentre, double-blind, placebo-controlled trial. *Lancet* 2011; 378: 403-411.
272. Herrmann N, Rabheru K, Wang J, Binder C: Galantamine treatment of problematic behavior in Alzheimer disease: post-hoc analysis of pooled data from three large trials. *Am J Geriatr Psychiatry* 2005; 13: 527-534.
273. Gauthier S, Feldman H, Hecker J, et al.: Efficacy of donepezil on behavioral symptoms in patients with moderate to severe Alzheimer's disease. *Int Psychogeriatr* 2002; 14: 389-404.
274. Howard RJ, Juszczak E, Ballard CG, et al.: Donepezil for the treatment of agitation in Alzheimer's disease. *N Engl J Med* 2007; 357: 1382-1392.
275. Fox C, Crugel M, Maidment I, et al.: Efficacy of memantine for agitation in Alzheimer's dementia: a randomised double-blind placebo controlled trial. *PLoS One* 2012; 7(5):e35185.
276. Herrmann N, Gauthier S, Boneva N, et al.: A randomized, double-blind, placebo-controlled trial of memantine in a behaviorally enriched sample of patients with moderate-to-severe Alzheimer's disease. *Int Psychogeriatr 2013*; 25: 919-927.
277. Lonergan E, Luxenberg J, Colford J: Haloperidol for agitation in dementia. *Cochrane Database Syst Rev* 2002 (2): CD002852.
278. Chan WC, Lam LC, Choy CN, et al.: A double-blind randomised comparison of risperidone and haloperidol in the treatment of behavioural and psychological symptoms in Chinese dementia patients. *Int J Geriatr Psychiatry* 2001; 16: 1156-1162.
279. Suh GH, Son HG, Ju YS, et al.: A randomized, double-blind, crossover comparison of risperidone and haloperidol in Korean dementia patients with behavioral disturbances. *Am J Geriatr Psychiatry.*2004; 12: 509-516.
280. Verhey FR, Verkaaik M, Lousberg R: Olanzapine versus haloperidol in the treatment of agitation in elderly patients with dementia: results of a randomized controlled double-blind trial. *Dement Geriatr Cogn Disord* 2006; 21: 1-8.
281. Ballard C, Waite J: The effectiveness of atypical antipsychotics for the treatment of aggression and psychosis in Alzheimer's disease. *Cochrane Database Syst Rev* 2006 (1): CD003476.
282. Schneider LS, Tariot PN, Dagerman KS, et al.: Effectiveness of atypical antipsychotic drugs in patients with Alzheimer's disease. *N Engl J Med* 2006; 355: 1525-1538.
283. Sultzer DL, Davis SM, Tariot PN, et al.: Clinical symptom responses to atypical antipsychotic medications in Alzheimer's disease: phase 1 outcomes from the CATIE-AD effectiveness trial. *Am J Psychiatry* 2008; 165: 844-854.
284. Tariot PN, Erb R, Podgorski CA, et al.: Efficacy and tolerability of carbamazepine for agitation and aggression in dementia. *Am J Psychiatry* 1998; 155: 54-61.
285. Lonergan E, Luxenberg J: Valproate preparations for agitation in dementia. *Cochrane Database Syst Rev* 2009 (3): CD003945.
286. Pollock BG, Mulsant BH, Rosen J, et al.: A double-blind comparison of citalopram and risperidone for the treatment of behavioral and psychotic symptoms associated with dementia. *Am J Geriatr Psychiatry* 2007; 15: 942-952.
287. Pollock BG, Mulsant BH, Rosen J, et al.: Comparison of citalopram, perphenazine, and placebo for the acute treatment of psychosis and behavioral disturbances in hospitalized, demented patients. *Am J Psychiatry* 2002; 159: 460-465.
288. Teri L, Logsdon RG, Peskind E, et al.: Treatment of agitation in AD: a randomized, placebo-controlled clinical trial. *Neurology* 2000; 55: 1271-1278.
289. Porsteinsson AP, Drye LT, Pollock BG, et al.: Effect of citalopram on agitation in Alzheimer disease: the CitAD randomized clinical trial. JAMA 2014; 311: 682-691.
290. Lundbeck GmbH: Rote-Hand-Brief zu Cipramil® (Citalopramhydrobromid/Citalopram¬hydro¬chlorid) vom 31.10.2011.

291. Rabinowitz J, Katz I, De Deyn PP, et al.: Treating behavioral and psychological symptoms in patients with psychosis of Alzheimer's disease using risperidone. *Int Psychogeriatr* 2007; 19: 227-240.
292. Devanand DP, Marder K, Michaels KS, et al.: A randomized, placebo-controlled dose-comparison trial of haloperidol for psychosis and disruptive behaviors in Alzheimer's disease. *Am J Psychiatry* 1998; 155: 1512-1520.
293. Paleacu D, Barak Y, Mirecky I, et al.: Quetiapine treatment for behavioural and psychological symptoms of dementia in Alzheimer's disease patients: a 6-week, double-blind, placebo-controlled study. *Int J Geriatr Psychiatry* 2008; 23: 393-400.
294. Mintzer JE, Tune LE, Breder CD, et al.: Aripiprazole for the treatment of psychoses in institutionalized patients with Alzheimer dementia: a multicenter, randomized, double-blind, placebo-controlled assessment of three fixed doses. *Am J Geriatr Psychiatry* 2007; 15: 918-931.
295. Herrmann N, Rothenburg LS, Black SE, et al.: Methylphenidate for the treatment of apathy in Alzheimer disease: prediction of response using dextroamphetamine challenge. *J Clin Psychopharmacol* 2008; 28: 296-301.
296. Rosenberg PB, Lanctôt KL, Drye LT, et al.: Safety and efficacy of methylphenidate for apathy in Alzheimer's disease: a randomized, placebo-controlled trial. *J Clin Psychiatry* 2013; 74: 810-816.
297. McCurry SM, Gibbons LE, Logsdon RG, et al.: Nighttime insomnia treatment and education for Alzheimer's disease: a randomized, controlled trial. *J Am Geriatr Soc* 2005; 53: 793-802.
298. Riemersma-van der Lek RF, Swaab DF, Twisk J, et al.: Effect of bright light and melatonin on cognitive and noncognitive function in elderly residents of group care facilities: a randomized controlled trial. *JAMA* 2008; 299: 2642-2655.
299. Dowling GA, Burr RL, Van Someren EJ, et al.: Melatonin and bright-light treatment for rest-activity disruption in institutionalized patients with Alzheimer's disease. *J Am Geriatr Soc* 2008; 56: 239-246.
300. Serfaty M, Kennell-Webb S, Warner J, et al.: Double blind randomised placebo controlled trial of low dose melatonin for sleep disorders in dementia. *Int J Geriatr Psychiatry* 2002; 17: 1120-1127.
301. Singer C, Tractenberg RE, Kaye J, et al.: A multicenter, placebo-controlled trial of melatonin for sleep disturbance in Alzheimer's disease. *Sleep* 2003; 26: 893-901.
302. Meguro K, Meguro M, Tanaka Y, et al.: Risperidone is effective for wandering and disturbed sleep/wake patterns in Alzheimer's disease. *J Geriatr Psychiatry Neurol* 2004; 17: 61-67.
303. Cummings JL, Schneider E, Tariot PN, et al.: Behavioral effects of memantine in Alzheimer disease patients receiving donepezil treatment. *Neurology* 2006; 67: 57-63.
304. Garrow D, Pride P, Moran W, et al.: Feeding alternatives in patients with dementia: examining the evidence. *Clin Gastroenterol Hepatol* 2007; 5: 1372-1378.
305. Sampson EL, Candy B, Jones L: Enteral tube feeding for older people with advanced dementia. *Cochrane Database Syst Rev.* 2009(2): CD007209.
306. Moniz-Cook E, Vernooij-Dassen M, Woods R, et al.: A European consensus on outcome measures for psychosocial intervention research in dementia care. *Aging Ment Health* 2008; 12: 14-29.
307. Institut für Qualität und Wirtschaftlichkeit im Gesundheitswesen (IQWiG) (Hrsg.): *Nichtmedikamentöse Behandlung der Alzheimer Demenz*. Abschlussbericht A05-19D (Version 1.0, Stand: 13.1.2009). Köln, IQWiG 2009.
308. Bottino CM, Carvalho IA, Alvarez AM, et al.: Cognitive rehabilitation combined with drug treatment in Alzheimer's disease patients: a pilot study. *Clin Rehabil* 2005;19: 861-869.
309. Quayhagen MP, Quayhagen M, Corbeil RR, et al.: A dyadic remediation program for care recipients with dementia. *Nurs Res* 1995; 44: 153-159.
310. Onder G, Zanetti O, Giacobini E, et al.: Reality orientation therapy combined with cholinesterase inhibitors in Alzheimer's disease: randomised controlled trial. *Br J Psychiatry* 2005; 187: 450-455.
311. Loewenstein DA, Acevedo A, Czaja SJ, et al.: Cognitive rehabilitation of mildly impaired Alzheimer disease patients on cholinesterase inhibitors. *Am J Geriatr Psychiatry* 2004; 12: 395-402.
312. Clare L, Woods RT, Moniz Cook ED, et al.: Cognitive rehabilitation and cognitive training for early-stage Alzheimer's disease and vascular dementia. *Cochrane Database Syst Rev* 2003 (4): CD003260.
313. Sitzer DI, Twamley EW, Jeste DV: Cognitive training in Alzheimer's disease: a meta-analysis of the literature. *Acta Psychiatr Scand* 2006; 114: 75-90.
314. Zanetti O, Zanieri G, Di Giovanni G, et al.: Effectiveness of procedural memory stimulation in mild Alzheimer's disease patients: A controlled study. *Neuropsychol Rehab* 2001; 11: 263-272.
315. Bahar-Fuchs A1, Clare L, Woods B: Cognitive training and cognitive rehabilitation for mild to moderate Alzheimer's disease and vascular dementia. *Cochrane Database Syst Rev* 2013; 6:CD003260.
316. Spector A, Thorgrimsen L, Woods B, et al.: Efficacy of an evidence-based cognitive stimulation therapy programme for people with dementia – Randomised controlled trial. *Br J Psychiatry* 2003; 183: 248-254.
317. Orrell M, Aguirre E, Spector A, et al.: Maintenance cognitive stimulation therapy for dementia: single-blind, multicentre, pragmatic randomised controlled trial. *Br J Psychiatry* 2014; 204: 454-461.
318. Woods B, Aguirre E, Spector AE, Orrell M: Cognitive stimulation to improve cognitive functioning in people with dementia. *Cochrane Database Syst Rev* 2012 (2): CD005562.

319. Frank W, Konta B: Kognitives Training bei Demenzen und andere Störungen mit kognitiven Defiziten. In: DIMDI, Rüther, A, Warda F (Hrsg.): *Schriftenreihe Health Technology Assessment, Vol.* 26. DIMDI: DAHTA-Datenbank (DAHTA), Bundesministerium für Gesundheit 2005.
320. Bates J, Boote J, Beverley C: Psychosocial interventions for people with a milder dementing illness: a systematic review. *J Adv Nurs* 2004; 45: 644-658.
321. Woods B, Spector A, Jones C, et al.: Reminiscence therapy for dementia. *Cochrane Database Syst Rev* 2005 (2): CD001120.
322. Subramaniam P, Woods B: Thje impact of individual reminiscence therapy for people with dementia: systematic review. *Expert Rev Neurother* 2012; 12: 545-555.
323. Pinquart M, Forstmeier S: Effects of reminiscence interventions on psychosocial outcomes: a meta-analysis. *Aging Ment Health* 2012; 16: 541-558.
324. Jelcic N, Cagnin A, Meneghello F, et al.: Effects of lexical-semantic treatment on memory in early Alzheimer disease: an observer-blinded randomized controlled trial. *Neurorehabil Neural Repair* 2012; 26: 949-956.
325. Graff MJ, Vernooij-Dassen MJ, Thijssen M, et al.: Community based occupational therapy for patients with dementia and their care givers: randomised controlled trial. *BMJ* 2006; 333: 1196.
326. Graff MJ, Vernooij-Dassen MJ, Thijssen M, et al.: Effects of community occupational therapy on quality of life, mood, and health status in dementia patients and their caregivers: a randomized controlled trial. *J Gerontol A Biol Sci Med Sci* 2007; 62: 1002-1009.
327. Voigt-Radloff S, Graff M, Leonhart R, et al.: A multicentre RCT on community occupational therapy in Alzheimer's disease: 10 sessions are not better than one consultation. *BMJ Open* 2011; Aug 9;1(1):e000096.
328. Gitlin LN, Winter L, Burke J, et al.: Tailored activities to manage neuropsychiatric behaviors in persons with dementia and reduce caregiver burden: a randomized pilot study. *Am J Geriatr Psychiatry* 2008; 16: 229-239.
329. Dooley NR, Hinojosa J: Improving quality of life for persons with Alzheimer's disease and their family caregivers: brief occupational therapy intervention. *Am J Occup Ther* 2004; 58: 561-569.
330. Gitlin LN, Hauck WW, Dennis MP, et al.: Maintenance of effects of the home environmental skill-building program for family caregivers and individuals with Alzheimer's disease and related disorders. *J Gerontol A Biol Sci Med Sci* 2005; 60: 368-374.
331. Rieckmann N, Schwarzbach C, Nocon M, et al.: Pflegerische Versorgungskonzepte für Personen mit Demenzerkrankungen. In: DIMDI (Hrsg.): *Schriftenreihe Health Technology Assessment, Vol.* 80. DIMDI: DAHTA-Datenbank (DAHTA), Bundesministerium für Gesundheit 2009.
332. Korczak D, Habermann C, Braz S: The effectiveness of occupational therapy for persons with moderate and severe dementia. *GMS Health Technol Assess* 2013; 9: 1-7.
333. McLaren AN, Lamantia MA, Callahan CM: Systematic review of non-pharmacologic interventions to delay functional decline in community-dwelling patients with dementia. *Aging Ment Health* 2013; 17: 655-666.
334. Padilla R: Effectiveness of interventions designed to modify the activity demands of the occupations of self-care and leisure for people with Alzheimer's disease and related dementias. *Am J Occup Ther* 2011; 65: 523-531.
335. Thinnes A, Padilla R: Effect of educational and supportive strategies on the ability of caregivers of people with dementia to maintain participation in that role. *Am J Occup Ther* 2011; 65: 541-549.
336. Gitlin LN, Winter L, Dennis MP et al.: Targeting and managing behavioral symptoms in individuals with dementia: a randomized trial of a nonpharmacological intervention. *J Am Geriatr Soc* 2010; 58: 1465-1474.
337. Clare L, Linden DE, Woods RT, et al.: Goal-oriented cognitive rehabilitation for people with early-stage Alzheimer disease: a single-blind randomized controlled trial of clinical efficacy. *Am J Geriatr Psychiatry* 2010; 18: 928-939.
338. Toulotte C, Fabre C, Dangremont B, et al.: Effects of physical training on the physical capacity of frail, demented patients with a history of falling: a randomised controlled trial. *Age Ageing* 2003; 32: 67-73.
339. Forbes D, Forbes S, Morgan DG, et al.: Physical activity programs for persons with dementia. *Cochrane Database Syst Rev* 2008 (3): CD006489.
340. Forbes D, Thiessen EJ, Blake CM, et al.: Exercise programs for people with dementia. *Cochrane Database Syst Rev* 2013(12):CD006489.
341. Rolland Y, Pillard F, Klapouszczak A, et al.: Exercise program for nursing home residents with Alzheimer's disease: a 1-year randomized, controlled trial. *J Am Geriatr Soc* 2007; 55: 158-165.
342. Eggermont L, Scherder E: Physical activity and behaviour in dementia. A review of the literature and implications for psychosocial intervention in primary care. *Dementia* 2006; 30: 411-428.
343. Pitkälä K, Savikko N, Poysti M, et al.: Efficacy of physical exercise intervention on mobility and physical functioning in older people with dementia: a systematic review. *Exp Gerontol* 2013; 48: 85-93.
344. Vink AC, Birks JS, Bruinsma MS, et al.: Music therapy for people with dementia. *Cochrane Database Syst Rev.* 2004 (3): CD003477.
345. Holmes C, Knights A, Dean C, et al.: Keep music live: music and the alleviation of apathy in dementia subjects. *Int Psychogeriatr* 2006; 18: 623-630.
346. Raglio A, Bellelli G, Traficante D, et al.: Efficacy of music therapy in the treatment of behavioral and psychiatric symptoms of dementia. *Alzheimer Dis Assoc Disord* 2008; 22: 158-162.

347. Ueda T, Suzukamo Y, Sato M, Izumi S-I: Effects of music therapy on behavioral and psychological symptoms of dementia: a systematic review and meta-analysis. *Ageing Res Rev* 2013; 628-641.
348. Sung HC, Chang AM: Use of preferred music to decrease agitated behaviours in older people with dementia: a review of the literature. *J Clin Nurs* 2005; 14: 1133-1140.
349. Ganß M: *Kunsttherapie bei Menschen mit Demenz*. Heidelberg, München: Elsevier; 2005.
350. Rusted J, Sheppard L, Waller D: A multi-centre randomized control group trial on the use of art therapy for older people with dementia. *Group Analysis* 2006; 39: 517-536.
351. Holt FE, Birks TPH, Thorgrimsen LM, et al.: Aroma therapy for dementia. *Cochrane Database Syst Rev* 2003 (3): CD003150.
352. Ballard CG, O'Brien JT, Reichelt K, et al.: Aromatherapy as a safe and effective treatment for the management of agitation in severe dementia: the results of a double-blind, placebo-controlled trial with Melissa. *J Clin Psychiatry* 2002; 63: 553-558.
353. Forrester LT, Maayan N, Orrell M, et al.: Aromatherapy for dementia. *Cochrane Database Syst Rev* 2014 (2):CD003150.
354. Chung JC, Lai CK, Chung PM, et al.: Snoezelen for dementia. *Cochrane Database Syst Rev* 2002 (4): CD003152.
355. van Weert JC, van Dulmen AM, Spreeuwenberg PM, et al.: Behavioral and mood effects of snoezelen integrated into 24-hour dementia care. *J Am Geriatr Soc* 2005; 53: 24-33.
356. Baker R, Holloway J, Holtkamp CC, et al.: Effects of multi-sensory stimulation for people with dementia. *J Adv Nurs* 2003; 43: 465-477.
357. Hansen NV, Jorgensen T, Ortenblad L: Massage and touch for dementia. *Cochrane Database Syst Rev* 2006 (4): CD004989
358. Remington R: Calming music and hand massage with agitated elderly. *Nurs Res* 2002; 51: 317-323.
359. Eaton M, Mitchell-Bonair IL, Friedmann E: The effect of touch on nutritional intake of chronic organic brain syndrome patients. *J Gerontol* 1986; 41: 611-616.
360. Forbes D, Morgan DG, Bangma J, et al.: Light therapy for managing sleep, behaviour, and mood disturbances in dementia. *Cochrane Database Syst Rev* 2004 (2): CD003946.
361. Skjerve A, Bjorvatn B, Holsten F: Light therapy for behavioural and psychological symptoms of dementia. *Int J Geriatr Psychiatry* 2004; 19: 516-522.
362. Mittelman MS, Haley WE, Clay OJ, et al.: Improving caregiver well-being delays nursing home placement of patients with Alzheimer disease. *Neurology* 2006; 67: 1592-1599.
363. Cohen-Mansfield J: Nonpharmacologic interventions for psychotic symptoms in dementia. *J Geriatr Psychiatry Neurol* 2003;16: 219-224.
364. Fossey J, Ballard C, Juszczak E, et al.: Effect of enhanced psychosocial care on antipsychotic use in nursing home residents with severe dementia: cluster randomised trial. *BMJ* 2006; 332: 756-761.
365. Livingston G, Johnston K, Katona C, et al.: Systematic review of psychological approaches to the management of neuropsychiatric symptoms of dementia. *Am J Psychiatry* 2005; 162: 1996-2021.
366. Ayalon L, Gum AM, Feliciano L, et al.: Effectiveness of nonpharmacological interventions for the management of neuropsychiatric symptoms in patients with dementia: a systematic review. *Arch Intern Med* 2006; 166: 2182-2188.
367. Bartholomeyczik S, Halek M, Sowinski C, et al.: *Rahmenempfehlungen zum Umgang mit herausforderndem Verhalten bei Menschen mit Demenz in der stationären Altenhilfe*. Berlin, Bundesministerium für Gesundheit 2007.
368. Snowden M, Sato K, Roy-Byrne P: Assessment and treatment of nursing home residents with depression or behavioral symptoms associated with dementia: a review of the literature. *J Am Geriatr Soc* 2003; 51: 1305-1317.
369. Teri L, McKenzie G, LaFazia D: Psychosocial treatment of depression in older adults with dementia. *Clin Psychol – Sci Pr* 2005; 12: 303-316.
370. Teri L, Logsdon RG, Uomoto J, McCurry SM: Behavioral treatment of depression in dementia patients: a controlled clinical trial. *J Gerontol B Psychol Sci Soc Sci* 1997; 52: P159-166.
371. Orgeta V, Qazi A, Spector AE, Orrell M: Psychological treatments for depression and anxiety in dementia and mild cognitive impairment. *Cochrane Database Syst Rev.* 2014 (1): CD009125.
372. Williams CL, Tappen RM: Exercise training for depressed older adults with Alzheimer's disease. *Aging Ment Health* 2008; 12: 72-80.
373. Livingston G, Barber J, Rapaport P, et al.: START (STrAtegies for RelaTives) study: a pragmatic randomised controlled trial to determine the clinical effectiveness and cost-effectiveness of a manual-based coping strategy programme in promoting the mental health of carers of people with dementia. *Health Technol Assess* 2014; 18: 1-242.
374. Hermans DG, Htay UH, McShane R: Non-pharmacological interventions for wandering of people with dementia in the domestic setting. *Cochrane Database Syst Rev.* 2007 (1): CD005994.
375. Robinson L, Hutchings D, Corner L, et al.: A systematic literature review of the effectiveness of non-pharmacological interventions to prevent wandering in dementia and evaluation of the ethical implications and acceptability of their use. *Health Technol Assess* 2006; 10: iii, ix-108.
376. Gillette Guyonnet S, Abellan Van Kan G, Alix E, et al.: IANA (International Academy on Nutrition and Aging) Expert Group: weight loss and Alzheimer's disease. *J Nutr Health Aging* 2007; 11: 38-48.

377. Riviere S, Gillette-Guyonnet S, Voisin T, et al.: A nutritional education program could prevent weight loss and slow cognitive decline in Alzheimer's disease. *J Nutr Health Aging* 2001; 5: 295-299.
378. Coyne ML, Hoskins L: Improving eating behaviors in dementia using behavioral strategies. *Clin Nurs Res* 1997; 6: 275-290.
379. Watson R, Green SM: Feeding and dementia: a systematic literature review. *J Adv Nurs* 2006; 54: 86-93.
380. Nijs KA, de Graaf C, Kok FJ, et al.: Effect of family style mealtimes on quality of life, physical performance, and body weight of nursing home residents: cluster randomised controlled trial. *BMJ* 2006; 332: 1180-1184.
381. Dunne TE, Neargarder SA, Cipolloni PB, et al.: Visual contrast enhances food and liquid intake in advanced Alzheimer's disease. *Clin Nutr* 2004; 23: 533-538.
382. Richards KC, Beck C, O'Sullivan PS, et al.: Effect of individualized social activity on sleep in nursing home residents with dementia. *J Am Geriatr Soc* 2005;53: 1510-1517.
383. Baumgarten M, Hanley JA, Infante-Rivard C, et al.: Health of family members caring for elderly persons with dementia. A longitudinal study. *Ann Intern Med* 1994; 120: 126-132.
384. Scholzel-Dorenbos CJ, Draskovic I, Vernooij-Dassen MJ, et al.: Quality of life and burden of spouses of Alzheimer disease patients. *Alzheimer Dis Assoc Disord* 2009; 23: 171-177.
385. Argimon JM, Limon E, Vila J, et al.: Health-related quality-of-life of care-givers as a predictor of nursing-home placement of patients with dementia. *Alzheimer Dis Assoc Disord.* 2005; 19: 41-44.
386. Selwood A, Johnston K, Katona C, et al.: Systematic review of the effect of psychological interventions on family caregivers of people with dementia. *J Affect Disord* 2007; 101: 75-89.
387. Gallagher-Thompson D, Coon DW: Evidence-based psychological treatments for distress in family caregivers of older adults. *Psychol Aging* 2007; 22: 37-51.
388. Vernooij-Dassen M, Draskovic I, McCleery J, Downs M: Cognitive reframing for carers of people with dementia. *Cochrane Database Syst Rev* 2011 (11): CD005318.
389. Thompson CA, Spilsbury K, Hall J, et al.: Systematic review of information and support interventions for caregivers of people with dementia. *BMC Geriatr* 2007; 7: 18.
390. Brodaty H, Green A, Koschera A: Meta-analysis of psychosocial interventions for caregivers of people with dementia. *J Am Geriatr Soc* 2003; 51: 657-664.
391. Sorensen S, Pinquart M, Duberstein P: How effective are interventions with caregivers? An updated meta-analysis. *Gerontologist* 2002; 42: 356-372.
392. Chien LY, Chu H, Guo JL, et al.: Caregiver support groups in patients with dementia: a meta-analysis. *Int J Geriatr Psychiatry* 2011; 26: 1089-1098.
393. Chang BL: Cognitive-behavioral intervention for homebound caregivers of persons with dementia. *Nurs Res* 1999; 48: 173-182.
394. Belle SH, Burgio L, Burns R, et al.: Enhancing the quality of life of dementia caregivers from different ethnic or racial groups: a randomized, controlled trial. *Ann Intern Med* 2006; 145: 727-738.
395. Heyn PC, Johnson KE, Kramer AF: Endurance and strength training outcomes on cognitively impaired and cognitively intact older adults: a meta-analysis. *J Nutr Health Aging* 2008; 12: 401-409.
396. Huusko TM, Karppi P, Avikainen V, et al.: Randomised, clinically controlled trial of intensive geriatric rehabilitation in patients with hip fracture: subgroup analysis of patients with dementia. *BMJ* 2000; 321: 1107-1111.
397. Mitchell AJ, Shiri-Feshki M: Rate of progression of mild cognitive impairment to dementia--meta-analysis of 41 robust inception cohort studies. *Acta Psychiatr Scand* 2009; 119: 252-265.
398. Matthews FE, Stephan BC, McKeith IG, et al.: Two-year progression from mild cognitive impairment to dementia: to what extent do different definitions agree? *J Am Geriatr Soc* 2008; 56:1424-1433.
399. Albert MS1, DeKosky ST, Dickson D, et al.: The diagnosis of mild cognitive impairment due to Alzheimer's disease: recommendations from the National Institute on Aging-Alzheimer's Association workgroups on diagnostic guidelines for Alzheimer's disease. *Alzheimers Dement* 2011; 7: 270-279.
400. Rivas-Vazquez RA, Mendez C, Rey GJ, et al.: Mild cognitive impairment: new neuropsychological and pharmacological target. *Arch Clin Neuropsychol* 2004; 19: 11-27.
401. Chou YY, Lepore N, Avedissian C, et al.: Mapping correlations between ventricular expansion and CSF amyloid and tau biomarkers in 240 subjects with Alzheimer's disease, mild cognitive impairment & elderly controls. *Neuroimage* 2009; 46: 394-410.
402. Morra JH, Tu Z, Apostolova LG, et al.: Automated 3D mapping of hippocampal atrophy and its clinical correlates in 400 subjects with Alzheimer's disease, mild cognitive impairment, and elderly controls. *Hum Brain Mapp* 2009; 30: 2766-2788.
403. Blom ES, Giedraitis V, Zetterberg H, et al.: Rapid progression from mild cognitive impairment to Alzheimer's disease in subjects with elevated levels of tau in cerebrospinal fluid and the APOE epsilon4/epsilon4 genotype. *Dement Geriatr Cogn Disord* 2009; 27: 458-464.
404. Mattsson N, Zetterberg H, Hansson O, et al.: CSF biomarkers and incipient Alzheimer disease in patients with mild cognitive impairment. *JAMA* 2009; 302: 385-393.

405. Yuan Y, Gu ZX, Wei WS: Fluorodeoxyglucose-positron-emission tomography, single-photon emission tomography, and structural MR imaging for prediction of rapid conversion to Alzheimer disease in patients with mild cognitive impairment: a meta-analysis. *Am J Neuroradiol* 2009; 30: 404-410.
406. Nordberg A, Carter SF, Rinne J, et al.: A European multicentre PET study of fibrillar amyloid in Alzheimer's disease. *Eur J Nucl Med Mol Imaging* 2013; 40:104-114.
407. Raschetti R, Albanese E, Vanacore N, et al.: Cholinesterase inhibitors in mild cognitive impairment: a systematic review of randomised trials. *PLoS Med* 2007; 4(11): e338.
408. DeKosky ST, Williamson JD, Fitzpatrick AL, et al.: Ginkgo biloba for prevention of dementia: a randomized controlled trial. *JAMA* 2008; 300: 2253-2262.
409. Petersen RC, Thomas RG, Grundman M, et al.: Vitamin E and donepezil for the treatment of mild cognitive impairment. *N Engl J Med* 2005; 352: 2379-2388.
410. Kivipelto M, Solomon A: Alzheimer's disease – the ways of prevention. *J Nutr Health Aging*.2008; 12: 89S-94S.
411. Alonso A, Jacobs DR, Jr., Menotti A, et al.: Cardiovascular risk factors and dementia mortality: 40 years of follow-up in the Seven Countries Study. *J Neurol Sci* 2009; 280: 79-83.
412. Feart C, Samieri C, Rondeau V, et al.: Adherence to a Mediterranean diet, cognitive decline, and risk of dementia. *JAMA* 2009; 302: 638-648.
413. Scarmeas N, Luchsinger JA, Schupf N, et al.: Physical activity, diet, and risk of Alzheimer disease. *JAMA* 2009; 302: 627-637.
414. Xu G, Liu X, Yin Q, et al.: Alcohol consumption and transition of mild cognitive impairment to dementia. *Psychiatry Clin Neurosci* 2009; 63: 43-49.
415. Panza F, Capurso C, D'Introno A, et al.: Alcohol drinking, cognitive functions in older age, predementia, and dementia syndromes. *J Alzheimers Dis* 2009; 17: 7-31.
416. Liu-Ambrose T, Donaldson MG: Exercise and cognition in older adults: is there a role for resistance training programmes? *Br J Sports Med* 2009; 43: 25-27.
417. Andel R, Crowe M, Pedersen NL, et al.: Physical exercise at midlife and risk of dementia three decades later: a population-based study of Swedish twins. *J Gerontol A Biol Sci Med Sci* 2008; 63: 62-66.
418. Shumaker SA, Legault C, Rapp SR, et al.: Estrogen plus progestin and the incidence of dementia and mild cognitive impairment in postmenopausal women: the Women's Health Initiative Memory Study: a randomized controlled trial. *JAMA* 2003; 289: 2651-2662.